脏腑风湿论

主　编　仝小林
副主编　黄飞剑　杨映映　沈仕伟
　　　　周毅德　林轶群

上海科学技术出版社

内 容 提 要

本书是仝小林教授在《黄帝内经》"伏邪"和"痹证"理论基础上所提出的"脏腑风湿"新学说。该学说强调风寒湿邪既可通过侵袭五体而渐传脏腑,亦可通过口鼻等官窍直袭脏腑,最终盘踞脏腑形成"伏邪",日久成痰、成瘀、成毒,进而形成多种复杂且缠绵难愈的疾病,此类疾病即为"脏腑风湿病"。在临床中治疗此类疾病考虑运用扶正透表、祛风除湿之法,往往可获佳效。

本书从肺系、心系、脾胃系、肝系、衍系、溲系、顶焦、皮肤、肢体9个方面系统地介绍了脏腑风湿病,明确了脏腑风湿的概念,详细介绍了脏腑风湿的论治范围,结合各学科专家的临床经验,选择了最具代表性的一些疾病,并分而论之,附以医理分析和病案,较好地将理论和临床相结合,便于中医从业人员理解,并利于实践运用提高疗效。

本书可供中医临床工作者以及中医院校师生参考使用。

图书在版编目(CIP)数据

脏腑风湿论 / 仝小林主编.—上海:上海科学技术出版社,2020.4(2023.4重印)
ISBN 978-7-5478-4784-8

Ⅰ.①脏… Ⅱ.①仝… Ⅲ.①脏腑病证-风湿性疾病-辨证论治 Ⅳ.①R25

中国版本图书馆 CIP 数据核字(2020)第 025177 号

脏腑风湿论
主编 仝小林

上海世纪出版(集团)有限公司
上海科学技术出版社 出版、发行
(上海市闵行区号景路 159 弄 A 座 9F-10F)
邮政编码 201101 www.sstp.cn
浙江新华印刷技术有限公司印刷
开本 787×1092 1/16 印张 15 插页 4
字数 300 千字
2020 年 4 月第 1 版 2023 年 4 月第 3 次印刷
ISBN 978-7-5478-4784-8/R·2016
定价:68.00 元

编 委 会

作 者 简 介

仝小林,中国科学院院士,中国中医科学院首席研究员。北京中医药大学、广州中医药大学教授、博士生导师,长春中医药大学客座教授、博士生导师,浙江大学、南京中医药大学、香港东华三院客座教授。兼任国家中医临床研究基地中医药防治糖尿病临床研究联盟主任委员、中华中医药学会糖尿病分会名誉主任委员、世界中医药学会联合会内分泌专业委员会会长、中华中医药学会方药量效研究分会主任委员等社会职务。

仝小林长期致力于中医药的传承与创新,构建了"核心病机—分类—分期—分证"的中医诊疗新体系和"方药量效"研究的理论框架,搭建了现代疾病与中医证候、宏观证候与微观指标之间的桥梁,实现了中医与西医之间的有效对接。主持编写了《糖尿病中医防治指南》及《糖尿病中医防治国家标准》,主编了《糖络杂病论》《重剂起沉疴》《疑难病中医治疗及研究》《中医博士临证精华》《SARS中医诊疗与研究》等医学著作10余部,发表了学术论文300余篇。荣获何梁何利科学与技术进步奖、国家科技进步奖二等奖2项;中华中医药学会科学技术奖一等奖2项、二等奖2项、三等奖2项;中国中西医结合学会一等奖1项等。获得了"中医药高等学校教学名师"等荣誉称号;先后培养硕士、博士、博士后130余人。其所主持的糖尿病研究取得系列成果,形成首部《国际中医药糖尿病诊疗指南》,亦推动了中医药的国际化与规范化。主持制定的《经方临床用量策略专家共识》成为全球中医使用经方和开发国家经典名方折算剂量的重要依据,为方药量效学科的建立奠定了基础。

仝小林长期从事临床一线工作,以服务和帮助患者为使命,致力于探索和解决临床疑难问题。他医德高尚,医术精湛,在患者中享有盛誉。他以糖尿病和"方药量效"研究为示范,促进了传统中医与现代医学的对接融合,为重大慢病防控和中医药研究现代化、科学化、国际化做出了突出贡献。

自　序

临床有一类疾病,缠绵难愈,每遇外感而加重,比如慢性阻塞性肺疾病、风湿性心脏病、慢性肾小球肾炎等。然而,由于十几年甚至几十年的漫长病程,许多医生完全忘记了外感和此类疾病的原始关联!患者得了感冒就治感冒,合并感染就抗感染,完全没有意识到此时的外感是疾病加重的诱因,发作期乃是透邪的最佳时期!更谈不上能够辨识此类疾病就是"脏腑风湿病"!其他如硬皮病、皮肌炎/多发性肌炎、类风湿关节炎、系统性红斑狼疮、干燥综合征、ANCA 相关性小血管炎、过敏性紫癜、白塞综合征、银屑病、格林巴利综合征、脱髓鞘病、萎缩性脊髓侧索硬化症、胶质瘤、哮喘、自身免疫性肝炎以及溃疡性结肠炎、子宫内膜异位症等疑难复杂性疾病,也都有类似的状况,即只顾当前,忘记初发。有趣的是,上述许多疑难病,西医把它归类为风湿病,中医把它叫作"痹证",异曲同工。

中医治疗这类疑难复杂性疾病,有一定优势。其优势在于改善环境,在于抓住了这些疾病的共同源头——风寒湿。今天,我们重温《素问•痹论》,仍然会感受其伟大与震撼。这篇文章主要指出以下几个关键点:一是痹证的病因是风寒湿邪。"风寒湿三气杂至,合而为痹也""不与风寒湿气合,故不为痹"。二是脏腑痹的病因是反复感受风寒湿之邪气。"内舍五脏六腑,何气使然……所谓痹者,各以其时,重感于风寒湿之气也"。三是各脏腑痹,有其独特的证候特征。"凡痹之客五脏者,肺痹者,烦满、喘而呕。心痹者,脉不通,烦而心下鼓,暴上气而喘……肠痹者,数饮而出不得,中气喘争,时发飧泄。胞痹者,少腹膀胱按之内痛,若沃以汤,涩于小便,上为清涕"。四是饮食伤及肠胃,内生寒湿,是为腑痹形成之本。"饮食自倍,肠胃乃伤……其客于六腑者,何也……此亦其饮食居处,为其病本也。六腑亦各有俞,风寒湿气中其俞,而食饮应之,循俞而入,各舍其腑也"。五是指出调和荣卫是防治痹证的重要法则。"荣卫之气,亦令人痹乎……逆其气则病,从其气则愈"。六是脏腑痹的表现形式多样,除寒痹、湿痹外,也可表现为热痹、燥痹。"痹,或痛,或不痛,或不仁,或寒,或热,或燥,或湿……其寒者,阳气少,阴气多,与病相益,故寒也。其热者,阳气多,阴气少,病气胜,阳遭阴,故为痹热"。这里的"阳气少,阴气多"是指寒性体质,而"阳气多,阴气少"是指热性体质。换言之,热痹之因与寒痹之因相同,都是感受风寒湿邪。

但是发为热痹还是发为寒痹,则取决于体质。热性体质(阳),感受风寒湿邪(阴),"阳遭阴",则发为热痹。由是观之,《素问·痹论》堪称痹证的奠基之作,也是对伏邪理论的经典论述。

脏腑风湿病,是指风寒湿邪直中脏腑或五体,留而不去,邪伏于脏腑而成痼疾,每遇外感引动伏邪,则病情加重的一类疾病。外感六淫皆可为伏邪,诚如刘恒瑞《伏邪新书》所云:"伏邪有伏燥,有伏寒,有伏风,有伏湿,有伏暑,有伏热。"但自《内经》以降,特别是明清,暑燥火之类的伏邪理论(伏气温病学说)得到了长足发展,而风寒湿之类的伏邪理论反隐而不现,此《脏腑风湿论》之所由来也。

脏腑风湿病的治法有以下特点:第一,外邪伏留,盘踞脏腑,反复发作,发作一次,病加一层,越久越虚。复感为透邪之机,可运用疏风、散热、透表、启玄、清络、散瘀、温阳、散寒、通经、润燥、补中、升阳、除湿、化痰、宣肺、布津等方法,适时透邪为要。第二,伏邪常与痰浊瘀毒交错混杂,而成顽疾。久病入络,可成积、成瘤、成癌,故需积极治络。第三,风寒湿三邪,寒最紧要,湿最缠绵。内湿与外湿狼狈为奸,则病益坚固。内湿源于脾,故调理脾胃,散寒除湿,实为治疗脏腑风湿病之第一大法,无湿则风不驻、寒易散矣。第四,发作期坚壁清野,缓解期扶正培本,以待战机。第五,始终要顾护阳气。脏腑风湿与伏气温病"伤阴贯穿始终"的主线恰好相反,其以伤阳为主线。发作一次,伤阳一次,最终走向阳气的衰败。

余早年读硕,1982年跟师于李济仁先生。先生擅治疑难杂证,尤擅痹证,其在风湿免疫性疾病诊治中的"痹痿通看,体脏互观"思想,是对《黄帝内经》理论的继承和重大发展,对复杂疑难的痹病、痿病治疗提供了新的思路,产生了深远影响。于是我的硕士论文,就选择了痹证方向,经过三年多的研究,我发表了"《内经》五体痹证探讨"的硕士论文(该文作为痹证研究的重要文献被《百年中医史》引用),并结合李老的临证经验,出版了和李老合著的《痹证通论》。三十六年,匆匆而过,随着临床积累,我对脏腑风湿病体会尤深。本书的出版,或可填补脏腑风湿理论和实践的不足。在此,我要感谢我的硕士、博士导师,首届国医大师李济仁、周仲瑛先生对我的精心培养,感谢杨映映、黄飞剑、沈仕伟、宋珏娴、顾勤、周毅德、林轶群等团队成员所做出的卓越工作。

最后,仅以此书献给我的母亲,一位抗美援朝的老兵,一位对我影响至深、心中充满大爱、对患者关怀备至的医生,一位八九岁患风湿性心脏病、最终因此病而仙逝的患者。

仝小林

2019年12月于北京知行斋

目　　录

概　述

　　"脏腑风湿"是仝小林在《黄帝内经》"伏邪"和"痹证"理论的基础上所提出来的一个新学说,该学说强调风寒湿邪既可通过侵袭五体而渐传脏腑,亦可通过口鼻等官窍直袭脏腑,最终盘踞脏腑形成"伏邪",日久成痰、成瘀、成毒……进而形成多种复杂且缠绵难愈的疾病。仝氏将这类疾病称为"脏腑风湿病",现代社会常见且难治的风湿免疫性疾病中有一大部分属于此类。以下简要概述"脏腑风湿"的缘由及基本概念,以勾勒出"脏腑风湿"学说的基本轮廓,并为全书论述的展开提供理论基础。

一、"脏腑风湿"的缘起

(一)"伏邪"理论

　　1. "伏邪"简述　《内经》当中虽未提及"伏邪"二字,但字里行间无不映射着"伏邪"的内涵,对"因何而伏、所伏何邪、伏于何处、伏邪安发"这四个问题均做了较为明确的说明。关于"因何而伏",即"伏邪"发生的前提,《素问·金匮真言论》言:"夫精者,身之本也,故藏于精者,春不病温。"《灵枢·百病始生》亦言:"风雨寒热不得虚,邪不能独伤人。卒然逢疾风暴雨而不病者,盖无虚。"因此,脏腑内虚、精气不足是邪气内伏的先决条件。

　　关于"所伏何邪",《素问·生气通天论》提到:"春伤于风,邪气留连,乃为洞泄。夏伤于暑,秋为痎疟。秋伤于湿,上逆而咳,发为痿厥。冬伤于寒,春必温病。四时之气,更伤五脏。"再如《灵枢·贼风》:"黄帝曰:夫子言贼风邪气之伤人也,令人病焉,今有其不离屏蔽,不出室穴之中,卒然病者,非不离贼风邪气,其故何也? 岐伯曰:此皆尝有所伤于湿气,藏于分肉之间,久留而不去。"亦如《灵枢·五变》:"百疾之始期也,必生于风雨寒暑,循毫毛而入腠理,或复还,或留止,或为风肿汗出,或为消瘅,或为寒热,或为留痹,或为积聚,奇邪淫溢,不可胜数。"通过以上经文,我们可以清楚地看到,风、寒、暑、湿等诸多邪气皆可侵袭人体,留为"伏邪"。

　　关于"邪伏何处",《灵枢·贼风》言"藏于血脉之中,分肉之间";《灵枢·五变》言:"循毫毛而入腠理";《灵枢·岁露论》言:"虚邪入客于骨而不发于外";《素问·疟论》言:"温疟者,得之冬中于风寒,气藏于骨髓之中。"宋代韩祗和在《伤寒微旨论》中言道"其骨髓间郁结者,阳气为外邪所引,方得发泄",亦认为寒气可郁结于骨髓之间。《素问·痹论》中亦明确指出风寒湿邪可内伏于筋、脉、肉、皮、骨,而发为五体痹,久而痹邪内传至脏腑可发为脏腑痹。《灵枢·百病始生》更是阐述了外邪侵袭人体后的传变次序,如"虚邪之中人也,始于皮肤……留而不去,则传舍于络脉……留而不去,传舍于经……留而不去,传舍于输……留而不去,传舍于伏冲之脉……留而不去,传舍于肠胃……留而不去,传舍于肠胃之外募原之间,留著于脉,稽留而不去,息而成积。或著孙脉,或著络脉,或著经脉,或著输脉,或著于伏冲之脉,或著于膂筋,或著于肠胃之募原,上连于缓筋,邪气淫溢,不可胜论。"另外,宋代韩祗和在《素问·疟论》"此病藏于肾"及《灵枢·百病始生》"传舍于肠胃"等经文的启发下,明确提出伏邪可内传于脏腑,如"至小寒之后,立春以前,寒毒杀厉之气大行时,中于人则传在脏腑"。通过以上论述,可以看出两个问题:第一,邪气侵袭肌表,可直接伏留于五体肌腠,亦可向内传变,附着他处。第二,外来邪气可内伏于包括五脏六腑、四肢百骸在内的诸多部位。

关于"伏邪安发",《伤寒论·伤寒例》载"寒毒藏于肌肤,至春变为温病,至夏变为暑病"。庞安时在《伤寒总病论》中指出"伏寒"更遇时邪,则会发为"温病",如《素问·疟论》所言:"得之冬中于风寒,气藏于骨髓之中,至春则阳气大发,邪气不能自出,因遇大暑,脑髓烁,肌肉消,腠理发泄,或有所用力,邪气与汗皆出,此病藏于肾,其气先从内出之于外也。"金代张子和在《儒门事亲》中亦指出:"人之伤于寒也,热郁于内,浅则发,早为春温。若春不发,而重感于暑,则夏为热病。若夏不发,而重感于湿,则秋变为疟痢。若秋不发,而重感于寒,则冬为伤寒。故伤寒之气最深。"以上条文虽以"伏寒化温"而言,但通过以上论述,我们仍能清楚认识到"伏邪"再发与外邪引动密切相关。

2. "伏气温病"的大发展　在现存医籍中,最早提出"伏气"一词的是《伤寒论·平脉法》,其曰:"伏气之病,以意候之,今月之内,欲有伏气,假令旧有伏气,当须脉之。""伏气"一词的提出,为"伤寒"与"温病"之间建立了桥梁,为温病理论的发展奠定了基础。但此处的"伏气"与温病理论中的"伏气"并非完全一致,在后世的发展过程中,温病学家为"伏气"理论注入了更多新元素、新内容[1]。

《素问》多次强调"伏寒成温",如《素问·热论》:"凡病伤寒而成温者,先夏至日者为病温,后夏至日者为病暑,暑当与汗皆出,勿止。"更由于温热病发病急,传变快,而为病家所惧,医家所重。因此"伏寒成温"学说为后世历代医家所推崇,晋代王叔和在此理论基础上提出"伏气"一词,并且指出"伏寒"可因时气而变温变暑;宋代庞安时提出"伏寒"可因时邪而变温成毒;宋代韩祗和提出"伏阳"学说。但金代刘完素则指出"伏寒"既发为热病,则应"直言热病,不言其寒也",王履认为"伏寒成温"并非普遍现象,只是"偶不即发"而已。自此,医家逐渐意识到"伏气"理论并不能解释所有温病的发病情况,因此在发展《内经》伏邪理论的同时,思索着另外一类温病形式,即外感温热的情况。如庞安时提出"即时发病温者"与"伏寒成温者"是温病发病的两个方面;郭雍提出春时"三者之温",即伏寒春发、春时自感与非节之疫;汪机提出"春之病温有三种不同",即伏寒春发、重感湿温之气、春时感温,并认为"三者皆可名为温病,不必各立名色"。至明清时期,伏气温病与新感温病均得到了十足的发展,且互为羽翼,共同构建起温病学。

（二）"痹证"理论

1. "痹证"简述 《素问·痹论》是"痹证"理论的奠基之作，亦是经典之作，同时也是对"伏邪"理论的精要阐述。但现今谈起"痹证"，人们往往会联想到风湿病，更容易狭义地将其定义为肢体经络痹，即以肢体关节的疼痛、麻木、冰冷、酸楚等为主要临床表现的一类"五体"疾患。然而这只是狭义的"痹"，广义的痹病是指外邪在机体正气不足、卫外不固的基础上乘虚而入，以致脏腑经络的气血为之痹阻而产生的一系列疾病[2]，如《中藏经·论痹》所言："痹者闭也，五脏六腑感于邪气，乱于真气，闭而不仁，故曰痹也。"其包括《内经》所言之五体痹和五脏痹。

通过品读《素问·痹论》，可以发现以下几个要点：一是痹证的病因是风寒湿邪，即"风寒湿三气杂至，合而为痹也"。二是脏腑痹的发生是由于反复感受风寒湿邪而致，即"内舍五脏六腑，何气使然……所谓痹者，各以其时，重感于风寒湿之气也"。三是各脏腑痹有其独特的证候特征，如"凡痹之客五脏者，肺痹者，烦满喘而呕。心痹者，脉不通，烦而心下鼓，暴上气而喘……肠痹者，数饮而出不得，中气喘争，时发飧泄。胞痹者，少腹膀胱按之内痛，若沃以汤，涩于小便，上为清涕"。四是饮食伤于肠胃，内生寒湿，是腑痹形成之本，如"饮食自倍，肠胃乃伤……其客于六腑者，何也……此亦其饮食居处，为其病本也。六腑亦各有俞，风寒湿气中其俞，而食饮应之，循俞而入，各舍其腑也"。五是指出调和荣卫是防治痹证的重要法则，即"荣卫之气，亦令人痹乎……逆其气则病，从其气则愈，不与风寒湿气合，故不为痹"。六是痹的临床表现形式多样，除常见的"痛""不仁"等"寒"痹、"湿"痹之候外，也可表现为"热"痹、"燥"痹。如"痹，或痛，或不痛，或不仁，或寒，或热，或燥，或湿……其寒者，阳气少，阴气多，与病相益，故寒也。其热者，阳气多，阴气少，病气盛，阳遭阴，故为痹热"。这里的"阳气少，阴气多"是指寒性体质，而"阳气多，阴气少"是指热性体质。换言之，热痹之因与寒痹之因相同，都是感受风寒湿邪。但是发为热痹还是发为寒痹，取决于体质。热性体质（阳），感受风寒湿邪（阴），"阳遭阴"，则发为热痹。

2. "五体痹-五脏痹"互观论治 "体脏互观"思想是李济仁针对痹病的治疗所提出的理论体系，强调五体和五脏在生理上相互联系，在病理上相互影响，因而在治疗痹病时不能只抓"五体"而忽略"五脏"。

（1）五体痹与五脏痹概述："五体"指皮、肌、脉、筋、骨，代表人体由浅入深的五个解剖层次。但相对脏腑而言，"五体"仍属于"表"的范畴。"痹"是病因病机的概念，如"风寒湿三气杂至合而为痹也"（《素问·痹论》），"盖痹者，闭也，以血气为邪所闭不得通行而病也"（《景岳全书·风痹》）。因此，所谓"五体痹"即指风、寒、湿、热、毒等外邪在机体气血不足的基础上侵袭五体，进而导致这些部位的气血为之闭塞而产生一系列疾病，包括皮痹、肌痹、脉痹、筋痹、骨痹。五脏痹则指五体痹邪在五脏气血虚弱的基础上内传入侵，进而导致五脏部位的气血为之痹阻，甚至产生痰瘀等病理产物，进而形成的一系列病证，包括肺痹、脾痹、心痹、肝痹、肾痹。李济仁和仝小林结合历代古籍文献，对五体痹和五脏痹的病因病机、临床表现做了系统研究。同时结合西医学的认知，指出发生于五体范畴的风湿病，可从"五体痹"角度论治，如弥漫性结缔组织病、脊柱关节病、退行性变、神经血管疾病、骨与软骨病变等；发生于五体的风湿病内传累及脏腑时，可从"五脏痹"角度论治，如肺间质纤维化、风湿性心脏病、狼疮性肾炎、自身免疫性肝病等[2,3]。

（2）五体痹与五脏痹的临床表现：现代医家通过对《内经》《诸病源候论》《备急千金要方》等古籍的梳理，系统总结了五体痹与五脏痹的临床表现。简述如下。

五体痹[2,4]：① 皮痹的主要临床表现为皮肤寒冷、肿胀、变厚、发黑，皮肤感觉迟钝、麻木不仁、发紧发硬，或伴有关节不利，寒热瘾疹等。② 肌痹的主要临床表现为肌肉疼痛、顽麻不仁，四肢痿软甚或手足不遂，关节不利等。③ 脉痹的主要临床表现为脉搏减弱或消失、发热、面色苍白、肌肉热极、四肢不利、关节红肿热痛等。④ 筋痹的主要临床表现为肢体拘挛、屈伸不利、关节疼痛等。⑤ 骨痹的主要临床表现为关节疼痛、肿胀、屈伸不利、骨重难举，骨髓酸痛，关节拘挛，步履艰难，甚或关节僵直不用等（骨痹和筋痹常相伴发生）。

五脏痹：古籍当中论述的五脏痹相关临床表现一般由两部分组成，一为其对应的五体痹症候，二为与其相关的脏腑症候。现仅将脏腑相关症候汇总如下[2,5]：① 肺痹的主要临床表现为喘满烦呕，咳逆上气，喘息气促，胸闷气短，甚至昏塞等。② 脾痹的主要临床表现为肢体怠惰缓弱，肌肉萎缩，肌肤不仁，脘痞腹胀，饮食不下，呕吐痰涎等。③ 心痹的主要临床表现为心悸惊恐，气逆喘促，心胸烦闷，甚则精神恍惚，咽干叹息，心中微痛，时有腹胀不能饮食等。④ 肝痹的主要临床表现为两胁疼痛，夜卧多惊，胸胁胀满，少腹疼痛，多饮小便数，时有腹胀如鼓（如怀物之状）、腹水、腰痛足冷等。⑤ 肾痹的主要临床表现为腰痛，骨节酸痛、僵直、屈伸不利，甚者出现"尻以代踵，脊以代头"的严重脊柱关节变形，步履艰难，尿少浮肿等。

在此基础上，更有医家结合西医学，将五体痹、五脏痹跟现代疾病做了对接。五体痹[6,7]：① 皮痹类似于系统性硬化病等皮下纤维组织病变。② 肌痹类似于多发性肌炎、皮肌炎、纤维肌痛、风湿性多肌痛等肌肉病变。③ 脉痹类似于血栓闭塞性脉管炎、多发性大动脉炎、结节性多动脉炎、巨细胞动脉炎等多种血管炎，以及雷诺病、动脉硬化、系统性红斑狼疮（其受累部位为小血管）等血管病变。④ 筋痹类似于坐骨神经痛、类风湿关节炎、强直性脊柱炎等神经、肌腱、滑膜病变。⑤ 骨痹类似于骨关节炎（包括风湿性关节炎）、强直性脊柱炎、类风湿关节炎（强直性脊柱炎的初始病变部位是肌肉附着点、类风湿关节炎的初始病变部位是滑膜，两者日久皆可引起骨关节受累）等骨、软骨、关节病变。五脏痹[8]：① 肺痹类似于弥漫性结缔组织病（类风湿关节炎、皮肌炎、干燥综合征等）累及肺脏而继发的肺间质纤维化，累及消化道出现的食管排空障碍，胃、十二指肠、小肠张力减低、蠕动缓慢等。② 脾痹类似于多发性肌炎、皮肌炎等其他弥漫性结缔组织病累及消化系统者，如系统性红斑狼疮胃肠损害可并发出血，白塞病肠壁或肠黏膜血管炎可造成腹泻、腹痛，系统性硬化症可引起胃肠道平滑肌或吞咽肌受损而出现吞咽困难、食管反流、胃炎、结肠炎等。③ 心痹类似于风湿性心脏病、风湿热并发心肌炎，以及血管炎或动脉硬化等其他血管疾病并发的心力衰竭或肺栓塞等。另外，系统性红斑狼疮、系统性硬化症、肌炎/皮肌炎等其他结缔组织病亦可引起心脏受累。④ 肝痹类似于纤维肌痛综合征、系统性红斑狼疮合并的肝损害,类风湿关节炎并发的肝淀粉样变等。另外,其他结缔组织病出现肝损害,发生自身免疫性肝炎、胆汁淤积性肝硬化等时也类似于"肝痹"。⑤ 肾痹类似于强直性脊柱炎、氟骨病、大骨节病等。另外,有学者认为系统性红斑狼疮、干燥综合征等其他结缔组织病引起的肾损害(如狼疮肾炎)亦可从"肾痹"角度论治。

(3)五体痹与五脏痹的互观论治:早在《内经》中就指出五体痹可内传脏腑而发为五脏痹,如《素问·痹论》所言:"皮痹不已,复感于邪,内舍于肺。"西医学也明确指出发生于体表的风湿病(如弥漫性结缔组织病)可引起脏腑受累。通过上文的中西医论述,我们更是明显地看出五体痹发展为五脏痹的过程比《内经》中"一体"对"一脏"的阐述更加复杂多变,表现为"多体"对"多脏"的关系。另外,"五体痹"之间也存在传变关系,如系统性红斑狼疮(脉痹)可引起神经受累(筋痹)、肌肉受累(肌痹)、关节受累(筋骨痹)等。简单图示如下(尚未能全面展示体脏之间的复杂对应关系):

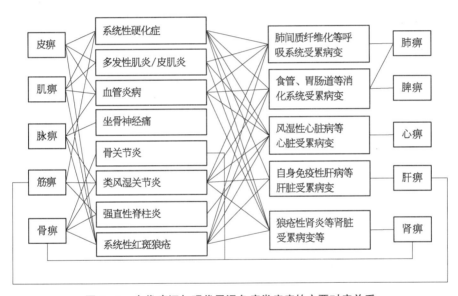

图 1-1　古代痹证与现代风湿免疫类疾病的主要对应关系

因此,李济仁指出五体为五脏之外延,五脏为五体之内合,他们在生理上相互联系,在病理上相互影响。故在治疗五体痹时一要积极祛除在表之邪,二要提前固护脏腑,防止痹邪内传。在治疗五脏痹时,一要积极调理脏腑(或补益,或通络,或化痰祛瘀等)托邪外出,二要疏通五体经络,给邪出路。

(三)"脏腑风湿"学说的提出

自《内经》以降,特别是明清时期,暑燥火之类的伏气温病发展尤速,然风寒湿之类的邪气内伏学说却销声匿迹。诚如上文所述,六淫邪气皆可内伏,尤其是"寒湿内伏"在伏邪致病中占有很大的比例。《伤寒论》和《金匮要略》中亦有大量方药为"伏寒""伏湿"而设,如麻黄汤、麻黄细辛附子汤、麻杏薏甘汤、麻黄加术汤等。何况现代社会风湿免疫类疾病众多,而这些疾病与"寒湿内伏"密切相关。在这样的时代背景下,仝氏在"伏邪"理论的基础上,结合"痹证"理论,提出了"脏腑风湿"学说。

二、"脏腑风湿"的释义

（一）脏腑风湿的内涵

脏腑风湿指人体感受风寒湿邪，或通过五体而内传脏腑，或通过官窍而直中脏腑，风寒湿邪留而不去，伏于脏腑而成痼疾。每于复感，伏邪引动，造成疾病的加重或反复。因脏腑风湿所致的疾病则称为脏腑风湿病，其不仅包括由五体痹发展而来的脏腑痹，如类风湿关节炎久治不愈引发的肺间质病变；亦包括由风寒湿邪直接侵袭脏腑而造成的疾病，如哮喘。而风寒湿邪尚未侵袭脏腑，仅停留于肢体官窍者，则不属于脏腑风湿病，但可依据脏腑风湿的理论和治法指导治疗，如过敏性鼻炎、银屑病等。

仝氏指出脏腑风湿病的治法有以下特征：第一，外邪伏留，盘踞脏腑，反复发作，发作一次，病加一层，越久越虚。复感为透邪之机，可运用疏风、散热、透表、启玄、清络、散瘀、温阳、散寒、通经、润燥、补中、升阳、除湿、化痰、宣肺、布津等方法，适时以透邪为要。第二，伏邪常与痰浊瘀毒交错混杂，而成顽疾。久病入络，可成积、成瘤、成癌，故需积极治络。第三，风寒湿三邪，寒最紧要，湿最缠绵。内湿与外湿狼狈为奸，则病益坚固。内湿源于脾，故调理脾胃，散寒除湿，实为治疗脏腑风湿病之第一大法，所谓无湿则风不驻、寒易散矣。第四，发作期坚壁清野，缓解期扶正培本，以待战机。第五，始终要顾护阳气。脏腑风湿与伏气温病伤阴的主线恰好相反，以伤阳为主线，发作一次，伤阳一次，最终走向阳气的衰败。

（二）脏腑风湿的外延

风寒湿邪侵袭脏腑，盘踞日久，可发为脏腑风湿病。然就其致病途径，一者风寒湿通过侵袭五体，发为五体痹，久而内传脏腑，形成脏腑风湿（脏腑痹），盘踞脏腑之风寒湿反之也会影响肌表，导致五体痹的反复或加重；二者风寒湿通过官窍直中脏腑，其中以脾胃最为典型，日久亦会形成脏腑风湿，盘踞脏腑之风寒湿反之亦会波及肌表，造成五体风湿病的发生。

另外，有一类疾病在诊断上仅为五体风湿病，尚未波及脏腑。此类疾病虽不属于脏腑风湿病，但此类疾病中有脏腑受风寒湿侵袭诊断依据的，亦可从脏腑风湿的角度论治。如风湿性关节炎未波及心脏形成风心病，类风湿关节炎尚未波及肺脏引起肺间质病变，但在四诊时发现该患者舌苔白腻，大便溏薄，喜温喜暖等寒湿中阻的症候时，亦可从脏腑风湿角度论治。治疗时在外散风寒湿的同时，配合流转中气，用辛苦温药佐以甘淡之品，渗湿外出。因为，从中医角度而言，这类五体风湿病虽未波及心脏、肺脏，但波及脾胃，所谓"中央健则四旁通"，反之，四旁不通，则脾胃亦壅，寒湿郁瘀阻滞中焦，进一步也会加重四旁之病。

（三）脏腑风湿的病因病机[9]

1. 外邪侵袭是必要外因　六淫侵袭是诸多疾病发生的始动因素，如《灵枢·百病始生》所云："百病之始生也，皆生于风雨寒暑，清湿喜怒。"《素问·痹论》也强调了外感风寒湿是痹证发生的必要条件，风寒湿邪可留滞肌表关节，形成五体痹；又可盘踞脏腑，形成脏腑痹。而由五体痹发展成脏腑痹的过程中,反复感邪则是重要因素。又如前文所述,"伏邪"的发生亦始于外邪侵袭。因此,脏腑风湿的发生始于反复感受外邪,并且其所感之邪不局限于风寒湿之六淫,也包含了疠气等外来毒邪。

2. 脏腑功能异常是重要基础　正气存内,邪不可干。若脏腑功能正常,气血调和,腠理致密,则机体不易受邪,如若受邪,也易祛除。但若先天禀赋不足,正气亏虚,或气血不和,腠理疏松,或脏腑功能异常,则极易感受外邪而导致疾病的发生。另外,脏腑痹的发生亦是在相关脏腑功能异常的基础上发生的,如"淫气忧思,痹聚在心""淫气遗溺,痹聚在肾""淫气喘息,痹聚在肺"。因此,脏腑功能异常是脏腑风湿发病的重要基础。

3. 邪气伏留是致病的关键　脏腑感受外邪,若能及时祛除,病或可愈。治不及时或治不得法,则病邪伏留体内,或盘踞某处,或流动循行,久而痹阻气血,更伤脏腑。脏腑功能低下,痰瘀等病理产物内生,伏邪与痰瘀等病理产物胶着混合,进而形成顽疾。因此,风寒湿等外邪伏留胶着是脏腑风湿形成的关键。

(四)"脏腑风湿"的论治范围

1. "四焦八系"概述　"四焦八系"是仝氏对内科疾病的新型辨证方法,也是对人体构造的新型划分方法。四焦包括顶焦、上焦、中焦、下焦,八系包括顶焦之髓系、神系,上焦之心系、肺系,中焦之脾胃系、肝胆系,下焦之溲系、衍系。其中顶焦以刚柔辨证为总纲,上焦以气血辨证为总纲,中焦以升降辨证为总纲,下焦以阴阳辨证为总纲。顶焦以济(刚柔相济)为健,上焦以畅为要(气血周流),中焦以衡为顺(升降出入),下焦以平为期(阴平阳秘)。

2. 脏腑风湿的论治范围　通过以上论述可以看出,不仅脏腑风湿病可从脏腑风湿角度论治,如病毒性心肌炎、风湿性心脏病等一些与外感相关的疑难病,以及一些尚未波及脏腑的五体风湿病亦可从脏腑风湿的角度论治,如硬皮病(类似皮痹)、多发性大动脉炎(类似脉痹)、多发性肌炎(类似肌痹)、变应性鼻炎运动神经元病等[10]。

以下简要列举与脏腑风湿有关的疾病。

表1-1　与脏腑风湿有关的疾病

系　属	疾　病　名　称
髓系、神系	原发性中枢神经系统肿瘤、单纯疱疹性脑炎、朊蛋白病、格林巴利综合征、脱髓鞘病、运动神经元病等
心　系	风湿性心脏病、病毒性心肌炎、高血压等
肺　系	支气管哮喘、慢性支气管炎、变应性鼻炎、慢性阻塞性肺疾病、肺间质病变等
肝胆系	肝硬化、肝性脊髓病等
溲　系	IgA肾病、紫癜性肾炎、ANCA相关性小血管炎肾损害、狼疮性肾炎等
脾胃系	消化道溃疡、慢性胃肠炎、溃疡性结肠炎、肠易激综合征等
衍　系	痛经、产后关节痛、子宫内膜异位症、子宫腺肌症等

续　表

系　属	疾　病　名　称
皮　肤	银屑病、荨麻疹、特应性皮炎、皮肤瘙痒症等
风湿免疫	风湿性关节炎、类风湿关节炎、干燥综合征、系统性红斑狼疮、皮肌炎/多发性肌炎、系统性硬化、ANCA 相关性血管炎、白塞病等
内分泌	1 型糖尿病等

（五）脏腑风湿病的诊疗规律

1. 辨识方法　对于脏腑风湿病的辨识，全氏指出以下几点：第一，要详询病史，掌握整个发病过程。第二，要明确"遇风寒湿则脏腑病加重"是脏腑风湿病的重要提示。第三，运用"治表、透表"法可减轻脏腑病情或改善指标是脏腑风湿病的侧面反映[10]。第四，脏腑风湿病的始动因素是风寒湿，但病程日久，有些疾病很难判断其始动因素是何种病邪，这类疾病可以通过风寒湿为加重因素佐证。第五，一些脏腑风湿病在治疗过程中因为激素等药物的使用，使得临床证型发生了变化，但其风寒湿的本质并没变。如肾病综合征患者因为长期使用糖皮质激素，使得"白脸"变为"红脸"。

2. 治疗法则　脏腑风湿，因久病脏腑，常使医者忽略了外感与此类疾病的关联，忽略了外感风寒湿为其始动因素，而仅从脏腑着眼，忘记给邪出路。如《伏邪新书》所云："感六淫而不即病，过后方发者，总谓之曰伏邪；已发者而治不得法，病情隐伏，亦谓之曰伏邪；有初感治不得法，正气内伤，邪气内陷，暂时假愈，后仍作者，亦谓之曰伏邪；有已发治愈，而未能除尽病根，遗邪内伏，后又复发，亦谓之曰伏邪。"这就告诉我们伏邪为病形式多样，且总有宿邪滞留。对于脏腑风湿而言，外邪侵袭是起病首因，邪留不去是致病关键。故祛邪外出、给邪出路是治疗的首要任务，正如《塘医话》所云："凡属有病，必有留邪，须放出路，方不成痼疾。"

透邪之法形式多样，或升散，或清上，或透表，或发汗，或散寒，或逐风，或渗湿。然《素问·疟论》云："风无常府，卫气之所发，必开其腠理，邪气之所合，则其府也。"对于脏腑风湿而言，其所合为湿，湿源于脾，故调理脾胃、流转中气、祛湿外出则为治疗脏腑风湿病的第一大法，所谓"无湿则风不驻，寒易散矣"。另外，《金匮要略·脏腑经络先后病脉证》言："腠者，是三焦通会元真之处，为血气所注；理者，是皮肤脏腑之文理也。"风寒湿正是通过三焦、腠理而入脏腑，故调畅三焦、流转气血津液亦是治疗脏腑风湿病的重要环节。

对于病程长久，风寒入络，内生痰瘀，病情顽固者，兼以化痰消瘀，活血通络；对于病久伤正，体弱年迈，气血阴阳皆亏者，应兼"托邪"之法，以补气血，补肾气，内外并治，攻补兼施，正盛方能祛邪外出。在治疗策略上，初治宜大剂，以冰释顽疾，撼动病势，而后可缓缓图治，剂型选择上宜先汤剂后丸剂，易于缓作进退。对于病邪尚未传至脏腑，仅表现为五体风湿者，在治疗时宜"先安未受邪之地"，提前固护脏腑。

3. 方药举隅　脏腑风湿以表邪为引，治疗上则以祛邪、透邪为要。故祛风散寒除湿之治痹方药、解表祛邪之治表方药均可作为治疗脏腑风湿病的常用方药。如升散法可选用葛根、柴胡、僵蚕等;清上法可选用升麻、金银花、连翘等;透表法可选用香薷、牛蒡子、蝉蜕等;发汗法可选用麻黄、桂枝等;散寒法可选用乌药、附子、细辛等;祛风法可选用荆芥、防风、羌活等;渗湿法可选用茯苓、泽泻、白术等;托邪法可选用黄芪。

另外,藤类药亦为治痹常用之药,如雷公藤为祛风除湿止痛药,且具有免疫抑制、抗炎、抗肿瘤作用。临床常用于治疗甲状腺抗体升高、肾小球肾炎、系统性红斑狼疮等。常配伍鸡血藤、夜交藤、甘草以减轻雷公藤毒性,同时鸡血藤、夜交藤也能增强通络活血作用。其他如青风藤、海风藤,可祛风除湿;忍冬藤、络石藤兼具清热作用,可用于治疗寒湿化热者[10]。

在方剂方面,升降散为透邪的重要方剂;大小续命汤为六经中风之通剂,善治疗因风寒湿邪而诱发的痹证,仝氏常用此治疗风湿在于顶焦脑系者;桂枝茯苓丸可用于治疗妇科系统之风寒湿瘀;黄芪建中汤可用于治疗虚寒型胃痉挛;麻黄细辛附子汤可用于治疗变应性鼻炎、支气管哮喘等;独活寄生汤为治疗痹证日久、肝肾两亏、气血不足之方,可用于治类风湿关节炎、硬皮病、乙型肝炎、病毒性关节炎等免疫性疾病;三生饮可用于治疗原发性脑瘤;玉屏风散可用于免疫性疾病缓解期的治疗;升阳散火汤可用于治疗一些免疫性疾病表现为热证者;甘姜苓术汤具有温脾渗湿之效,是祛湿的良方,仝氏常用其治疗浅表性胃炎、十二指肠溃疡等疾病[10,11]。

脏腑风湿的发生,非一日而就。正如上文所述,乃风寒湿邪与内生的痰浊瘀毒,相互盘结日久而成。故而在透邪外出的同时,需兼化痰、消瘀、通络、解毒、清热、温阳、消食、通腑、降浊等法。这些合法的运用一来可直接消除致病因素,二来有助于邪气的外透。如运用升降散治疗肾病时,需因病加减,有热毒者加金银花、白花蛇舌草等;肠腑不畅,食积内停者加焦三仙、焦槟榔等。寒湿内停者,加干姜、茯苓等。

总之,脏腑风湿的提出为一些疑难顽症的治疗提供了思路,尤其在病机不明或久治不愈的情况下,从脏腑风湿角度论治,给"宿邪"以出路,或可收佳效。

参考文献:

[1] 王柳青. 古代伏邪理论的发展史研究[D]. 北京:中国中医科学院,2009:32.

[2] 李济仁,仝小林. 痹证痿病通论[M]. 北京:中国医药科技出版社,2014.

[3] 葛均波. 内科学[M]. 北京:人民卫生出版社,2014.

[4] 李满意,娄玉钤. 五体痹的源流[J]. 风湿病与关节炎,2013,2(04):35-37+39-41.

[5] 李满意,娄玉钤. 五脏痹的源流[J]. 风湿病与关节炎,2013,2(05):36-42.

[6] 李颖. 五体痹发病与季节关系初探——兼与《内经》痹发时令商榷[J]. 江西中医药,2008,39(1):14-16.

[7] 李满意,娄玉钤. 脉痹的源流及相关历史文献复习[J]. 风湿病与关节炎,2014,3(10):54-61.

[8] 董振华. 从《内经》五脏痹理论探讨风湿病多系统损害的治疗[J]. 北京中医,2006,25(6):347-350.

[9] 仝小林,刘文科,田佳星. 论脏腑风湿[J]. 中医杂志,2013,54(7):547-549.

[10] 何丽莎,刘文科,仝小林. 论脏腑风湿理论在临床中的应用[J]. 中华中医药杂志,2017,32(5):2087.

[11] 仝小林. 论四焦八系理论体系及其临床价值[J]. 中国中医基础医学杂志,2012,18(4):357-359.

肺系风湿病

总　论

　　根据"脏腑风湿"的相关概念及临床实际,可知部分呼吸系统疾病具有"脏腑风湿病"的发病特征,仝氏将这类呼吸系统疾病称为"肺系风湿病"。其不仅包括由五体、官窍风湿病发展而来的肺脏痹,如类风湿关节炎、皮肌炎等累及肺脏所致的肺间质纤维化;亦包括风寒湿邪直接侵袭肺脏所造成的疾病,如支气管哮喘、慢性支气管炎、支气管扩张症、慢性阻塞性肺疾病等。此外,还有部分疾病虽表现为肢体官窍风湿病,但其本质为脏腑寒湿,而尚未表现出明显的内在症状,如变应性鼻炎。仝氏的学术弟子黄飞剑根据"脏腑风湿"理论,结合自身多年治疗呼吸系统疾病的临床经验,实践了"脏腑风湿"理论在肺系风湿病治疗中的应用,如化用独活寄生汤治疗支气管哮喘、变应性鼻炎等病。还创立了针对"脏腑风湿病"病因病机的健脾渗湿汤、气血双调汤、化气汤、镇咳定喘汤、开心汤等,取得了非常显著的疗效,一并介绍于下文中。

一、病因病机

(一) 外感风寒湿邪是必要外因

　　肺脏的解剖位置及功能特点决定了其易感受风寒湿等外邪。《素问·病能论》云:"肺者,藏之盖也。"其位最高,以覆诸脏,诸邪入侵,首当其冲,故肺被称为"华盖"。滑寿《难经本义》曰:"肺主皮毛而在上,是为嫩藏。"徐大椿《医学源流论·伤风难治论》则指出:"盖伤风之疾,由皮毛以入于肺,肺为娇藏,寒热皆所不宜。太寒则邪气凝而不出……太润则生痰饮……太泄则汗出而阳虚。"强调了肺脏娇嫩,通过口鼻直接与外界相通,且外合皮毛,因此六淫邪气每易从皮毛、口鼻而犯肺。《素问·痹论》也强调了外感风寒湿是痹证发生的必要条件:"风寒湿三气杂至,合而为痹也……皮痹不已,复感于邪,内舍于肺。"风、寒、湿邪各有特点,感邪后导致的疾病也各有不同。

　　风为阳邪,易袭阳位,为百病之长,挟他邪袭于皮毛,入舍于肺,外邪客肺,肺失宣降,导致哮病、喘病、咳嗽等病的发生,如《素问·通评虚实论》云"乳子中风热,喘鸣肩息";《素问·玉机真藏论》云"今风寒客于人,使人毫毛毕直,皮肤闭而为热……弗治,病入舍于肺,名曰肺痹,发咳上气";张仲景《金匮要略·肺痿肺痈咳嗽上气病脉证治》中言"风舍于肺,其人则咳";李梴《医学入门》中谓"风乘肺,咳则鼻塞声重,口干喉痒,语未竟而咳";《医医偶录》中云"风闭者,风郁于肺而哮嗽也"。

寒为阴邪,易伤阳气,阳伤则气失于温煦及固涩,津液不固,寒引而发,从鼻窍而出,出现喷嚏、流涕,寒性收引凝滞而出现鼻塞等鼻部症状,如《外台秘要》云:"肺脏为风冷所乘,则鼻气不和,津液壅塞,而为鼻齆。"寒邪客肺,肺失宣肃而生咳。肺失温煦,肺之阳气失于宣发,水道不通、水津不化而生湿致病。《素问·咳论》云:"其寒饮食入胃,从肺脉上至于肺则肺寒,肺寒则外内合邪,因而客之,则为肺咳。"魏之琇《续名医类案》云:"气乃肺主之,故肺易受寒邪。既病于主气之肺阳,阳气益不得施化,而水中之阳化更微,致湿淫滋患。"肺主气,寒性凝滞、收引,使气聚于肺而发胸满气急等症。《诸病源候论》谓"肺气有余……若又为风冷所加,即气聚于肺,令肺胀,即胸满气急也。"

湿性黏滞重浊,阻遏脾胃气机,脾气受滞不能运化水津,更致痰湿蕴生。肺脉起于中焦,湿邪循经上逆于肺,使肺失宣降,而发咳嗽哮喘之疾。如《素问病机气宜保命集·咳嗽论》所云:"六气皆令人咳,唯湿病痰饮入胃,留之而不行,止入于肺则为咳嗽";《类证治裁》亦云:"哮者,气为痰阻,呼吸有声,喉若拽锯,甚则喘咳,不能卧息。"

（二）脏腑功能不足为发病的内在因素

正气存内,邪不可干。气血和调,腠理致密,脏腑功能正常,则机体不易受邪。若先天禀赋不足,正气偏亏,或气血不和,腠理疏松,或脏腑功能异常,一遇外邪则极易受病。如《诸病源候论》云:"肺虚为微寒所伤,则咳嗽,嗽则气还于肺间,则肺胀,肺胀则气逆,而肺本虚,气为不足,复为邪所乘,壅痞不能宣畅,故咳逆短气也。"《医宗金鉴》云:"寒嗽者,因平素肺虚喜啖生冷,以致寒邪伤肺,发为咳嗽。"以上论述均强调了脏腑虚损为发病的重要基础。

（三）外邪伏留是致病的关键

脏腑受邪,若能及时祛除,病或可愈。失治误治,则病邪伏留,或盘踞虚处,或随脉而行,久而痹阻气血,更伤脏腑。气化不足,血行不畅,痰瘀等病理产物内生,伏邪与之胶着,进而形成顽疾[2]。《素问·痹论》有云:"病久入深,荣卫之行涩";《类证治裁》曰:"诸痹……良由营卫先虚,腠理不密,风寒湿乘虚内袭,正气为邪气所阻,不能宣行,因而留滞,气血凝涩,久而成痹。"邪伏于内,若再次感受邪气,新邪引动伏邪,极易趁虚而作。如李中梓《证治汇补》所言:"哮即痰喘之久而常发者,因内有壅塞之气,外有非时之感,膈有胶固之痰,三者相合,闭拒气道,抟击有声,发为哮病";张景岳《景岳全书·喘促》亦云:"喘有夙根,遇寒即发,或遇劳即发者,亦名哮喘。"

二、治则治法

"祛邪外出"是脏腑风湿病的首要治疗原则,应首先考虑散邪、透邪,使风寒湿等宿邪外出。对于肺系风湿病来讲,祛邪之法形式尤为多样,或辛散,或凉透,或发汗,或通下,或散寒,或疏风,或化湿。对于病程长久,寒湿入络,内生痰瘀,病情顽固者,兼以化痰消瘀,活血通络;病久正伤,体弱年迈,气血阴阳亏虚者,随其所虚者补之,内外并治,攻补兼施,正盛方能祛邪外出[2]。

（一）发作期祛邪外出,化痰消瘀

发作期为"伏邪"遇诱因引触,相互搏结,壅塞气道,导致肺失宣降,气机不畅,气逆相搏。因此,这一时期的治疗原则是祛邪外出,同时化痰消瘀通络,给邪以出路。常用处方包括独活寄生汤、镇咳定喘汤、化气汤等。

独活寄生汤出自《备急千金要方》,方中以独活、桑寄生、杜仲、牛膝、秦艽、防风、细辛、肉桂等药疏风、散寒、除湿,用之以治风、寒、湿三因。四君子汤（去白术）益气健脾固本。四物汤养血活血,同时可防风药过燥伤阴,使邪去而阴血不伤。本方原为治疗"腰背痛者,皆由肾气虚弱、卧冷湿地当风得之"。因其方义与脏腑风湿之外感风寒湿及脏腑功能不足的病机正合,故常以之为核心处方治疗各类脏腑风湿疾病。现代实验研究亦认为该方具有镇痛、抗炎、扩张血管、改善循环和调节免疫功能等药理作用[3]。

镇咳定喘汤由炙枇杷叶、炙款冬花、炙紫菀、炙百部、炙黄芪组成。方中药物本有止咳、平喘、化痰之效,加之均以蜂蜜炮制,润肺敛肺、止咳平喘之效更著,对一切咳喘均有很好的治疗效果,且整方性质平和,无论寒热虚实之咳喘,皆可在辨证用方的基础上加用之。

化气汤由香附、佛手、大腹皮、焦槟榔组成,其中香附理气入血,柔和而不燥,且能调理脏腑深处之气机;佛手理气和胃止痛,兼具疏肝化痰之功;大腹皮即槟榔之外皮,具有理气利水之效;焦槟榔理气化痰,兼能化积杀虫。四药合用运气而无滞,化滞气于无形,对于湿痰寒郁之肺系风湿病均有治疗作用。

《素问病机气宜保命集·咳嗽论》云:"咳谓无痰而有声,肺气伤而不清也。嗽是无声而有痰,脾湿动而为痰也。咳嗽谓有痰而有声,盖因伤于肺气,动于脾湿,咳而为嗽也……若咳而无痰者,以辛甘润其肺,故咳嗽者,治痰为先,治痰者,下气为上。"独活寄生汤中辛药发散,镇咳定喘汤中诸药皆蜜炙而性甘润,化气汤行气降气,治咳嗽如此,治肺系风湿病亦是如此。

（二）缓解期扶正助阳,益气养血

缓解期治疗以扶正助阳、益气养血为主,旨在正盛邪自退,消伏邪于无形之中,常用处方包括玉屏风散、八珍汤、气血双调汤、健脾渗湿汤等。

玉屏风散出自《究原方》,方中黄芪甘温,内补脾肺之气,外可固表止汗,为君药;白术健脾益气,助黄芪以加强益气固表之功,为臣药;佐以防风走表而散风邪。原治"腠理不密,易于感冒",现临床常用于治疗表虚不固之自汗,亦可用于表虚不固、外感风邪之过敏性鼻炎、上呼吸道感染等。研究证实,玉屏风散能够特异或非特异性地增强机体的免疫力,对细胞免疫、体液免疫等均有促进作用,对溶血空斑成数有明显的双向调节作用[6],故临床可用于过敏性疾病缓解期的治疗。

八珍汤出自《瑞竹堂经验方》,是四君子汤和四物汤的合方。四君子汤即人参、白术、茯苓、炙甘草,能健脾益气;四物汤即当归、川芎、芍药、熟地黄,可补血养血。八珍汤汇两方之功,奏两方之效,为气血双补的经典方,适用于肺系风湿病合并气血亏虚的患者。同时方中川芎活血行气祛风,在全方补血养阴之余,使血随气行,不致滋腻黏滞。现代研究表明,八珍汤可增强机体的免疫功能,其中川芎及其有效成分川芎嗪可改善呼吸系统疾病[7]。黄飞剑对其进行了精简与调整,创立了气血双调汤,该方由党参、黄芪、当归、丹参组成,其中党参、黄芪补气,当归、丹参理血,温而不燥,补而不滞,温补以祛寒,理血以化瘀,与肺系风湿病气化不足、血行不畅、痰瘀胶着之病机尤其相符。

健脾渗湿汤由生白术、炒白术、炒苍术、山药组成,四药健脾祛湿而不燥,甘中带苦而不腻,温中散寒而不热。久服脾胃健运、寒湿不留,配以茯苓则渗湿之力更宏。

综上所述,肺系风湿病是一类与肺脏位置及功能特点相关的疾病,其病因为外感风寒湿邪,致病条件为以肺为主的脏腑功能异常。若邪气伏留于肺,则易受新邪引动,致疾病反复发作。治疗上强调祛邪与扶正兼顾,体现在发作期治以祛邪外出,同时化痰消瘀通络,给邪以出路;缓解期治以扶正助阳、益气养血为主,旨在扶正使邪自退。

各　论

支气管哮喘

一、哮喘概述

哮喘是支气管哮喘(bronchial asthma)的简称,是由多种细胞(如嗜酸性粒细胞、肥大细胞、T 细胞、中性粒细胞、平滑肌细胞、气道上皮细胞等)和细胞组分参与的慢性气道炎症性疾病。主要特征包括气道慢性炎症,气道对多种刺激因素呈现高反应性,广泛多变的可逆性气流受限以及随病程延长而导致的一系列气道结构的改变,即气道重构。临床表现为反复发作的喘息、气急、胸闷或咳嗽等症状,常在夜间及凌晨发作或加重,多数患者可自行缓解或经治疗后缓解[8]。

二、哮喘病机的历史沿革

支气管哮喘目前多从中医"哮病"辨治,宋代以前的医籍中尚无"哮喘"之名,对于"哮喘"的认识多散见于"喘鸣""上气""呷嗽"等与哮喘临床表现相似的病症论述中。《黄帝内经》对其的病因病机认识主要为外感六淫、阴阳失调、肺失宣降,如"乳子中风热,喘鸣肩息""阴争于内,阳扰于外,魄汗未藏,四逆而起,起则熏肺,使人喘鸣"。晋代《脉经》提出"脾胃俱实"可致人喘鸣的观点:"右手关上脉阴阳俱实者,足太阴与阳明经俱实也……立喘鸣。"约成书于六朝时代的《中藏经》指出肾脏虚寒是哮喘发作的病机之一:"喉中鸣,坐而喘咳,唾血出,亦为肾虚寒。"隋代《诸病源候论》提出其主要病机为痰壅气逆:"肺病令人上气,兼胸膈痰满,气行壅滞,喘息不调,致咽喉有声如水鸡之鸣也。"宋代《三因极一病证方论》提出肺热致哮:"病者肺热……则发肺鸣。"《圣济总录》则提出呷嗽为肺虚所致:"喉中呷嗽不止,皆因肺脏虚损。"元代《丹溪心法》提出哮病专主于痰,为寒包热:"哮喘必用薄滋味,专主于痰,宜大吐。药中多用醋,不用凉药,须常带表散,此寒包热也。"明代《医学纲目》提出哮病遇冷发作其病机之一为中外皆寒:"哮喘遇冷则发者有二证,其一属中外皆寒。"

由此可见,历代医家对本病的认识可分为外感、痰气等病因,虚实、寒热等病性,以及肺、肾、脾胃等病位方面。从这几方面论治哮喘,均能取得一定疗效,但若仅从其一二论治,却也会陷入无法取得进一步疗效的困境,有待用一个理论将其有机地结合起来,系统

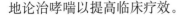

地论治哮喘以提高临床疗效。

三、哮喘与脏腑风湿

在开篇我们已经阐述了"脏腑风湿"的相关概念,在总论中我们也阐述了脏腑风湿与"肺系"疾病的关联性。哮喘患者二次接触变应原后诱发免疫反应,引起哮喘急性发作的过程与肺系风湿病的概念吻合。另外,结合哮喘的临床表现来看,外感往往能诱发或加重哮喘,此为风的表现;夜间、凌晨及受寒后哮喘发作或加重,此为寒的表现;合并呼吸道感染时常伴咳嗽咳痰,病情缠绵难愈,此为湿的表现。哮喘是支气管的风湿病,是一类典型的"肺系风湿病",通过脏腑风湿理论辨治哮喘常可取得进一步的疗效。

（一）病因病机

哮喘的发作主要由风、寒、湿三邪所致。其中风性开泄,为百病之长,是哮喘发病的诱发因素;寒性收引,是导致哮喘的直接因素;湿性重浊黏滞,是哮喘缠绵难愈的核心因素。在此基础上,寒凝血瘀,湿聚成痰,以致痰瘀互结;寒凝湿滞,正气尚充,则郁而化热;风袭阳位、寒伤阳气、湿遏阳气,加之郁热伤阴、痰阻津生、瘀阻血生,喘息日久而正气耗伤。《诸病源候论》云:"肺主于气,邪乘于肺则肺胀,胀则肺管不利,不利则气道涩,故气上喘逆,鸣息不通。"外感或内伤之邪侵袭肺脏,以致肺管不利、气道壅涩,而生哮喘。肺为娇脏,正气渐损,无力抵御外邪、祛除内邪,而致肺脏更易受侵。如此恶性循环,风寒湿、痰瘀、郁热、正虚等病理因素共同参与了哮喘的发生、发展过程。

风性开泄,风邪袭人可致腠理开而不阖,外邪易入。风为百病之长,常挟他邪袭人而致病。因此,风邪往往不是引发疾病的直接因素,而是作为致病条件或其他致病因素的载体。例如,风会将人体表面的空气保温层吹散,加速体表热量流失,因此相同气温下,人体处于有风环境中更易觉得寒冷[10]。此即为风性开泄,而寒邪易侵之理。

寒性收引,肺管受寒而气道不利,进而引起哮喘发作。此外,寒凝血瘀,脉络收引,营血运行不畅而使肺失濡养,这种由寒生瘀,由瘀致虚的过程也是哮喘反复发作并逐渐加重的原因之一。有研究表明[11],温度感受器瞬时受体电位蛋白-8(人气道上皮感受冷刺激的主要受体)受寒冷刺激后,通过一系列信号通路,会引起气道炎症因子增多、气道黏液高水平分泌等表现。这可能是寒冷诱发哮喘的机制之一。

湿性重浊黏滞,易夹杂他邪。湿因于表者,即令表之风寒难以速去,病久邪深,湿邪深入,更使疾病缠绵难愈。寒性收引,湿阻阳气,则使病变局部更易生瘀、生虚。寒湿困阻,阳气伏郁,郁而化热,湿聚成痰,痰凝瘀阻,加之各种邪气夹杂,致使哮喘难以速愈。

痰瘀之所生,如上文所述,寒凝血瘀、湿聚成痰,多见于久病哮喘的患者。痰瘀互结,内阻气道,壅塞气道而加重哮喘。且痰瘀易裹挟他邪,其性胶着黏滞,攻之难以速除,补之又恐助虐,常使寻常用药而罔效。

《金匮要略心典》云:"痞坚之处,必有伏阳。"哮喘虽受寒而发,但寒湿凝滞之处,痰瘀互结之内,若其正气尚充,则易郁而化热。郁热伤阴,炼湿为痰,灼血成瘀,痰瘀互阻,气机不畅,又可助长郁热,如此循环往复,郁热甚可喧宾夺主,尽显热象而掩其寒。

正虚之因，大致可分为三类：① 因寒凝、湿滞、痰阻、瘀闭等因素致局部脉络不通，气血失于濡养而生虚；② 喘则耗气，病久耗伤而生虚；③ 年老体衰或因摄入不足，正气自虚。在哮喘初期，邪气盛而正气未衰，多以局部之虚为主，随着患者病情进展或自身衰老，渐以整体之虚为主。肺为娇脏，正虚而不耐邪侵，故而在哮喘后期稍有邪扰即可致哮喘发作。

综上所述，哮喘之因主要关乎寒、湿、瘀三邪，而痰、饮、热为继发病理产物，风邪也仅在发病之初有所作为。哮喘之突发、痉挛、哮鸣虽具风急之象，却无风邪之实。哮喘日久虚实夹杂，但其虚却为因实致虚，实邪得去正气乃复。

（二）治法

急则治标，缓则治本。哮喘急性发作，当尽快缓解气道痉挛，纠正低氧血症，恢复肺功能，预防进一步恶化或再次发作，防治并发症。中医则以祛邪外出、止哮平喘为要。而对于慢性持续期患者，则可根据以下辨治方法。

1. 治病求本，首避其源　哮喘之病多由风、寒、湿所发，故防治的首要任务在于避免一切过度接触风、寒、湿邪的不良生活习惯。《灵枢·九宫八风》言："谨候虚风而避之，故圣人日避虚邪之道，如避矢石然，邪弗能害。"此处"虚风""虚邪"，在脏腑风湿病而言，即为风、寒、湿邪。比如避免淋雨冒风、久坐湿地，寒季注意添衣保暖，热季空调温度不可过低、风扇不可直吹，避免汗出当风、避免剧烈运动后立即洗浴等，使在表之皮肤、黏膜不受外邪之侵。《灵枢·邪气藏府病形》云："形寒寒饮则伤肺，以其两寒相感，中外皆伤，故气逆而上行。"形寒之意与上相同，寒饮则指一切寒凉生冷饮食。饮食生冷，寒邪直中于里，或伤于胃，或伤于肺。肺脉起于中焦，下络大肠，胃肠为寒邪所中，寒邪亦会随经袭肺。夏季气血外张，内之胃肠气血相对不足，故夏季寒饮其害更深。另外，气血得化于中焦，中焦伤于寒则气血生化无源，正气不足，何以祛邪？故寒饮之伤既是哮喘的主要成因，也是阻碍治疗之所在，故应当避免一切寒凉生冷之饮食。此戒不持，病必不愈。

2. 缓图平调，勿急勿燥　哮喘之寒湿，脏腑之风湿也，其治既不可滥用苦寒败胃之药，也不可妄用甘温燥热之品。用药需温而不燥，补而不滞，以运化湿，溯源化瘀。如外感寒湿之邪，气道涩而不利，或邪实无汗而喘，或素夹寒饮而作，或正虚有汗而喘，分别予麻黄汤、小青龙汤、桂枝加厚朴杏子汤等温燥之品一二剂可愈，然此非哮喘之寒湿也。哮喘之寒湿深藏而不去，久留而致瘀，寒瘀、湿瘀互结，潜而不发或遇外感而作，需缓图之。初得之病邪气尚浅，温化寒湿月余可解。迁延数年，气血初亏，病邪入腑，需顾护胃肠而兼补气血，然后温肺化湿可解，其治至少三月。病十年以上，邪气入脏，需脏腑同调，心肺同治，方可收效，其治以半年为期。

3. 脾胃为体，气血为用　脾胃为后天之本，气血为后天之用。口服药物皆需从脾胃处吸收运化而入人体，又皆赖气血之运行而达病所。气血生于中焦，源于脾胃之运化，故气化与气运又是脾胃与气血之间的重要环节。又脾主湿，为生痰之源，治湿不健脾，非其治也。故治哮喘时刻都要顾护脾胃之气，辨识气血虚实，谨守化运之道。

4. 辨寒明湿，知瘀识热　有诸内必形之于外：内有寒者，面晦暗而青乌，舌淡白而滑润，喘突发而剧烈，脉沉迟而弦紧，见此可重用桂枝以散寒；内夹湿者，面萎黄而秽浊，苔滑

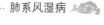

润而厚腻,便溏稀或不利,脉濡缓而无边,见此可重用茯苓以利湿;内兼瘀者,面黧黑而多斑,舌紫暗而络瘀,合心病而难解,脉弦涩而不利。其轻者芎归可用,重者可加姜黄、莪术,病久入络者,需视其何络瘀阻。若瘀阻于脏腑深处之络,必赖土鳖虫、地龙等虫药走窜入里、逐瘀通络。若瘀散于皮肤九窍浮络者,必合荆、防、羌、独等风药方可直达病所。脏腑风湿病中,热之所生,多生自郁(瘀),寒湿内困,气血不行,郁(瘀)而化热。其热之象,面虽赤而不通红,苔虽黄而不干燥,脉虽数而不洪大。此之郁(瘀)热,得温药则化火,得寒药则伤正。其治需用凉而不峻之品,如蒲公英、连翘、石膏等,同时佐以开郁、化瘀之药。此为大略,临证需审慎详参、因人制宜,方可获效。

(三)方药举隅

1. 独活寄生汤　独活寄生汤出自《备急千金要方》,原方由独活、桑寄生、杜仲、牛膝、细辛、秦艽、茯苓、肉桂、防风、川芎、地黄、人参、甘草、当归、芍药组成。方中独活、桑寄生、杜仲、牛膝、秦艽、防风具有疏风、散寒、除湿之效,用之以治风、寒、湿三因。细辛解表散寒祛风,肉桂补火助阳散寒,一上一下,一表一里,以除周身之寒。人参、甘草益气健脾,配合茯苓健脾渗湿以绝湿之源。当归、川芎、白芍、地黄四药即为四物汤,当归、熟地黄养血补虚,赤芍、川芎活血化瘀,为"治风先治血,血行风自灭",亦即原方所言"服此汤除风消血"之义。

2. 气血双调汤　喘则耗气,气虚不固,更致气脱而喘;气血同源、气为血之帅,气耗则生血无源、行血无力。气血双调汤由党参、黄芪、当归、丹参组成,方中参芪大补脾肺之气而兼固表气,旺中焦而行膝理。配以当归、丹参养血活血,使气血足而通行周身,周身气血健旺,邪自无处藏身。

3. 二陈汤、平胃散与化气汤　二陈汤与平胃散均出自《太平惠民和剂局方》,前者由半夏、橘红、茯苓、甘草组成,后者由苍术、厚朴、陈皮、甘草、姜枣组成,两者均具有燥湿化痰、行气和胃之功效。《素问病机气宜保命集》云:"治痰者,下气为上,是以南星半夏胜其痰,而咳嗽自愈,枳壳陈皮利其气,而痰饮自除。"二陈汤及平胃散化痰降气,是治疗哮喘痰湿蕴脾的常用方药。化气汤由香附、佛手、大腹皮、焦槟榔组成,此方不仅能调脾胃中焦之气,更能化三焦、肺肠、肝胆、脾胃之气,又兼有调血之功,周身气血调和,则痰湿无处所藏,用治哮喘亦佳。

4. 健脾渗湿汤　哮喘虽由痰阻气道、肺失宣降所发,但其与脾虚湿困关系甚密。推而言之,脏腑风湿病均与脾虚湿困关系密切,脾虚湿困是脏腑风湿病生邪藏邪的重要因素。健脾渗湿汤由生白术、炒白术、苍术、山药组成,四药健脾祛湿而不燥,甘中带苦而不腻,温中散寒而不热。久服脾胃健运,寒湿不留,配以茯苓则渗湿之力更宏。对脾虚湿困者尤宜,即使未见明显脾虚湿困之象,于辨证方中用之亦能防患于未然,所谓"治未病"是也。

5. 阳和汤　阳和汤出自《外科全生集》,由熟地黄、麻黄、鹿角胶、白芥子、肉桂、甘草、炮姜炭组成,具有温阳补血、散寒通滞的功效,是外科治疗阴疽的要方。对于寒凝深重的哮喘患者,可取其中的鹿角、熟地黄、白芥子合入处方中,往往可获佳效。

6. 镇咳定喘汤　本方由炙枇杷叶、炙款冬花、炙紫菀、炙百部、炙黄芪组成。方中枇杷叶、款冬花、紫菀、百部均有止咳平喘之效，黄芪补气而防喘脱气泄，加之均以蜂蜜炮制，润肺敛肺、止咳平喘之效更著，对一切咳喘均有很好的治疗效果，且整方性质平和，无论寒热虚实之咳喘，皆可在辨证用方的基础上加用之。

7. 开心汤　本方由柏子仁、酸枣仁、瓜蒌、薤白、土鳖虫、地龙、蜈蚣等组成，方中酸枣仁、柏子仁养心安神，瓜蒌、薤白化痰宽胸，三味虫药化瘀通络，适合于哮喘病晚期，以取心肺同治、逐瘀开窍之功效。

（四）医案举隅

【案1】

刘某，女，9岁，1995年10月来诊。患儿4岁时因感冒后出现喘息、咳嗽，双肺可闻及哮鸣音，喘息症状反复发作，遇冷空气或上呼吸道感染时症状加重，经多方治疗效微来诊。刻下症见：喘息，咳嗽，胸闷，气短，秋、冬、春季哮喘症状频发且重，夏季未受凉或感冒时症状基本平稳，纳呆，大便偏溏，形体瘦弱，面色黄暗，口唇色乌，舌淡白苔腻，脉细涩，三关黄暗。

西医诊断：支气管哮喘。

中医诊断：哮病。

中医证型：寒湿困脾、气血两虚。

处方：独活寄生汤合二陈汤化裁。独活6g，桑寄生6g，川芎3g，熟地黄6g，炒杜仲5g，怀牛膝6g，秦艽5g，茯苓15g，防风6g，红参3g，当归6g，炒白芍5g，陈皮5g，法半夏3g，橘红6g，炙甘草5g，14剂，1日服3次，饭后半小时服。因就诊不便，患儿家长自行予患儿再服原方14剂。

二诊：患儿自述喘息、咳嗽、胸闷、气短好转80％以上，效不更方，原方加炒麦芽6g，继服14剂，临床症状痊愈。考虑患儿气血两虚，拟黄芪建中汤合二陈汤加减继服1月以巩固，随访至今未发。

按：患儿纳呆、便溏，可见其脾胃不足；体型瘦弱、面色黄暗、口唇色乌，一派气虚血瘀之象；舌质淡白、苔腻、脉细涩，加之遇冷空气时加重等，均为寒湿内蕴之象。故以独活、桑寄生、杜仲、牛膝、秦艽、防风疏风散寒除湿，当归、川芎、熟地黄、白芍养血化瘀，红参、甘草健脾益气，陈皮、半夏、茯苓、橘红理气化痰、分消湿邪。其中陈皮偏于理气，橘红偏于化痰，两者相须合用以增其效力。全方兼顾风寒湿三因，并调其虚、瘀而取效，终以黄芪建中汤合二陈汤温补脾胃、理气化湿而收全功。

【案2】

张某，女，45岁，有家族哮喘病史，因"反复喘息7年"来诊。患者38岁时因感冒而诱发哮喘大发作，而后病情反复发作。初诊症见：身材不高，精神疲倦，面色萎黄，喘息憋闷，不得平卧，腹胀纳差，大便稀溏。舌淡苔白润，脉弱无力。

西医诊断：支气管哮喘。

中医诊断：哮病。

中医证型：气血亏虚、湿困中焦。

处方:气血双调汤、化气汤、健脾渗湿汤加减。黄芪30 g,当归15 g,党参15 g,丹参15 g,香附15 g,佛手15 g,大腹皮15 g,焦槟榔6 g,生白术15 g,炒白术15 g,苍术15 g,山药30 g,茯苓30 g,蒲公英15 g,14剂,水煎服。

二诊:服药2周,精神改善,腹胀减轻,喘息略有缓解,夜间可以平卧,纳食如常,症状改善,效不更方,以初诊方加减:茯苓加到45 g。前后治疗9个月,喘息憋闷基本消失,当年冬季感冒高烧哮喘亦未发作,随访至今20余年未曾复发。

按:健脾渗湿汤温而不燥,久服湿去而不缠绵;化气汤可以理肝胆胃肠内外一切滞气,二方合用攻补兼施,化寒湿之气于无形。气血双调汤平和补益,补而不腻,温而不燥,对于久病正虚之人尤其适合。三方合用,体用同调,虽无平喘之药而喘愈,可见固护后天之本对于哮喘的治疗十分重要。

【案3】

姜某,男,26岁,江苏人,因"反复发作性气喘12年,加重3年"来诊。其病四季发作,秋冬尤甚。初诊症见:精神疲惫,语声低微,咳嗽不多,但喘不得卧,严重时胸上及肋间明显凹陷,时有腹胀,饮凉胃痛,纳食尚可,大便黏滞,失眠多梦。舌淡胖大,边有齿痕,根部黄润,脉细左甚。

西医诊断:支气管哮喘。

中医诊断:哮病。

中医证型:湿阻中焦,气血亏虚。

处方:二陈汤合气血双调汤加减。陈皮9 g,半夏9 g,茯苓90 g,炒薏苡仁60 g,猪苓30 g,黄芪30 g,当归10 g,党参15 g,丹参15 g,14剂,水煎服。嘱患者严格忌寒凉饮食至少3年。

二诊:精神改善,腹胀大减,大便黏明显改善,舌胖改善,根部仍有些许黄苔。处方:初诊方茯苓增至160 g,加泽泻30 g,再服半月。

三诊:精神转佳,语声转亮,哮喘大减,可以平卧,便黏基本消失,舌边齿痕有所减少,脉体略增。处方:二诊方加独活20 g,羌活30 g,桑寄生15 g,秦艽15 g,防风15 g,川芎12 g,当归12 g,熟地黄12 g,桂枝15 g。续服半月后,气喘症状明显好转,随后逐渐增加桂枝至60 g。前后治疗4个半月,气喘症状消失,随访2年未发作。

按:该患者初诊时湿邪极重,脾气被困,运化失司,生化无源,故必须予大剂量茯苓、猪苓、炒薏苡仁渗利湿邪,方能拨云见日。然而,其语低微,其脉左细甚,提示气血亏虚严重,一味利湿恐伤阴血,需佐气血双调汤以免伤正。三诊时患者湿去过半,脾胃运化复常,故加独活寄生汤以祛寒湿,因其寒亦较重,故渐加桂枝以散寒邪。此案患者正当青年,但其寒湿俱重,病发喘息明显,治疗难度较大,非重剂不能起沉疴。

【案4】

李某,男,84岁,涿州人,支气管哮喘合并慢性阻塞性肺疾病6年。初诊症见:精神疲倦,面色晦暗,口唇乌黑,眼睑水肿,咳嗽咳痰,痰白而黏,喘息憋闷,动则加重,心慌气短,头昏脑涨,纳差食少,大便先干后稀。舌淡胖大,底瘀络痹,苔滑根腻,脉弦紧略数,尺沉。轮椅来诊,双肺满布肺哮鸣音,心律不齐。

西医诊断：支气管哮喘、慢性阻塞性肺疾病。

中医诊断：哮病、喘证、肺胀。

中医证型：寒湿瘀阻，肺失宣降。

处方：化气汤、健脾渗湿汤、镇咳定喘汤加减。生白术 60 g,炒白术 15 g,苍术 15 g,山药 15 g,香附 15 g,佛手 15 g,大腹皮 15 g,焦槟榔 6 g,炙枇杷叶 30 g,炙紫菀 30 g,炙款冬花 15 g,炙百部 15 g,炙淫羊藿 15 g,前胡 15 g,瓜蒌 30 g,薤白 15 g,仙鹤草 60 g,鹿角霜 30 g,车前子 30 g,香薷 15 g,茯苓 160 g,7 剂,水煎服。

二诊：精神好转，咳喘减轻，可下地活动，纳略增，效不更方。处方：初诊方炒白术增至 30 g,加猪苓 20 g,白芥子 15 g,以加强利水化痰之效，续服 7 日。

三诊：精神转佳，面色改善，偶有轻微咳喘，可行走 100 米,遂将茯苓加至 260 g。

经上方加减治疗 4 月,咳喘基本消失，遂改为大开心汤化瘀通络。处方：酸枣仁 30 g,柏子仁 15 g,瓜蒌 30 g,薤白 15 g,杏仁 9 g,橘红 15 g,地龙 6 g,蜈蚣 2 条,白术 15 g,炒白术 15 g,苍术 15 g,山药 15 g,香附 15 g,佛手 15 g,大腹皮 15 g,焦槟榔 6 g,羌活 15 g,片姜黄 15 g,桑枝 30 g,鹿角霜 30 g,鹿角片 30 g。此方巩固 1 月余,患者临床症状基本消失，哮鸣音消失无反复，随访半年无复发。

按："久病入络"，肺病及心，心主血脉而肺朝百脉，加之年老者脏腑功能减退，脉道滞涩、血行不畅，故治疗往往需心肺同治，并在健脾利湿的同时，加用活血通脉之药。开心汤具有养心通络、化痰宽胸之效，既顾心之体，亦畅心之用，为治疗肺病日久，心脉不足，络脉瘀阻之态靶同调方。咳喘消失后，考虑其年老体弱，肾阳亏虚，故予鹿角霜、鹿角片温阳散寒，以有情之品填补先天之亏耗，以免寒湿复入，导致疾病反复。

支气管扩张症

一、支气管扩张症概述

支气管扩张症[8]（bronchiectasis）主要指急、慢性呼吸道感染和支气管阻塞后，反复发生支气管化脓性炎症，致使支气管壁结构破坏，管壁增厚，引起支气管异常和持久性扩张的一类异质性疾病的总称，可以是原发或继发，以下主要论述继发性支气管扩张症。其发病机制主要为各种因素损伤了机体气道清除和防御能力，使得机体易发生感染和炎症。细菌反复感染可使充满炎症介质和病原菌黏稠脓性液体的气道逐渐扩大。支气管扩张症的主要临床表现为慢性咳嗽、咯大量脓痰或反复咯血。

二、支气管扩张症病机的历史沿革

支气管扩张症目前中医多以"肺痈"辨治，同时亦散见于"咳嗽""咳血""肺痨""肺痿"

"痨嗽""咯血"等与支气管扩张症临床表现相似的病症论述中。

《金匮要略》提出肺痈的临床表现为"若口中辟辟燥,咳即胸中隐隐痛,脉反滑数……咳唾脓血",病机为"风伤皮毛,热伤血脉,风舍于肺……热之所过,血为之凝滞,蓄结痈脓",即风热伤及皮毛血脉,血凝蓄结成痈。隋代《诸病源候论》则指出风寒为外因,正虚为内因,热为诱因,三者共同作用而成痈脓:"肺痈者,由风寒伤于肺,其气结聚所成也……劳伤血气,腠理则开,而受风寒,其气虚者,寒乘虚伤肺,塞搏于血,蕴结成痈,热又加之,积热不散,血败为脓。"后世宋代《太平圣惠方》、明代《寿世保元》、清代《张氏医通》等对肺痈病因病机的认识与其相似。明代《医学纲目》"肺痈者,由食啖辛热炙煿或醋饮热酒,燥热伤肺所致",清代李用粹《证治汇补》"酒毒留于肺者,缘肺为清虚之脏,酒多则损其清虚之体。由是稠痰浊火,熏灼其间。轻则外为鼻齄准赤,内为咳嗽痰火。重则肺叶受伤,为胸痛胁胀,咳唾脓血,痰出腥秽,肺痈溃烂。宜化痰清肺"提出了饮食内伤及燥热痰火为患。清代《柳选四家医案》"肺痈之为病,皆因邪瘀阻于肺络,久蕴生热,蒸化成脓",揭示了"瘀"这一病理产物在成痈成脓过程中的重要性。

由此可见,历代医家对肺痈的认识可分为外感风寒或风热,内伤燥热或痰热及瘀血等,且无论风寒或风热,最终需经过化热而成痈脓。不过需注意的是,虽然支气管扩张合并感染而表现出咳脓痰时,可参考肺痈辨治。但合并感染仅仅只是支气管扩张症全病程中的一个阶段,并不能反映支气管扩张症的全部。支气管扩张症是支气管反复发生化脓性炎症而致支气管壁结构破坏的一种慢性病症,在这慢性病程中,患者感染时或可表现出实热之象,但其起病多由风寒外袭,其热象也只是暂时的一个阶段,随着疾病的迁延,其总体态势总是由实至虚、寒多热少。因此到了支气管扩张阶段,患者大多兼有虚寒。从时间轴上看,热是局限于某些特定时间节点的,而在这些时间节点上,我们仍要区分其热的空间分布,是局限于肺抑或是遍布全身。因此不能仅以咳吐脓痰的表现参考肺痈以辨治支气管扩张症,还需要对其全病程进行系统的观察,以整体观念辨证论治,方能取得更好的疗效。

三、支气管扩张症与脏腑风湿

支气管扩张症患者大多具有畏寒表现,尤以"背部寒冷如掌大"常见,并可见面色萎黄、舌淡白胖大苔薄滑、脉沉细、尺沉弱甚等虚、寒、湿相关体征。"风则伤卫,寒则伤荣",荣卫俱病,正气不足,则易于外感,这是支气管扩张症反复感染的发病基础。此外,湿性黏滞,痰液蓄积,寒性收引,使得气道不利、肺气失宣,加之正气不足,则痰湿之邪难以外排,此为其病情缠绵的关键因素。综上所述,支气管扩张症亦属于脏腑风湿病,可依据该理论辨治。

(一)病因病机

支气管扩张症大致可分为三个时期——脓痰发作期、咯血发作期及缓解期(特指未发作咯脓痰或咯血的时期)。缓解期病因为风、寒、湿,脓痰发作期则夹有热,咯血发作期则兼有瘀血。缓解期的核心病机多为"寒湿困肺,肺脾不足,肺气失宣",脓痰发作期病机多为"痰热壅肺",咯血发作期病机为"肺络受损"。综合而言,寒湿困脾、肺脾不足、肺气失宣是其基础,风邪外袭为其诱因,痰热壅盛而化脓,寒湿侵蚀或热扰脉络而出血。

其中风性开泄、寒性收引、湿性黏滞及正气不足在肺系风湿病中共通的关系前文已述,此不赘述,仅论述支气管扩张症的特点。寒性收引凝滞,加之肺脾气虚,使肺气宣发不畅,肺气失宣,则痰液难以排出,加之湿性黏滞,痰湿之邪本不易除,故而痰湿伏留,以致变生成脓、出血等疾。若其寒湿郁久而化热,或邪热外袭与体内之痰湿互结,痰热壅盛,久则血败肉腐,酿痰热而成脓。若热伤血络、迫血外行,或寒湿久浸、侵蚀肺络,肺络损则血外溢而成咯血。

(二)分期论治

1. 缓解期　支气管扩张症缓解期临床表现以反复咳嗽、咯白痰或喘息为主,部分患者无明显症状。其治法则以温化寒湿、健脾益肺、宣散肺气为要。"形寒寒饮则伤肺",寒湿之源,不外乎风挟寒湿外袭肌表,或饮食生冷内伤脾胃。脾胃阳气受伤,水液运化失司,则寒湿内生不绝。欲断其源,防寒保暖、忌食生冷方是治本之法。《金匮要略》云:"病痰饮者,当以温药和之",故以温化寒湿为要。其次支气管扩张症患者肺气不宣,排痰能力减弱,痰湿之邪每伏留体内为患。欲除其伏邪,一需调其脾胃,二需宣其肺气,脾胃健运,已生之湿可除,营卫生化有源,腠理固密,外邪袭人无路。肺气得宣,则痰湿之邪外出有路。

欲除寒湿,健脾渗湿汤、化气汤其功颇著,无论寒热均可用之,可作为支气管扩张症缓解期之基本方。再据其内外寒湿多少,若手足不温者以独活寄生汤、背部寒冷者以桂枝加葛根汤微发汗,若脘腹冰凉、大便稀溏者以附子理中汤、二陈汤、平胃散温化寒湿。若气病及血而见面色无华、爪甲色淡、脉细无力等血虚之象者,或久病入络而兼有舌淡暗有瘀斑、舌下络脉瘀滞等瘀象者,可合用气血双调汤。寒湿除、气血旺、脾胃健,肺金得土之助,肺气自得宣降。在此基础上加用辛散之品如桂枝、羌活、葛根等,即可助肺气宣散。且当支气管扩张合并感染时,早期往往存在发热、恶寒等表证,及时辛散解表,不使邪气入里,可防止病情进展而出现脓痰、咯血等症。此外,五味子酸苦而辛,敛中有散,降中有升,肃肺止咳而不敛邪,使寒气散、肺气敛,对缓解期咳嗽者尤宜。需要注意的是,若合并感染而痰量增多但为清稀白痰者,仍可参考本期论治。

2. 发作期　支气管扩张症出现咯脓痰、咯血时,其主要病机与治法同缓解期有别,故而单独立脓痰发作期、咯血发作期而分论。在脓痰发作期之前患者常有外感史,出现发热、恶寒等表证,若及时治疗,使表邪透散则无虞。若失治误治,外邪深入,或痰湿伏邪久留,化热酿脓,则需清热解毒、化痰排脓。但需要注意的是,清热解毒不宜过于苦寒而伤脾胃、肺气,脾胃一伤,湿浊不化,伏邪之源难除,肺气一损,肺气不宣,湿浊脓痰伏而难出。故而仍需在健脾化湿、宣畅气机的基础上佐以清热解毒、化痰排脓之品。即以健脾渗湿汤、化气汤为基,加用金银花、白花蛇舌草、金荞麦、蒲公英、川贝母、浙贝母,此类药物或苦甘而不伤正,或辛凉甘寒而不敛邪,清热解毒而化痰排脓。亦可合用苇茎汤以化痰消瘀排脓。若咳嗽剧烈或喘息急促,可加用镇咳定喘汤或僵蚕、蝉蜕、地龙、徐长卿,此类药物具有缓肺系之急而止咳喘,化痰液之壅而利气道之效。此时止咳,非欲敛之而使之不咳,而是防其剧咳而伤肺络,并通过自主排痰而促邪外出。

若肺络受损,则血溢脉外随咳而出,故成咯血。究其络损之因,或因热伤血络,或因寒湿侵蚀,寒热不同,其治有异。但若大咯血时危及生命,需急则治标,以迅速止血、防止误吸为要,不分中西,此不赘述。若因热伤血络,往往咯血与脓痰并见,可见舌红苔黄燥腻、脉滑数等,此时需在上述脓痰发作期方中加用止血药。若因寒湿侵蚀,多由疾病迁延不愈,寒湿暗蚀肺络,多为清稀白痰中夹血丝,可见舌淡暗苔白润,脉弦迟无力或濡细,此时则需于缓解期方中加用止血药。止血药可用白及、三七粉、白薇、仙鹤草等。其中白及收敛止血,三七粉化瘀止血,白薇凉血止血,仙鹤草补虚止血,亦暗合唐容川"止血、消瘀、宁血、补虚"之法。

四、病案举例

【案】

张某,中年女性,主因间断咳嗽、痰中带血17年就诊。患者17年前因雨天着凉感冒后出现咳嗽,其后咳嗽反复发作,逐渐出现咯白痰,偶有痰中带血,甚或咯脓血痰,曾行胸部CT检查诊断为"支气管扩张",多次中西医治疗效果不明显,遂来就诊。刻下症见:咳嗽,咯白痰,偶有痰中带血,咽痒,胸闷气短,遇寒易外感,畏寒肢冷,神疲乏力,不耐劳作,语言无力,声低气怯,头昏胀,食欲不振,脘腹胀满,胃脘怕凉,反酸,大便溏泄或初硬后溏,睡眠多梦。面色萎暗,舌质淡,舌体胖大,边有齿痕,舌苔滑腻,脉沉细,尺脉沉甚。

西医诊断:支气管扩张症。

中医诊断:血证,咳血。

中医证型:肺气不足,脾胃虚寒,湿阻瘀滞证。

处方:炙黄芪60 g,生黄芪60 g,当归15 g,党参15 g,丹参15 g,炒白术20 g,生白术20 g,苍术20 g,山药20 g,炙枇杷叶20 g,炙款冬花20 g,炙紫菀20 g,炙百部20 g,金荞麦30 g,芦根30 g,三七粉9 g(分冲),7剂。

二诊:患者咳嗽、咯痰、咽痒、气短及神疲乏力减轻,效不更方,继以原方巩固。3个月后患者咳嗽、咯痰、痰中带血消失,气力恢复,可耐劳作,睡眠可,大便偏黏。前后治疗4个月,后随访患者即使外感亦未出现咯痰、咯脓血等症,随访5年未发。

按:《内经》云:"宗气积于胸中,出于喉咙,以贯心脉,而行呼吸焉。"患者咳嗽、咽痒、胸闷气短、语言无力、声低气怯,宗气不足之象明显,其心气尚未受损,仍以肺气不足为主。而其畏寒肢冷、神疲乏力、不耐劳作、食欲不振、脘腹胀满、胃脘怕凉、大便溏泄或初硬后溏以及头昏胀、反酸均为脾胃虚寒、湿浊中阻,脾不升清、胃不降浊之象,脾胃为水谷之海、气血生化之源,脾胃不足,则宗气无源,且脾土为肺金之母,脾气不足则肺气更无以生。脾虚不运,肺失通调,则水湿更盛。加之面舌脉均为一派虚寒湿之象。故以大剂量生、炙黄芪大补胸中之气、升提肺脾之气,气血双调汤益气理血,并合健脾渗湿汤使脾胃得健、肺气得宣,则生化有源,气血得充,运化有常,湿浊得除。痰湿之源既除,则可以镇咳定喘汤肃肺、润肺、止咳,使肺气宣降得宜。另患者偶有脓痰,故以金荞麦、芦根辛凉甘寒,清热解毒排脓而不伤正。久病入络,患者之痰中带血非为热扰,而为寒湿侵蚀肺络所致,故温化寒湿、益气摄血为治其本。但既有出血，其标亦需兼顾，离经之血即为瘀，故而既需止血以治标，又需理血而化其瘀。加用三七粉化瘀止血，配伍气血双调汤中当归、丹参养血活血，使血止而瘀除。诸药合用，标本兼治，守方久服而收全功。

变应性鼻炎

一、变应性鼻炎概述

变应性鼻炎(allergic rhinitis)是机体暴露于变应原后主要由 IgE 介导的鼻黏膜非感染性慢性炎性疾病。主要临床表现为阵发性喷嚏、清水样涕、鼻痒和鼻塞等，可伴有眼部症状，包括眼痒、流泪、眼红和灼热感等，多见于花粉过敏患者。有40％的变应性鼻炎患者可合并支气管哮喘，在有鼻部症状的同时，还可伴喘息、咳嗽、气急、胸闷等肺部症状[12]。本病的发病机制主要是变应原刺激机体并使之处于"致敏"阶段，随后当变应原再次进入机体并与吸附在肥大细胞等靶细胞上的 IgE 结合后，导致肥大细胞等发生所谓"脱颗粒"，最后由脱颗粒释放的各种化学物质(如组胺)作用于细胞和血管腺体，引发一系列的临床表现。表现为阻力血管收缩(鼻黏膜苍白)，或容量血管扩张(鼻黏膜呈浅蓝色、鼻塞)、毛细血管通透性增高(黏膜水肿)，多形核细胞、单核细胞浸润。副交感神经活性增高，腺体增生、分泌旺盛(鼻涕增多)，感觉神经敏感性增强(喷嚏连续性发作)。这些病理变化常使鼻黏膜处于超敏感状态，使某些非特异性刺激(冷、热等)易于诱发变应性鼻炎的发作[13]。

二、变应性鼻炎病机的历史沿革

变应性鼻炎目前多从中医"鼻鼽"范畴辨治，关于鼻鼽的记载，始见于西周《礼记·月令》："季秋行夏令，则其国大水，冬藏殃败，民多鼽嚏。"描述了气候变化而诱发鼽嚏的现象。鼻鼽一名，最早出现在《素问·脉解》："所谓客孙脉，则头痛、鼻鼽、腹肿者，阳明并于上，上者则其孙络太阴也，故头痛、鼻鼽、腹肿也。"同时，对于"鼻鼽"的认识也散见于"流涕""鼻塞""欠嚏"等与变应性鼻炎临床表现相似的病症论述中。《黄帝内经》对其的认识主要为正气虚衰、气候变化致外邪入侵而发，病位在肺、心、肾。如"年六十，阴痿，气大衰，九窍不利，下虚上实，涕泣俱出矣""肺气虚则鼻塞不利，少气""白露早降……寒雨害物……脾土受邪……咳而鼽""心肺有病，而鼻为之不利也""肾为欠为嚏"。《中藏经》中认为鼻流清涕与肺脏寒实相关，如"肺气通于鼻，和则能知香臭矣。有寒则善咳，实则鼻流清涕"。隋代巢元方在《诸病源候论》从寒热对津液的影响来认识流涕："夫津液涕唾，得热即干燥，得冷则流溢，不能自收。肺气通于鼻，其脏有冷，冷随气入乘于鼻，故使津涕不能自收。"唐代孙思邈在《备急千金要方》中记载有清涕与脑冷相关一说："治鼻塞，脑冷，清涕出方。"而金代刘河间则在《素问玄机原病式》中反对鼽为肺寒的观点："鼽者，鼻出清涕也……肺热甚则出涕……《经》曰：鼻热者，出浊涕。凡痰、涎、涕、唾稠浊者，火热极甚，销烁致之然也。或言鼽为肺寒者，误也。彼但见鼽、嚏、鼻窒，冒寒则甚，遂以为然，岂知寒伤皮毛则腠理闭密，热极怫郁而病愈甚也。"明代王肯堂《证治准绳》在寒热的基础上提出了病因在湿："运气欠嚏有三：一曰寒。《经》云：太阳司天，寒气下临，心气上从，寒清时举，鼽嚏、喜悲、数欠是也。二曰火。《经》云：少阳司天之政，三之气，炎暑至，民病嚏欠是也。三曰湿郁其火。《经》云：阳明司天之政，初之气，阴始凝，民病中热，嚏欠是也"。清代张璐《张氏医通》中指出鼻鼽系风寒伤肺："鼻鼽，鼻出清涕也，风寒伤皮毛，则腠理郁闭，宜疏风清肺。香苏散加川芎、蜀椒、细辛、肉桂、诃子。不应，非风也，乃寒也。"清代高世栻在《医学真传》中提出"嚏为肝病"，于嚏之理解颇有创新："肝脉循喉咙，入颃颡究于畜门，从畜门而上额，循巅，以下项。若颃颡不利，不能上循，但从畜门出鼻，则为嚏……又肺主皮毛，肝主肌腠，风邪陡袭皮毛，则皮毛之气不通于肌腠，肌腠之气欲出于皮毛，滞而不和则嚏。又肝脉内虚，不能循脉而上，但留于颃颡、畜门间，则频频而嚏。医不知之，以为肺病，岂知实肝病也。"由此可见，历代医家对本病的主流认识为：病因为风寒而病位在肺。但亦有持火热、湿郁为患，病位在心、肾、脾、肝、脑等观点者。

三、变应性鼻炎与脏腑风湿

变应性鼻炎同支气管哮喘一样，存在着二次接触变应原后诱发免疫反应的发病机制，这也符合"脏腑风湿病"的发病过程。结合变应性鼻炎的临床表现来看，喷嚏、清涕、鼻痒、鼻塞均是风寒湿邪为患的表现。而变应性鼻炎常合并哮喘，西医学称其为"同一气道、同一疾病"，中医学认为"肺开窍于鼻"，都揭示了变应性鼻炎并非一个单纯的五官疾病，而是与"脏腑"关系密切。根据脏腑风湿理论，变应性鼻炎的病机为外感风寒湿邪，内有正虚而寒湿瘀留，现介绍如下。

（一）病因病机

1. 外感风寒湿邪是必要外因　变应性鼻炎的发作主要由风、寒、湿三邪所致。风寒湿邪不仅袭人肌表，亦可从口鼻而入，入于鼻则使鼻窍不利。风性开泄，寒湿乃入。风去湿留，久居成瘀，湿瘀成阻，气道不利。风性冲泄，诱发鼻痒、喷嚏；寒性收引，凝滞气道，而生鼻塞；湿性黏滞，与寒邪相合，而致清涕不断。寒湿久留，血脉不利，瘀邪乃生，寒湿瘀互结，疾病反复难愈。鼻为肺之窍，初病正盛则邪犯鼻窍，久病正虚则邪随气道内袭于肺，而生哮喘。西医学也认为变应性鼻炎是支气管哮喘的独立危险因素，其上下气道炎性反应具有相似性并相互影响，而形容其为"同一气道、同一疾病"。因此，变应性鼻炎与哮喘是一体两面，是"肺系风湿病"于内脏及外窍的不同表现。故而两者的病机及治法多有相同之处。

2. 脏腑功能不足为发病的内在因素　"邪之所凑，其气必虚"。脏腑功能不足是脏腑风湿病形成的重要基础。在变应性鼻炎中，肺气不足、心阳不振、脾胃虚弱等皆会直接或间接地造成人体卫外功能不足，使得鼻窍易受邪、留邪。《灵枢·营卫会》云："人受气于谷,谷入于胃……其清者为营,浊者为卫。"脾胃为气血生化之源,若脾胃虚弱则卫气生化无源而使人体卫外功能下降,外邪易侵;又脾胃属土,主运化水湿,脾虚湿困,外湿内湿相引,故易感而难除。"肺气虚则鼻塞不利","心肺有病,而鼻为之不利"。肺气不宣、心阳不振,宗气无力上贯于鼻,则鼻窍不利。

3. 外邪伏留是致病的关键　寒湿均为阴邪,伤伐阳气。中阳损伤,寒湿越重。日久脾胃功能亦因此而减弱,水湿难以运化,湿邪越加稠重。寒湿中阻,脾胃气机运行不畅,升降失常,进而形成"气滞湿阻"的内环境[14]。湿性重浊黏滞,易夹杂他邪。湿困于表者,即令表之风寒难以速去,病久邪深,久则湿聚成痰,寒凝血瘀,痰瘀互结,更使疾病缠绵难愈。查体可见舌暗淡、苔白腻等痰湿瘀滞之象,鼻腔镜检查可见鼻黏膜苍白、肿胀,下鼻甲水肿等。

（二）治法方药

如前文所述,变应性鼻炎与支气管哮喘是肺系风湿病于内脏及外窍的一体两面,两者多有相似之处。变应性鼻炎的基本治法及方药可参肺系风湿病总论及哮喘部分——治病求本,缓图平调,健养脾胃气血,风者散、寒者温、湿者化、瘀者通,以独活寄生汤、气血双调汤、化气汤、健脾渗湿汤、阳和汤、开心汤治之。其中健脾渗湿汤由生白术、炒白术、苍术、山药组成,健脾而不滋腻,渗湿而不干裂,驱寒而不燥热,久服缓攻,化寒湿于无形,为治疗变应性鼻炎最为关键之方药。其余诸方各有用处,前文中已有详解,此不赘述,以下仅就变应性鼻炎的特殊之处加以说明。

"祛邪外出"是脏腑风湿病的首要治疗方法,在治疗上应首先考虑散邪、透邪,给风寒湿邪以出路。对于变应性鼻炎而言,宣通鼻窍是祛邪外出的关键。鼻窍通利,则风寒湿邪随其所来之处而去。如寒盛鼻塞者用鹅不食草、辛夷、藁本辛温散寒,兼有湿者用羌活、白芷、白芥子散寒除湿,风盛鼻痒者用荆芥、防风疏风止痒,络脉瘀阻者用藤类药如海风藤、络石藤通络,郁而化热者用白薇、黄柏、白头翁。其中鹅不食草味辛性温,善通鼻窍,《证类本草》引《四声本草》言其"通鼻气,利九窍",《本草纲目》载其"鼻塞不通,塞鼻息自落"。但因其口服对胃肠刺激较大,需于气血双调汤、化气汤、健脾渗湿汤等健脾护胃方酌情合用,以保护胃肠黏膜。白芥子味辛性温,《名医别录》载其"归鼻……利九窍",《本草经疏》言"朱震亨云:痰在胁下及皮里膜外,非白芥子莫能达"。白芥子归鼻而利九窍,善消皮里膜外之痰,故用于治疗鼻黏膜肿胀、下鼻甲水肿等有痰湿内蕴之象的鼻塞。

另外,治疗本病尤要注意患者的年龄和病程长短,儿童发病则多与遗传因素有关,或禀赋不足,或素体湿寒较重,治疗当以扶正固本、调养气血、健脾祛湿为要。青壮年发病,多与贪凉饮冷、纵欲熬夜有关,治疗时当标本兼顾,驱邪外出。中老年久病,多虚实夹杂,正虚精亏,寒湿痰瘀互相裹结,邪气深伏,治疗当锁定目标,勿急勿燥,层层剥茧,必要时尚需心肺同治,方能获愈。

四、医案举隅

【案1】

张某,男,7岁,患变应性鼻炎5年,2017年4月5日以"反复发作鼻塞鼻涕5年,再发

7 日"为主诉来诊。刻下症见：面色萎黄，精神疲倦，鼻塞夜重，鼻涕清多黄少，晨起喷嚏连连，纳可，眠欠安，大便稀溏，小便略黄。舌淡暗苔润，脉濡细弱。

西医诊断：变应性鼻炎。

中医诊断：鼻鼽。

中医证型：气血亏虚，寒湿郁阻。

处方：气血双调汤合化气汤加减。黄芪15 g，当归6 g，党参6 g，丹参9 g，香附9 g，佛手9 g，大腹皮9 g，焦槟榔3 g，藿香9 g，辛夷6 g（包煎），谷精草9 g，羌活6 g。7 剂，颗粒剂，日1 剂。

二诊：鼻塞减轻，鼻涕明显减少，喷嚏消失，余同前。处方：上方加炒白术6 g、生白术6 g、茯苓15 g。续服1 个月，鼻塞鼻涕消失，面色转红润，大便偶有成形，随访至次年未见复发。

按：本案患儿面色萎黄、精神疲倦、大便稀溏，加之鼻塞夜重、鼻涕清多黄少、舌淡暗苔润、脉濡细弱，可见其脾胃虚弱、寒湿困阻。气血双调汤益气养血健其脾，化气汤行气化湿和其胃，养脾之体而畅胃之用，此内调寒湿之源；加之藿香、辛夷、谷精草、羌活辛散疏风、祛寒除湿，此外散寒湿之邪。内外兼顾，体用同调，攻补兼施，则邪去正安。继加白术、茯苓健脾化湿以善后。

【案 2】

邢某，女，35 岁，患慢性鼻炎12 年，2010 年9 月15 日以"反复鼻塞12 年，加重半月"为主诉来诊。于日本居住时仅春季发作，2 年前回国后日益频繁，秋季尤明显，每于吹凉风、空调、闻异味时加重，睡眠时被迫张口呼吸。刻下症见：神疲面暗，口唇淡紫，鼻塞清涕，时有头痛，颈僵不舒，睡眠不佳，纳差，中脘痞满，每于饮冷后加重，外出饮食则腹泻，小便清长。舌淡底瘀苔白腻，脉沉弱。

西医诊断：变应性鼻炎。

中医诊断：鼻鼽。

中医证型：寒湿瘀痹，脾虚不运。

处方：健脾祛湿汤合化气汤加减。炒白术15 g，生白术15 g，茯苓60 g，香附15 g，佛手15 g，大腹皮15 g，焦槟榔6 g，蒲公英30 g，羌活15 g，荆芥30 g，防风15 g，桑枝30 g，片姜黄30 g，川芎15 g，葛根30 g，辛夷10 g（包煎），细辛3 g，鹿角霜30 g，白芥子15 g。14 剂，水煎服，日1 剂。嘱患者忌一切寒凉饮食至少3 年。

二诊：鼻塞鼻涕明显减轻，颈部不适消失，纳增。处方：上方茯苓加至90 g，续服14 剂。

三诊：患者感冒后，鼻塞有所反复。处方：二诊方羌活加到30 g，白芥子加到90 g，并加桂枝90 g。后以三诊方为基础加减治疗3 个月，以上症状基本消失，暂告痊愈，随访5 年未见复发。

按：本案患者初诊时纳差脘痞、食凉则泻、舌淡苔白腻脉沉弱等脾虚不运、寒湿困脾之象尤甚，又兼有面暗唇紫、颈僵不舒等气血瘀痹、经络不畅之象，故以健脾渗湿汤合化气汤健脾行气、散寒化湿。并以荆芥、防风、羌活疏风胜湿透表，桑枝、片姜黄、川芎、葛根利关节通经络,辛夷、细辛、鹿角霜、白芥子温阳散寒开窍。不仅药物治疗上需要风、寒、湿、瘀、虚兼顾,在日常生活中更需注意饮食宜忌,《内经》云:"水谷之寒热,感则害人六腑","形寒寒饮则伤肺。"饮食生冷是日常生活中感受寒湿之邪最为常见的原因,其伤肺脾之深有甚于天气变化。因此要求患者忌寒凉饮食3年以杜其源。二诊时患者颈部不适消失,提示气血得畅、经络得通,但虑其湿性缠绵,非重剂难以起沉疴,加大茯苓剂量,则渗湿之力更宏,使邪无所附。三诊时患者不慎着凉后鼻塞反复,故增羌活、桂枝、白芥子散寒透表、温经通络。

【案3】

赵某,男,82岁,患变应性鼻炎50余年,既往有冠心病、高血压、糖尿病、支气管哮喘病史。2015年3月25日以"动则气喘1月余"为主诉来诊。患者以轮椅推入,刻下症见:精神极度疲倦,面色㿠白,口唇紫暗,鼻塞流涕,气短乏力,不能活动,动则喘息,左后背时有放射痛,不思饮食,大便干结,小便偶失禁,无浮肿。舌淡底瘀痹,苔白滑,脉沉细。

西医诊断:冠心病,心功能不全,变应性鼻炎,支气管哮喘。

中医诊断:喘病,哮病,鼻鼽。

中医证型:心肺不足,痰瘀痹阻。

处方:气血双调汤、化气汤合开心汤加减。炙黄芪30 g,当归15 g,香附15 g,佛手15 g,大腹皮15 g,焦槟榔6 g,柏子仁15 g,酸枣仁15 g,瓜蒌15 g,薤白10 g,蜈蚣2条,地龙6 g,水蛭6 g,阿胶5 g(烊化冲服),化橘红15 g,杏仁9 g,炙淫羊藿30 g。7剂,水煎服,日1剂。

二诊:精神较前明显改善,但仍有活动气喘,大便已结,纳略增。处方:上方酸枣仁加至30 g、瓜蒌加至30 g、蜈蚣加至3条,并加羌活15 g、桂枝30 g、茯苓30 g,以加强养心化痰、活血化瘀之力,续服14剂。

三诊:气色明显好转,在家人搀扶下可行走100米,气喘改善,鼻塞流涕消失;而后以二诊方为基础加减治疗6个月,心肺功能也得到明显改善,同时鼻塞流涕未见复发。

按:本案病情复杂,兼有长年的心肺疾病病史,《灵枢·口问》曰:"心动则五脏六腑皆摇,摇则宗脉感,宗脉感则液道开,液道开故泣涕出焉",故本病当心肺同调。患者年老久病,正气虚弱,无力推动气血运行而见精神疲倦、气短乏力、动则喘息、面色㿠白、口唇紫暗、舌淡、底瘀闭、脉沉细。然此心肺久病、伏邪深藏、未有不兼痰湿者,从其苔白滑便可管窥之。故取气血双调汤之黄芪、当归双调气血,两药皆是补益药中性质活泼、补而不滞之品。故以黄芪调气之虚,加之化气汤及开心汤中瓜蒌、薤白、橘红、杏仁以调气之郁;而以当归合阿胶、柏子仁、酸枣仁以调血之虚,加之蜈蚣、地龙、水蛭以调血之瘀。心肺同治、气血双调,终得两全。《素问·五藏别论》云:"心肺有病而鼻为之不利。"此例可见一斑。

参考文献:

[1]何丽莎,刘文科,仝小林. 论脏腑风湿理论在临床中的应用[J]. 中华中医药杂志,2017,32(5):2087.

［2］仝小林,刘文科,田佳星.论脏腑风湿[J].中医杂志,2013,54(7):547-549.

［3］吴广文,褚剑锋,许惠凤,等.独活寄生汤的药理作用及其在治疗骨性关节炎中的应用[J].中医正骨,2012,24(01):37-39.

［4］刘鑫,邹中兰,梅全慧,等.射干麻黄汤对慢性哮喘大鼠缺氧诱导因子-1α、血管内皮生长因子表达及气道重塑的影响[J].中国实验方剂杂志,2012,18(8):190-195.

［5］王艳宏,包蕾,刘振强,等.麻黄附子细辛汤药理作用研究进展[J].时珍国医国药,2010,21(1):216-217.

［6］毕玉霞,周德忠,许剑琴."玉屏风散"对机体免疫功能的影响[J].中兽医学杂志,2006,(1):38-40.

［7］周胜利,童佳兵,李泽庚,等.八珍汤联合肺俞埋针对脾肺气虚型COPD的疗效及生活质量的影响[J].中医药信息,2016,33(5):68-71.

［8］葛均波,徐永健.内科学[M].北京:人民卫生出版社,2013.

［9］仝小林,李济仁,秦德平.《内经》五体痹证探讨[J].皖南医学院学报,1986(01):49-54.

［10］王海青,徐为进,鞠红霞,等.试论感觉温度与风力及湿度的关系[J].绿色科技,2009(8):78-79.

［11］李敏超,何叶,Juliy M,等.人气道上皮细胞感知冷刺激的受体机制[J].第三军医大学学报,2014,36(20):2071-2076.

［12］Wheatley LM,Togias A. Clinical practice. Allergic rhinitis [J]. N Engl J Med,2015,372(5):456-463.

［13］田勇泉.耳鼻咽喉头颈外科学[M].8版.北京:人民卫生出版社,2013.

［14］杨映映,邸莎,张海宇,等."脏腑风湿"与"中焦胃系"关系探讨[J].北京中医药,2018,37(07):672-676.

心系风湿病

总 论

　　结合"脏腑风湿"的相关概念及临床实践,可以发现部分心系疾病具有"脏腑风湿病"的发病特征,仝氏将这类心系疾病称为"心系风湿病"。其不仅包括由风寒湿邪直接侵袭心血管而造成的疾病,如高血压、病毒性心肌炎等;亦包括由五体官窍风湿病发展而来的心系疾病,如风湿性心脏病等。

一、从"心系"的生理看"心系风湿病"的发病基础

　　心脏的解剖位置及其功能决定了其易受风寒湿等外邪侵袭。从解剖位置看,心居上焦,早在《难经》中就有相关记载"心肺独在膈上";《类证治裁》亦云:"心当歧骨陷处,居胸膈下,胃脘上。"而风在六淫中属阳邪,易袭阳位,最易侵犯人体上部,故上焦之心肺最易感邪,进而心肺功能受损。且风为六淫之首、百病之长,是多种外邪的先导,可与寒、湿等邪相合为病,如与寒相合则成风寒之邪,与湿相合则成风湿之邪等。若卫外不固,邪气乘虚通过呼吸道黏膜或者皮肤侵犯人体,进而内攻脉络,甚至侵犯心脏,进而引发多种心血管疾病。

　　此外,心主血脉,如《医学原始》所言"心既常动,故周身之脉经亦俱运动不息也",且脉管的舒缩变化也可影响心脏的搏动及血液的流动。故心与脉密不可分,在功能上相互联系,在病理上相互影响。因此,当心脏受损时,心脏对血液的推动作用也会减弱,这必将影响血液的正常输布与运行,出现血行不畅,痰湿瘀滞于脉道的局面,进而导致血压的升高及血脂的异常;当血脉受寒湿侵袭时,其收引凝滞、黏滞不畅,进而导致脉管弹性减退及管腔容量受限,病邪循脉累及心脏,亦可损伤心脏。

二、病因病机

(一) 外邪侵袭是必要外因

　　寒邪在六淫中属阴邪,主收引凝滞,易损伤人体阳气,如《医林改错》所云:"血受寒则

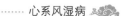

凝结成块。"湿性重着黏腻,易阻碍气机,气机不畅则血行不利而成瘀滞,瘀久不治则易生湿痰,进而形成痰瘀蕴结等证。另外,叶天士《温热论》云"湿胜则阳微也",这指出湿邪同样容易损伤人体阳气。风邪善行而数变,多挟他邪而致病,若夹寒湿等邪气则风、寒、湿邪相兼为病。若外感风寒湿邪,可引起脉道收缩,使管壁压力异常增高;或血液凝滞,血行不畅,痰瘀脂浊等病理产物蓄积脉道,进而发为高血压、血脂异常等疾病。《素问·痹论》曰:"风寒湿三气杂至,合而为痹也……脉痹不已,复感于邪,内舍于心。"心主血脉,人体气血津液的正常运行,全赖心气的推动与心阳的温煦作用,若外感风寒湿邪或外邪直中于里,内舍于心,导致心阳受损,血脉失去心阳的温煦作用,血受寒则凝,瘀滞难行,导致脉道不通,不通则痛,阻于经络关节则经脉拘挛,发为关节痹病;阻于心脉则心脉痹阻,发为心脏痹病;病情较重者,心阳衰微,累及肾阳,气化水液功能失职,则水湿痰饮泛溢,周身水肿,发为心衰等并发症。痹证日久,风寒湿邪郁而化热,热灼津血,血液稠滞,更加重血行不畅,痰瘀湿热内生,脉闭更甚。

(二)脏腑内虚是重要基础

《素问·刺法》云:"正气存内,邪不可干";《症因脉治》曰:"心痹之因,或焦思劳心,心气受伤,或心火妄动,心血亏损,而心痹之症作焉";《素问·五藏生成》亦言:"心痹,得之外疾,思虑而心虚,故邪从之。"这皆说明素体禀赋不足或久病体虚之人,正气内虚,则卫外不固,易感外邪。风寒湿邪痹阻经络,留滞筋骨关节,若累及内脏,则发为脏腑痹,如累及心脏,则发为心痹。《素问·五藏生成》曰:"诸血者,皆属于心。"人体一身之血液的正常运行全赖心气与心阳的推动温煦作用,若心痹日久,必将损伤心气心阳的正常功能,心气不足,则血行无力,瘀血易生;心阳不足,则水液温煦气化功能失职,痰饮易成,久则痰浊、瘀血、水饮交错,伏于体内,留滞脉络,阻遏阳气,致使阳气更虚。

(三)邪气伏留是复发关键

风寒湿邪反复侵犯脏腑,脏腑功能虚衰,正气无力驱邪,导致邪气内伏,内入经络血脉,则气血津液运行不利,血滞为瘀,津聚为痰,痰瘀内生,积聚脉道,循脉内舍于心。另一方面,疾病日久,耗气伤阴,气不足则血液运行无力而成瘀;阴不足则脉道不充,血液凝稠难行而成瘀。正如《素问·痹论》曰:"病久入深,营卫之行涩,经络时疏,故不通。"如此恶性循环,久积难去,阻滞脉络,一旦外感,极易牵动伏邪,使病情加重或疾病复作,缠绵不愈。

三、治则治法

全氏在调治上焦"心系"疾病时,常以气血辨证为总纲。血脉为心所主,血液的正常运行全赖心气的推动与心阳的温煦作用。正所谓"气为血之帅,血为气之母",气与血的功能密不可分,故在治疗中要兼顾气血的平衡,时时以调理气血为总纲,运用益气、理气、温阳、养血、活血、化瘀、通络等法治疗;对于病程较长者,风邪内不得通、外不得泄,寒聚而不散、留而不去,寒湿与痰瘀互结,内生病理产物者,则兼以祛痰通络,活血化瘀;若气血亏虚者,则兼以益气健脾,托邪外出。

"心系风湿病"以复受风寒湿邪则病情反复或加重为重要诊断点,故驱邪外出是治疗的关键任务。正如《蝎塘医话》所云:"凡属有病,必有留邪,须放出路,方不成痼疾。"因此,对于心系风湿病来讲,要以调理气血为总纲,随证采用祛风、散寒、化湿、除痰、祛瘀、利水等治法。

(一) 益气活血,利湿除痰

风寒湿邪搏于血脉,循经上入心脉,心脉痹阻而致心血瘀阻,进一步内生痰浊、瘀血。唐容川在《血证论》中言道:"须知痰水之壅,由瘀血使然,然使无瘀血,则痰气自有消溶之地。"因此,痰瘀之间可互相转化,有瘀者一般也有痰,进而形成痰瘀互结之证,临床表现为胸闷气短,心悸怔忡,咳嗽咳痰,喘促倚息,颧颊暗红,唇舌紫暗,脉沉涩或结或代。常用川芎、红花、瓜蒌、陈皮、半夏、丹参、桃仁、地龙等活血化瘀、燥湿化痰,用黄芪、党参、桂枝等益气通阳。另外,对于浮肿明显者,加泽泻、茯苓、汉防己;咳喘甚者,加杏仁、苏子。

(二) 温阳散寒,利水活血

病至后期,心阳受伤,久病及肾,进一步发展到心肾阳虚,水液气化失常,水湿痰饮泛滥之局面,临床表现为一派阳虚水泛之象,症见面色晦暗,神疲欲睡,自汗,胸闷气促,心悸怔忡,咳嗽喘息,重者不得卧,周身浮肿,畏寒肢冷,口唇青紫,舌淡苔白,脉细无力或结或代。此期治疗须以温阳散寒、利水活血为主。温阳散寒常用附子、桂枝、鹿衔草等;利水常用茯苓、车前子等;活血常用川芎、赤芍、丹参、桃仁等;气虚明显者,加黄芪、党参、白术等;阴虚明显者,加沙参、麦冬、西洋参、玄参等;血虚明显者,加鸡血藤、当归等;胸痛胸闷者,加用薤白、瓜蒌等;纳差者,加木香、陈皮等;脘腹胀满,大便溏者,加干姜、白术、茯苓等。

四、主要证型及常用方药

全氏针对"心系风湿病"以气血辨证为总纲,总结了诸多"靶方靶药",如气滞者,可加檀香、降香等理气活血药;血瘀者,可加川芎、丹参等活血药;血瘀甚者,可加三七等化瘀药;血脉闭塞者,可加水蛭等破血药。另外,"心系风湿病"主要有以下几种证型。

(一) 胸阳不振

病机:寒湿攻心,痹阻胸阳。辨证要点:畏寒,肢冷,胸闷,心悸,心痛,遇寒加重,舌淡苔白,脉沉紧。主方:桂枝甘草龙骨牡蛎汤、瓜蒌薤白半夏汤。

(二) 血脉瘀滞

病机:寒凝血瘀,湿瘀内阻。辨证要点:心悸怔忡,心痛,颧颊暗红,唇舌紫暗,脉沉涩或结或代。主方:血府逐瘀汤、桃红四物汤、大黄䗪虫丸。

(三) 心肾阳虚

病机:久病及肾,阳虚水泛。辨证要点:面色晦暗,神疲欲睡,畏寒肢冷,自汗,胸闷气促,心悸怔忡,周身浮肿,咳逆倚息,重者不得卧,口唇青紫,舌淡苔薄,脉细无力或结或代。主方:真武汤、麻黄附子细辛汤、阳和汤、四逆汤。

各 论

风湿性心脏病

一、风湿性心脏病概述

风湿性心脏病简称风心病,是由溶血性链球菌感染后长期、反复发作的风湿性炎症导致心脏瓣膜严重损伤的一种自身免疫性疾病,是风湿热最严重的临床表现,也是全球儿童和青年人获得性心脏病最常见的病因,其主要病理改变为瓣膜口狭窄或关闭不全。其初期临床症状不明显,后期则以咳嗽、心慌、气短、肢体水肿以及乏力为主要表现。若得不到及时救治则可导致心律失常、感染性心内膜炎、心力衰竭以及血栓栓塞等并发症,尤以心力衰竭最为严重,是风湿性心脏病的主要致死原因。虽然随着人们生活水平的提高及青霉素在预防链球菌感染中的广泛应用,风湿热和风心病的发病率有所下降,但在发展中国家,其发病率仍然很高[1,2]。研究表明,2015年全球范围内的风湿性心脏病患病人数约为3 340万[3]。除此之外,本病也增加了社会的经济负担,如全球范围内至少有1.2亿风心病患者,其中的200万患者需要反复住院治疗,100万患者需要进行费用昂贵的心脏手术[4]。因此,风湿性心脏病仍是人类急需解决的疾病之一。

长期以来,科研工作者尝试从不同角度去研究风湿性心脏病,但其发病机制目前尚不完全明确。目前认为该病的发病机制主要有:链球菌及其产物的直接毒性作用,易感组织器官的免疫反应机制以及个体的遗传易感性[5]。西医学在治疗上主要以足量、足疗程的抗菌药、非甾体类抗炎药、类固醇激素为主,或予手术治疗。因其具有反复发作的特点,故常需持续抗菌治疗,甚至终身治疗,以防复发。但至今仍没有发现任何药物能改变其自然病程,阻止急性风湿热瓣膜损害的发生[6,7]。

二、风湿性心脏病的中医历史沿革

中医根据风心病的临床表现常将其归于"心痹""喘病""水肿""心悸"等范畴论治,心痹之病名最早见于《素问·痹论》:"心痹者,脉不通,烦则心下鼓,暴上气而喘。"其病因病机为风寒湿邪内侵,久而化热;或风湿热邪直犯心肺;加之人体正气亏虚,卫外不固,邪气趁机而入,侵及血脉,痹阻经络,日久内舍于心,心脉痹阻,心失所养,而致心痹。甚而阳气衰微不布,无以温煦气化,而致水湿不化,内袭肺金,外则泛溢肌肤四肢或下溢肠间,引起心力衰竭等并发症[8-10]。

现代中医各家常根据该病的自然病程将其分为三期：初期为风湿热活动期，中期为心脏瓣膜损伤期，后期为心衰期。初期包含湿热阻络证、寒湿阻络证、正虚邪恋证等；中期包含胸阳痹阻证、心血瘀滞证、气阴两虚证及心阳不振证；后期多虚实夹杂，以正虚水停、痰瘀互阻为主要病机。故初期治疗以散寒除湿、清热凉血为主；中期以温阳活血、益气通络为主；后期则注重驱邪的同时不忘扶正，以益气活血、利水通络为主要原则[11,12]。传统中医在治疗风湿热活动期时，因其往往以关节红肿热痛为主要表现，故习惯于一味着眼于清热凉血法，而忽视了风寒湿等初始致病因素。根据脏腑风湿理论，对于以风寒湿为始动因素的风心病，此时当积极透邪外出，才能从根本上斩断复发之源。由此可见，透邪法是治疗这类以风寒湿为始动因素风心病的重要治法，须引起临床医生的足够重视。

三、风湿性心脏病与脏腑风湿

《素问·痹论》曰："风寒湿三气杂至，合而为痹也……脉痹不已，复感于邪，内舍于心。"风心病的发病通常是由风寒湿邪侵袭机体，未及时驱除，郁久化热；或风湿热邪外袭，痹阻于肢体关节，久则累及心脏瓣膜；或失治误治使邪气潜伏体内，稽留不去，每遇外感而反复发作，进而引起心脏瓣膜发生不可逆的改变，终致心脏功能衰竭[13]。由此可见，风心病的发病符合脏腑风湿病的发病特征，故将其纳入"心系风湿病"范畴论治。

（一）病因病机

全氏指出呼吸道、消化道等处的黏膜以及皮肤皆属于表，是邪气易伏之地[13,14]，起居不慎使风寒湿邪侵犯皮肤，日久不愈，进而寒湿热化，风湿热邪留而不去。初起之时，病邪尚未侵入脏腑，仅盘踞在肢体关节，引起多关节红肿热痛及肢体活动不利；若失治误治，或素体禀赋不足，或久病体虚，使正气不足以抗邪，则风寒湿等邪侵入心脏。心主血脉，人体气血津液的正常运行，全赖心阳的温煦作用，若外感之风寒湿邪日久侵犯心脏，或外邪直中于里，直犯心脏，皆可导致心阳被损，温煦气化不力，则经脉不得温养，血液受寒凝涩于脉道，寒凝血瘀，瘀阻血脉，不通则痛，发为心痹；严重者阳气衰微，无以温煦气化水液，则水湿痰饮泛溢，发为心衰等并发症。痹病日久，风寒湿邪久而化热，热灼津血，则脉道涩滞，瘀热内生，更加重血行不畅，脉闭更甚。体内痰浊水饮瘀血等病理产物积久不去，成为伏邪，深藏脏腑。一旦机体复感外邪，则内外相引而动，使病情加重或复发。除此之外，体内病理产物又可作为新的致病因素，反过来阻碍气血津液的正常输布运行，使得脏腑失于濡养，功能进一步失调。

（二）治则治法

对于由风寒湿邪所引起风心病的治疗，全氏以脏腑风湿理论为依据，指出其以复受风寒湿邪则病情加重为诊断要点，内有伏邪盘踞脏腑为重要病机，故在此类疾病的治疗上要时时不忘透邪。根据病邪的不同性质，采用或散寒，或祛风，或温阳，或渗湿，或利水，或泄浊等治疗方法。若病程长久，寒湿与痰瘀胶结不解，则兼以祛痰活血，化瘀通络。

1. 祛风散寒，化湿通络　疾病初起，风寒湿等邪气外袭，阻于经络关节，症见恶风畏寒,头痛,关节肿胀酸痛,得温则舒,头身困重,胸闷心悸,舌淡,苔白厚黏腻,脉濡缓或弦紧。治以祛风散寒,化湿通络之法,常用麻黄、桂枝、羌活、独活、防风、薏苡仁、鸡血藤等药物,对于局部疼痛严重者,可酌情加用制川乌、制草乌,止痛效果佳。

2. 寒湿化热,当以清热　疾病日久,风寒湿邪郁而化热,留注于经络关节等处,若得不到有效的治疗,邪气则循经内舍于心。患者表现为多发关节炎及心脏瓣膜炎等,可见全身多关节红肿热痛以及活动不利,身热不扬,周身困重,口干不欲饮,汗出,或伴有水肿,胸闷心悸,大便黏滞不爽,小便黄,或可见风湿结节,环形红斑等,舌红偏淡,苔黄腻,脉濡数。治以清热除湿、凉血透邪。常用生石膏、牡丹皮、金银花、知母、薏苡仁、防己、独活、秦艽、威灵仙等。伴有红斑结节者,加赤芍、生地黄;头身困重者,加苍术、羌活、茯苓;若热盛化火、津亏阴伤者,则酌情加用生地黄、玄参、麦冬。

3. 益气活血,利湿除痰　疾病进展到心脏损伤期,此期多因风寒湿邪搏于血脉,心脉痹阻导致营运不畅而致病,可出现气短乏力,胸闷心悸,咳喘痰多,甚则喘不得卧,周身浮肿,颧色暗红,口唇青紫,舌暗有瘀斑,脉沉涩细或结代等症状。治以益气活血、利湿除痰为主。常用黄芪、党参、桂枝、枳实、制半夏、川芎、丹参、泽兰、茯苓、瓜蒌、益母草等。浮肿明显者,加汉防己、泽泻、茯苓;咳喘痰多者,加半夏、杏仁、苏子。

4. 温阳散寒,利水活血　疾病进展到后期,此时风寒湿邪已损伤心之阳气,甚至可出现心力衰竭的表现,日久累及肾脏,出现心肾阳虚,水液气化无力,痰饮水湿泛滥之局面,临床表现为一派阳虚水泛之象,症见面色晦暗,呼吸气促,胸闷气短,心悸怔忡,咳喘痰多,甚则不得平卧,周身水肿,倦怠欲寐,畏寒,四末冷,口唇青紫,舌淡苔白,脉细弱无力。此时需以温阳散寒、利水活血为治疗重点。温阳常用附子、桂枝、鹿衔草等,利水常用茯苓、车前子等,活血常用川芎、丹参、赤芍、桃仁等。气虚症状明显者,加人参、黄芪、白术等补气;阴虚症状明显者,加麦冬、西洋参或玄参、沙参等滋阴;血虚症状明显者,加鸡血藤、当归等养血;胸痛胸闷者,加用薤白、瓜蒌等宽胸理气;纳差者,加木香、陈皮等醒脾。

(三) 方药举隅

1. 桂枝芍药知母汤、麻杏苡甘汤——祛风散寒,化湿通络　桂枝芍药知母汤、麻杏苡甘汤出自《金匮要略》,桂枝芍药知母汤由桂枝、芍药、甘草、附子、麻黄、生姜、白术、知母、防风等组成,原方用于治疗中风历节病之"肢节疼痛、身体尪羸、脚肿如脱、头眩短气、温温欲吐"等证。麻杏苡甘汤由麻黄、杏仁、甘草、薏苡仁组成,原方主要用于治疗风湿之"一身尽痛,发热,日晡所剧者"。方中麻黄、生姜开腠理给邪出路,配合防风祛风于体外;桂枝、芍药、甘草调和营卫兼以散寒通络;白术健脾益气;杏仁利肺气;薏苡仁健脾渗湿,使湿从小便而去;知母滋阴清热,防他药辛燥;以附子辛热之性,逐风寒除湿邪。两方合用,则寒湿得除,脉络得通。

2. 白虎加桂枝汤、四妙丸——清热燥湿,通络除痹　白虎加桂枝汤出自《金匮要略》,由知母、甘草、生石膏、粳米、桂枝等组成,原方用于治疗温疟之"其脉如平,身无寒但热,骨节疼烦,时呕"等证。方中生石膏、知母合用可清热泻火,粳米、甘草防寒凉伤胃;桂枝温经通络。四妙丸出自《成方便读》,在二妙散苍术、黄柏的基础上加牛膝、薏苡仁水泛为丸而成。原方用于治疗湿热下注之痿证。黄柏归肾经,善清下焦之湿热,配薏苡仁渗湿舒筋;牛膝利尿通淋,兼以通利关节,使湿热从小便而去;苍术健脾燥湿,兼以祛风散寒;两方合用,则湿热之邪无处可留,关节痹痛可愈。

3. 黄芪桂枝五物汤、瓜蒌薤白半夏汤、桃红饮——益气化痰,通阳活血 黄芪桂枝五物汤出自《金匮要略》,由黄芪、桂枝、芍药、生姜、大枣组成,原方用于治疗血痹之"阴阳俱微,寸口关上微,尺中小紧,外证身体不仁"等证。方中黄芪益气固表;配伍桂枝温经通络,调营通脉;芍药养血调经,以行血痹;大枣益气养血;生姜散寒助阳实卫。全方气血同补,兼以通阳实卫。瓜蒌薤白半夏汤出自《金匮要略》,由瓜蒌、薤白、半夏、白酒组成,原方用于治疗"胸痹不得卧,心痛彻背者"。方中半夏为治痰要药,功善化痰燥湿,兼以散结;瓜蒌助半夏化痰散结;薤白辛温,功善通阳散结,兼以宽胸理气;白酒使药势向上,兼具温阳通脉之效。桃红饮出自《类证治裁》,由桃仁、红花、当归尾、川芎、威灵仙等组成,原方用于治疗痹证之兼有瘀血者。红花散瘀活血止痛;桃仁、当归尾善破血行瘀;川芎为血中气药,祛风活血止痛;威灵仙祛风除湿,通络止痛。由此可见,以上诸方可散瘀血,消痰浊。

4. 桂枝甘草龙骨牡蛎汤、真武汤、麻黄附子细辛汤、茯苓四逆汤——温阳散寒,利水化湿 桂枝甘草龙骨牡蛎汤出自《伤寒论》,由桂枝、牡蛎、龙骨、甘草等组成。原方用于治疗"火逆下之,因烧针烦躁者"。方中桂枝助阳化气,兼以温经通脉;炙甘草益气补中;龙骨、牡蛎镇心安神。真武汤出自《伤寒论》,由茯苓、芍药、生姜、附子、白术等组成,原方用于治疗"太阳病之发汗,汗出不解,其人仍发热,心下悸,头眩,身𤸷动,振振欲擗地者"。方中附子外可驱逐风寒湿邪,内可温补肾阳化气利水;白术为补脾要药,功善燥湿行水,配伍茯苓加强健脾渗湿之效;生姜辛温,可散水气;芍药利小便,止腹痛。麻黄细辛附子汤出自《伤寒论》,由麻黄、附子、细辛组成,原方用于治疗"少阴病初起之发热,脉沉者"。方中麻黄散寒解表,发汗利水,兼以宣肺平喘;附子温补肾阳,配伍细辛温肺化饮,助益祛风散寒。茯苓四逆汤出自《伤寒论》,由茯苓、干姜、附子、人参、甘草等组成,原方用于治疗"发汗,若下之,病仍不解,烦躁者"。本方由四逆汤加茯苓、人参二药而成,四逆汤温阳散寒,回阳救逆;茯苓淡渗利湿;人参大补肺脾元气。诸药温阳散寒力强,利水消肿效佳。

四、医案举隅

【案1】[15]

王某,男,60岁,2002年1月20日初诊。主诉:胸闷、心悸伴喘促2年余。现病史:2年余前始发胸闷、心悸,甚则喘促,动则尤显,现求中医治疗。刻下症:胸闷、心悸,甚则喘促,动则尤显,平素易感冒,饮食二便尚可,口唇轻度发绀,下肢无浮肿,舌质暗红、苔白腻,脉象沉细虚涩、时结。检查:BP 90/60 mmHg,ECG:窦性心律、左室肥大、室性早搏,I度房室传导阻滞。心脏彩超:全心增大,左心为甚,二尖瓣关闭不全,主动脉瓣钙化并轻度关闭不全,三尖瓣关闭不全,心脏收缩功能明显减低。

西医诊断:风湿性心脏病,二尖瓣关闭不全,主动脉瓣钙化并轻度关闭不全,三尖瓣关闭不全;心律失常,室性早搏Ⅰ度房室传导阻滞。

中医诊断:胸痹。

中医证型:瘀血内阻,阳气虚衰。

治则:活血通脉,温阳益气。

处方:自拟方。桃仁 300 g,三棱 250 g,莪术 250 g,当归 100 g,川芎 150 g,党参 200 g,黄芪 300 g,附子 100 g,桂枝 100 g,五灵脂 100 g,炒酸枣仁 150 g,水蛭 100 g,苏叶 100 g,葛根 150 g,木香 100 g,砂仁 100 g,丹参 300 g,炙甘草 100 g,红参 50 g,三七 100 g,茯苓 150 g,陈皮 100 g,法半夏 100 g。上诸药共为细末,炼蜜为丸,每次 1 丸,日服 3 次,白开水送服。

二诊(2002 年 3 月 27 日):胸闷、心悸减轻,口唇无发绀,服药期间无感冒,唯不耐劳,夜卧欠佳。在上方基础上去苏叶加远志 100 g,麦冬 100 g,五味子 100 g,继服。

三诊(2002 年 6 月 2 日):平素无明显不适,唯活动量大则心慌,上方去陈皮、法半夏,续服。随访 1 年病情稳定,日常生活自如。

按:该患者由于风寒湿热诸邪痹阻经络,内舍于心,发为本病。病久体虚,平素易感冒,气阳俱损,故动则喘甚;血脉瘀阻,故口唇发绀;结合舌脉,辨证为瘀血内阻、阳气虚衰证,治以活血通脉、温阳益气。方中附子、桂枝温阳通脉,川芎、桃仁、三棱、莪术、五灵脂、水蛭、三七活血化瘀通络,当归、红参、党参、黄芪益气养血,炒酸枣仁宁心安神,苏叶、葛根散寒透邪,木香、砂仁行气健脾、醒脾和胃,茯苓健脾渗湿,陈皮、法半夏理气和中、止咳化痰平喘,炙甘草益气通脉、调和诸药。现代药理研究显示,桃仁、附子、桂枝、当归、三七、三棱、莪术、红参等具有扩张血管、抗凝、改善微循环、强心利尿等作用,患者病久,故丸药缓图。二诊患者胸闷、心悸减轻,其间未见感冒,故去解表之苏叶;但患者仍不耐劳,睡眠不佳,故加远志,助酸枣仁宁心安神,麦冬、五味子协党参组成生脉散益气养阴。三诊患者已无喘闷,故去陈皮、法半夏降逆平喘等药。

【案2】[16]

崔某,女,33 岁,农民,首诊于 1975 年 5 月 20 日。主诉:心慌气短 8 年,加重 2 年。现病史:患者心慌气短 8 年,近 2 年加重,曾多次出现水肿。刻下症:心慌气促,动则加剧,腹胀纳差,形寒肢冷,下肢水肿,面色晦暗,肌肤甲错,口唇发绀。舌质淡暗、苔薄白湿润,脉细数无力。检查:颈静脉怒张,肝肋下 4 cm,剑突下 6 cm,有压痛,质较硬。心率 130 次/min,律齐,心尖部可闻及收缩期Ⅲ级、舒张期Ⅲ级杂音,向腋下传导。

西医诊断:风湿性心脏病,二尖瓣狭窄伴关闭不全。

中医诊断:胸痹,水肿。

中医证型:心脾阳虚挟瘀。

治则:温阳健脾,化瘀利水。

处方:附子理中汤加减。熟附子 15 g(先煎),干姜 10 g,红参 6 g,白术 15 g,茯苓 30 g,桂枝 15 g,丹参 15 g,当归 15 g,鳖甲 15 g,穿山甲 10 g,牡蛎 15 g,车前子 15 g,葶苈子 15 g,大枣 5 枚。2 剂。

2 日后再诊,心悸喘促显著减轻,小便量增多,水肿减轻,手足较前温和,心率降至 100 次/min。照上方再进 5 剂,诸症悉平。继服六君子汤合桂枝甘草龙骨牡蛎汤加活血化瘀药以巩固治疗,共服 30 余剂,心功能显著改善,可以行走数千米路程,能胜任一般轻体力劳动。

按:该患者患病日久,近期加重,符合脏腑风湿病反复发作的特点,患者阳气虚衰,故见形寒肢冷;阳不化水,故见水肿;水饮凌心,故见心慌气促,动则加剧;病久正气内虚,血脉瘀阻,故见腹胀纳差、肌肤甲错、口唇发绀;结合舌脉,辨证为心脾阳虚挟瘀证,治以温阳健脾、化瘀利水。处方附子理中汤加减,方中熟附子、干姜、白术、红参温阳健脾,车前子、葶苈子、大枣、茯苓泻肺利水,丹参、当归养血活血,鳖甲、穿山甲、牡蛎重镇安神。全方共奏温阳健脾、活血利水之功。再诊诸症悉平,故继服六君子汤合桂枝甘草龙骨牡蛎汤加活血化瘀药以巩固治疗。

【案 3】[17]

李某,男,56 岁,2004 年 3 月 26 日初诊。主诉:心悸、喘咳 15 年,加重 2 周。现病史:患者 15 年前诊断为"风湿性心脏病",曾在省级医院住院治疗数月,出院后经常自服地高辛维持,尚能坚持上班做轻微工作。2 周前因过劳而心悸怔忡,喘咳倚息,故来诊。现病史:心悸怔忡,喘咳倚息,全身浮肿,双下肢尤著,面唇青紫,舌质有瘀点,脉沉细。检查:颈静脉怒张,心界向左下扩大,心率 150 次/min,呈心房纤颤律,二尖瓣区可闻及双期杂音、以收缩期为主;肝大肋下 6 cm,移动性浊音阳性,双下肢重度水肿;胸透示双肺呈肺淤血改变;心脏呈中度扩大,呈二尖瓣型心,肺动脉段突出,右心缘见双重阴影,左室扩大;心脏 B 超示风心病,二尖瓣重度狭窄合并中度关闭不全;主动脉瓣中度关闭不全;三尖瓣轻度关闭不全。

西医诊断:风湿性心脏病,二尖瓣狭窄合并关闭不全,主动脉瓣关闭不全,三尖瓣轻度关闭不全;肺淤血;心房纤颤;心功能Ⅳ级。

中医诊断:胸痹,水肿。

中医证型:心肾阳虚,血瘀水阻。

治则:温阳利水,活血化瘀。

处方:五苓散加减。附子 10 g(先煎),丹参 30 g,桃仁 10 g,红花 10 g,赤芍 15 g,桂枝 15 g,茯苓 30 g,白术 10 g,泽泻 20 g,猪苓 20 g,厚朴 20 g。

服药 3 剂,浮肿明显消退,尿量增多;服药至 20 余剂,水肿减轻,心率 95 次/min,口唇青紫明显改善,能轻微活动。以上方加减治疗月余,诸症俱消。随访半年,病情稳定。

按:该患者疾病日久,心阳虚衰,进而累及于肾,肾阳虚则不能蒸水化气,脾失肾之温煦则运化失调,土不制水,以致水湿内停,凌心射肺,从而导致血瘀水阻之候。症见面唇青紫,心悸怔忡,喘咳倚息,动则加重,全身浮肿,结合舌脉,辨证为心肾阳虚、血瘀水阻,治当温阳化瘀、利水消肿。处方五苓散加减,其中附子温心肾之阳,丹参、桃仁、红花、赤芍活血化瘀,桂枝、茯苓、白术、泽泻、猪苓温阳化气、利水渗湿,厚朴理气消痰。全方共奏温阳利水、活血化瘀之功。

寒凝型高血压

一、高血压概述

　　高血压是临床常见的心血管综合征,以体循环动脉血压显著增高为主要特征,我国以收缩压≥140 mmHg 和(或)舒张压≥90 mmHg 为诊断标准[31],往往伴有脑、心脏、肾脏等重要器官的功能障碍或实质损害。有研究表明,血压越高的人群患心脏病、脑卒中等心脑血管疾病的风险越大,如收缩压和舒张压分别每升高 10 mmHg、5 mmHg,其发生心脑血管事件的风险将增加 1 倍[32]。因此,对于患有心脑血管疾病的人群,高血压是其重要的危险因素。高血压分为原发性和继发性,其中原发性占 95% 以上。遗传、年龄、性别、种族、超重与肥胖、腹围增加、吸烟、酗酒、高盐饮食、长期熬夜及工作压力大等均为血压升高的重要危险因素[33]。流行病学显示,我国高血压的患病率呈显著上升趋势,已从 20 世纪 80 年代的 7.7% 增长到 2016 年的 32.5%,且这种趋势短期内很难逆转。但国内对于本病的知晓率仅为 51%～73%,治疗率为 31%～54%,控制率为 10%～27%。由此可见,我国对于本病的防控形势异常严峻[34]。然而西医学对本病目前尚无根治办法,临床上主要以改善生活方式为基础,同时采用降压药物(血管紧张素 II 受体拮抗剂、钙通道阻滞剂、α_1 受体拮抗剂、β 受体拮抗剂、利尿剂以及血管紧张素转化酶抑制剂等)进行控制,但仍存在副作用多、顺应性差等缺点[35]。

二、高血压的中医历史沿革

　　现代中医根据高血压的发病特点及临床症状,将其归属到"眩晕""风眩""头痛"等范畴论治。但伴随着医学实践的日益进展,许多医家指出传统病名已不足以阐明中医学对于高血压病的理解与认识,故王清海教授首次提出以"脉胀"作为高血压的中医病名[36-37]。"脉胀"一词首见于《灵枢·胀论》:"黄帝曰:脉之应于寸口,如何而胀? 岐伯曰:其脉大坚以涩者,胀也""营气循脉,卫气逆为脉胀"。通过查阅古代中医典籍及现代医家文献,本病病因多为先天禀赋、七情内伤、饮食劳欲等,进而引起脏腑功能逆乱、气血运行失常、阴阳不得平衡[38]。据中华中医药学会颁布的《高血压中医诊疗指南》[39],高血压被分为 7 个证型,分别为肝火上炎、瘀血内阻、痰湿内阻、冲任失调、阴虚阳亢、气血两虚、肾精不足。治以补虚泻实、平调阴阳。常用清泻肝火、化痰行瘀、平肝潜阳、补益气血、填精益髓、滋补肝肾等法治疗[40]。但在临床实践中,我们常常发现风寒湿邪在高血压的发病中占有重要地位,是不容忽视的致病因素,若起居不慎或饮食不节使邪气入侵,寒邪凝滞于经脉,亦可使血压升高。对于这类寒凝型高血压,治疗时需通过温经散寒的方法。

三、高血压与脏腑风湿

临床上有一类高血压,其血压波动与风寒湿等外邪入侵密切相关,常常在寒冷季节血压升高或者病情明显加重,表现为恶风、恶寒、颈项僵硬疼痛、腰膝冷痛、手足冷、舌淡、胖大有齿痕,苔色白,脉象偏弦、紧、沉等。此类高血压的病机要点在于风寒湿等外邪内侵机体,寒主凝滞收引,导致脉管拘挛不舒;湿性重着黏腻,导致血脉运行受阻,流动迟缓。进而引起管壁压力的增加,使血压升高[41];另外,太阳主一身之表,督脉总一身之阳,故外邪内侵时,督脉和太阳经首当其冲,导致膀胱经及督脉循行区域不适,表现为颈项僵硬疼痛等症状。因此,这类寒凝型高血压也符合"脏腑风湿"的发病特点,可将其纳入"心系风湿病"论治。

(一)病因病机

仝氏提出人体的黏膜属表,除皮肤外,呼吸道、消化道等处的黏膜皆属于表,是邪气易伏之地[13-14]。饮食不节或起居不慎使风寒湿邪侵犯在表的皮肤或消化道黏膜,若素体禀赋不足或久病体虚,正气不足以抗邪,使风寒湿等外邪直中于血脉,寒主收引凝滞,易引起脉管收缩,血液凝聚难行,正如《医林改错》言"血受寒则凝结成块",导致血循不畅,瘀血内生,血液流动迟缓,脉管拘挛不舒,管壁压力增加,发为寒凝经脉型高血压。脾土居人体中焦,性喜燥恶湿,故寒湿不化,日久极易伤及脾阳,使脾阳不振,脾胃运化不及,则寒不得散,湿不得除,相互裹挟阻滞于脉道,使血管壁由紧张状态逐渐发展为僵硬状态,弹性更差,舒张收缩功能受限,气血津液的运行受到影响,导致脉道受阻,故脉管压力进一步升高。若反复感受邪气,则邪气深伏体内,留而不去,每遇外感引发,则血压居高不下,成为难治性高血压病。若病程迁延,久治不愈,损伤心阳,多累及心脏,可发为心痹,即高血压性心脏病;更甚者,可导致慢性心力衰竭的发生。

(二)治则治法

对于寒凝经脉型高血压病的治疗,仝氏以脏腑风湿为依据,指出其以复受风寒湿邪则病情加重为诊断要点,治疗时注重应用透邪外出之法,并且兼顾伏邪内藏的重要病机。根据病邪的不同性质,采用或散寒,或祛风,或利水,或温阳,或渗湿的治疗方法。若病程长久,寒湿与痰瘀胶着不解,则兼以祛痰活血,化瘀通络。

1. 散寒解肌、通阳舒筋 在寒凝经脉之初,血管受寒,常表现出一系列挛急状态,此时血管壁弹性尚可,未出现器质性病变,血管紧张状态是可逆的,主要以脉管收缩、筋脉拘急为血压升高的主要原因。故以散寒解肌、通阳舒筋为主要治疗方法。常用葛根、麻黄、桂枝等药散寒湿之邪外出,解除筋脉紧张状态。

2. 温阳驱寒、软脉活血 随着疾病的进展,寒凝的持续,管壁状态由紧张逐渐发展为僵硬,此时血管壁弹性较差,舒缩功能受限,导致血压调节机能失灵,进而使血压出现进一步的升高,此时治疗当以温阳驱寒、软脉活血为主,临床常用干姜、吴茱萸、制附子、细辛、肉桂、桂枝等药温阳通脉,昆布、海藻、莪术、三七、浙贝母等软坚散结。

3. 温经通脉、化瘀通络 到了疾病的晚期,脉管由于长期处于高压状态,发生更加严重的损伤,加之血液运行缓慢,痰瘀堆积,可导致一系列心脑血管并发症的发生。此阶段血管易发生闭锁,故此期的治疗要注重温经通脉、化瘀通络的应用。根据"治未病"理论,应抓住早期治络、全程通络的原则,在解肌散寒的基础上,根据疾病所处的不同病程阶段,加用保护血管和活血化瘀通络的药物。常用鸡血藤、首乌藤等善舒筋通络的藤类药物,以通经活络;蜈蚣、水蛭、地龙等功善走窜之虫类药物,以搜剔经络;三七、丹参等具有显著心血管保护作用的药物,以活血祛瘀。

(三)方药举隅

1. 葛根汤——散寒解肌　葛根汤出自《伤寒论》,由葛根、麻黄、芍药、桂枝、炙甘草、生姜、大枣等组成,原方用于治疗太阳病之项背强几几,无汗恶风;或太阳与阳明合病之自下利;或太阳病之无汗,小便少,气上冲胸,口噤不得语等。全氏根据其组方特点,将其应用到寒凝经脉型高血压的治疗中,方中葛根可以解肌,可解除颈项的僵硬及筋脉的拘挛,使血管收紧状态得以松解;桂枝汤调卫和营,散寒解表,且桂枝兼能解肌,可助寒邪排出体外;再加味苦辛性温之麻黄,开腠理,发越阳气,则散寒之功力增。

2. 当归四逆汤、吴茱萸汤、阳和汤——温阳通脉散寒　当归四逆汤出自《伤寒论》,由芍药、桂枝、当归、细辛、炙甘草、通草、大枣组成,原方用于治疗"手足厥寒,脉细欲绝"之血虚寒厥证。方中桂枝汤散寒解肌和营,兼以温经通脉;细辛可通达三阴,既温在外之经脉,又暖在内之脏腑;通草内通窍而外通营,兼以通利关节;全方温散并用,通养兼施。

吴茱萸汤出自《伤寒论》,由吴茱萸、生姜、大枣、人参组成,原方用于治疗阳明病之食谷欲呕;或呕而胸满;或少阴病之吐利,手足逆冷,烦躁欲死;或厥阴头痛,干呕吐涎沫等。方中吴茱萸温阳散寒,温胃暖肝;重用生姜加强温降之力;人参、大枣健脾益气。全方具有温阳健脾、温胃暖肝之效。

阳和汤出自《外科证治全生集》,由肉桂、白芥子、熟地黄、姜炭、生甘草、鹿角胶、麻黄组成,原方用于治疗脱骨疽、骨槽风、流注、鹤膝风、结核、石疽、乳癌、贴骨疽,以及一切阴疽证。方中鹿角胶、熟地黄温阳养血;配炮姜温中散寒,肉桂辛热而通经脉,两药相合辛热之性更胜,可加强温阳之力;加用辛温之白芥子,温化痰饮;麻黄善开腠理,腠理开则邪有出路,寒邪可去。

3. 桃红四物汤、大黄䗪虫丸——化瘀软管　桃红四物汤出自《医宗金鉴·妇科心法要诀》,由熟地黄、当归、芍药、川芎、红花、桃仁组成,原方用于治疗"血多有块,色紫稠黏"之血瘀型月经先期。方中四物汤功善养血和血;桃仁活血祛瘀,兼以润肠通便;红花辛温,可通经止痛,祛瘀活血;诸药相合,既养血又活血。

大黄䗪虫丸出自《金匮要略》,由虻虫、熟大黄、黄芩、蛴螬、土鳖虫、水蛭、干漆、苦杏仁、白芍、炙甘草、桃仁、地黄等组成。原方用于治疗"五劳虚极,羸瘦,腹满不能饮食,食伤,忧伤,饮伤,房室伤,饥伤,劳伤,经络营卫气伤,内有干血,肌肤甲错,两目黯黑"之"干血劳"。方中地黄、白芍养血滋阴;黄芩清热;杏仁利气;炙甘草缓中补虚;熟大黄、桃仁、干漆攻热下血、活血通瘀;加之土鳖虫、虻虫、蛴螬、水蛭等虫类药破血逐瘀,散癥通络。本方特点在于虫类药与草本药协同作用,加强活血破癥、通经化瘀之力。

四、医案举隅

【案1】

患者,男,36岁,BMI 32.87 kg/m²,主诉:间断头晕10余年。现病史:患者于10余年前无明显诱因出现头晕,无视物旋转,当时测血压升高(具体不详),当地医院诊为"高血压",口服替米沙坦等药物降压,但效果不理想,故来诊。刻下症:间断出现头晕,乏力,四肢沉重无力,精神差,纳食不香,长期酗酒、熬夜,睡眠不佳,二便调。查体:体型肥胖,面色晦暗,舌胖大,齿痕明显,苔白厚腻,脉沉细弱,尺脉尤沉。家族史:父母均患有高血压病。检查:BP 160/110 mmHg。

西医诊断:高血压,肥胖。

中医诊断:眩晕。

中医证型:寒湿阻络,痰浊内阻证。

治法:散寒除湿,健脾化痰。

处方:黄芪建中汤、理中汤合二陈汤加减。党参15 g,法半夏9 g,白术15 g,橘红15 g,干姜9 g,黄芪15 g,桂枝9 g,白芍30 g,炙甘草15 g,地龙15 g。

二诊:服上方7剂,头晕、四肢沉重无力较前减轻50%,睡眠较前好转,BP 140/90 mmHg,舌苔厚腻较前减轻。处方:原方增量地龙至20 g,加鹿角霜15 g。

三诊:服上方7剂,面色已显红润,晦暗情况明显好转,体力、精神明显改善,饮食、睡眠恢复如常,苔白厚腻程度较前减轻,脉沉象消失。予前方不变,做丸药继服。

四诊:服丸药3个月,诸症皆除,已停用替米沙坦等西药,血压维持在120~140/80~90 mmHg,随访1年余,疗效稳定,未见复发。

按:该患者体型肥胖,长期熬夜、酗酒,损伤中焦阳气,导致脾胃水湿运化不力,湿聚成痰。脾阳失于温煦,水液失于气化,遂致水湿痰浊等病理产物积于脏腑经络,发为高血压。水湿痰浊阻于脾胃,则胃纳不佳,阻于经络,则四肢沉重无力,脾阳不足,水液不得气化,则水湿泛溢,上泛清阳,故头晕,泛于面部,故见面色晦暗。舌胖有齿痕,苔色白,厚腻,脉沉细弱,尺脉尤沉,这符合寒湿阻络、痰浊内阻证的特点。治宜散寒除湿,健脾化痰。故以黄芪建中汤、理中汤合二陈汤加减。黄芪建中汤健脾益气,加地龙活血通络,现代药理研究亦表明,地龙具有缓慢、持久的降压作用[42];理中汤温健脾阳;二陈汤燥湿化痰。二诊效不更方,加大地龙用量以增加活血通络降压力度,再加鹿角霜补虚温阳,加强温散寒除湿之力。三诊,患者症状明显好转,改丸药巩固疗效,四诊服用丸药3个月,随访1年,患者临床症状稳定,血压控制良好。

【案2】[41]

刘某,女,56岁。主诉:血压升高8年余,加重1月。现病史:患者因二尖瓣脱垂于2006年在阜外医院行二尖瓣置换术,同时诊断为高血压,规律服药,血压控制在130~140/80~100 mmHg,自2009年起自汗明显,偶盗汗,近1月来因天气转凉,血压控制较差,以收缩压升高更明显,故来就医。刻下症:自觉颈项僵硬不舒,自汗、时有盗汗,自汗症状始于卵巢子宫切除术后,怕风,乏力,易外感,时有心慌、眩晕,足冷面热,腰背部发凉、畏寒,受风受寒后往往血压更难控制,双下肢麻木,食油腻后即腹泻或大便不成形,常反酸、烧心、呃逆,小便灼痛略黄。既往史:血脂异常8年,卵巢子宫切除术后5年,二尖瓣脱垂换瓣术后8年。舌苔白厚,脉弱,舌体暗紫。检查:BP 150/80 mmHg,TG 2.41 mmol/L,CHO 6.03 mmol/L。

西医诊断:高血压;高脂血症;卵巢子宫切除术后;二尖瓣脱垂换瓣术后。

中医诊断:眩晕。

中医证型:寒凝经脉。

治法:散寒解肌。

处方:葛根汤加减:葛根45 g,桂枝30 g,白芍30 g,炙甘草15 g,晚蚕沙30 g,丹参15 g,黑附子30 g(先煎),红曲9 g,生黄芪45 g,生姜30 g,大枣9 g。30剂。

二诊:服上方1月后复诊,颈项不舒基本缓解,盗汗,双下肢麻木减轻50%,乏力减轻30%,怕风缓解20%,睡眠差,仍怕冷、心慌、眩晕,腰膝发酸,不发冷,夜尿次数3~4次,大便日3次,质溏,舌边有齿痕,脉沉略弦。BP 140/80 mmHg。处方:葛根45 g,炙甘草15 g,桂枝30 g,白芍30 g,生黄芪45 g,煅牡蛎45 g,煅龙骨45 g,黑附子30 g(先煎),晚蚕沙30 g,红曲9 g,丹参15 g,酸枣仁30 g,生姜30 g,大枣9 g。30剂。

三诊:服上方1月,自汗,双下肢麻木、乏力消失,怕风、怕冷减轻70%,盗汗减轻50%,易流清涕、量多、纳可,偶有烧心,睡眠好转50%,心慌、头晕好转50%,二便正常。BP 130/80 mmHg,TG 1.87 mmol/L,CHO 5.25 mmol/L。处方:葛根30 g,桂枝15 g,白芍30 g,炙甘草15 g,生黄芪30 g,黑附子15 g(先煎),丹参15 g,煅龙骨30 g,煅牡蛎30 g,红曲6 g,生姜15 g。

服上方1月后随诊,患者症状逐渐消失,病情平稳,血压控制平稳。

按:该患者受风寒袭表,背部膀胱经及督脉先受之,表现为项背不舒,肌肉僵硬,继而引起一身血管拘挛,血压速升,故见自觉颈项部不舒,畏风寒,受风受寒后血压难控。结合舌脉,辨证为寒凝经脉证,处以葛根汤加减治疗。方中葛根为解肌之要药,白芍与甘草药对合芍药甘草汤之意,重在缓急,三药合用,完解一身之拘急,脉管不再紧张,血循阻力变小,血压自然下降;桂枝通阳,散经络之寒,病因既去,则血压自降;但该患者高血压8年,病程较长,虽规律服药,但仍难免脉络瘀滞之虞,故以丹参治络;患者双下肢麻木、发冷,乃寒凝经脉,濡养不能所致,故方中加用大剂量黄芪,合黄芪桂枝五物汤之意,益气温经、和血通痹;患者卵巢子宫切除术后,生殖之精乏源,命门之火衰微,怕冷、便溏、乏力等皆归因于此,故用附子壮命门之火;患者自汗盗汗严重,用黄芪固表以奏止汗之功,并选用煅龙牡收涩敛汗,专攻汗症;睡眠欠安,以酸枣仁入药,养心安神;患者血脂偏高,故加用红曲消脂、晚蚕沙化浊,药理学研究证明,红曲能显著降低血脂。

【案3】[41]

季某,女,61岁。主诉:头痛头晕3年余,加重半年。现病史:患者3年前无明显诱因出现头晕头痛,查血压升高,达180/100 mmHg,进一步于当地医院诊断为"高血压",平素服用苯磺酸左旋氨氯地平片控制血压,近半年来血压控制不良,故来就诊。刻下症:头痛、头晕,后背僵硬发麻,颈项及后头部不适,平素怕冷,腿遇凉则痛,大腿及臀部酸痛,手足时有麻木,流涎,眼干甚,口干、苦、口异味,大便溏稀、饭后即泻、日2～3次,眠安,夜尿1～2次。舌苔薄白腻,舌暗,脉象沉弱,舌底瘀。既往史:2型糖尿病3年,未规律服药,近日查血糖FBG 7.42 mmol/L,2 h PG 8.93 mmol/L,HbA1c 7.4%;现用药:苯磺酸左旋氨氯地平片1片,每日1次;月经史:16岁初潮,55岁绝经。平素月经后期,痛经。家族史:母亲及儿子有糖尿病。

西医诊断:高血压;2型糖尿病。

中医诊断:头痛;眩晕;消渴病。

中医证型:风寒束表,内热伤津证。

治法:散寒解表,养阴生津。

处方:葛根汤加减。葛根45 g,生姜30 g,白芍30 g,桂枝15 g,炙甘草15 g,生麻黄9 g,知母30 g,天花粉45 g。

二诊:服上方1月。BP 160/90 mmHg,HbA1c 6.8%。头痛头晕缓解50%,后背僵硬发麻缓解40%,颈项及后头部不适缓解20%,口干、口苦、眼干、鼻干、视物模糊减轻30%,大腿及臀部酸痛减轻20%,口中仍有异味,膝关节疼痛,上楼困难,纳眠可,夜尿2～3次。舌底瘀,脉象偏弦硬,舌苔薄白,底瘀。处方:葛根45 g,生姜30 g,桂枝15 g,白芍30 g,黄连30 g,桑叶30 g,天花粉45 g,干姜15 g,炙甘草15 g,知母30 g。

三诊:服上方1月。BP 150/90 mmHg,HbA1c 6.8%。头痛头晕缓解90%,后背僵硬发麻缓解90%,仅稍有颈项僵硬,时有头晕,口干、口苦、眼干、鼻干减轻70%,视物模糊同前,大腿及臀部酸痛、颈项及后头疼痛减轻80%,双膝关节疼痛减轻,上楼困难、头昏减轻30%,自诉夜间手部发胀。纳眠可,二便调。脉偏沉略弦,苔薄白,舌底瘀。处方:葛根45 g,炙甘草15 g,生姜30 g,桂枝30 g,白芍30 g,三七30 g,知母30 g,生麻黄30 g,天花粉45 g。

四诊:服上方1月。BP 140/90 mmHg,HbA1c 6.8%。颈项及后头疼痛、大腿及臀部酸痛减轻90%,后背发麻消失,口干、口苦、眼干、鼻干消失,视物模糊同前,双膝关节疼痛、上楼困难、头昏减轻50%,自诉夜间手部发胀较前减轻,自行停服西药。纳眠可,二便调。脉偏沉弦,舌底瘀。患者诸症均有好转,血压控制平稳,遂调整处方,后期以调理血糖为主,兼顾降压。

按:患者高血压3年,合并有2型糖尿病,素有怕冷、肢凉、便溏、月经后期等,体质偏寒偏弱,又见后背僵硬发麻,颈项及后头部不适,手足麻木,腰酸膝冷,腿遇凉则痛等,符合寒凝经脉证的辨证要点及葛根汤的证治。同时,患者血糖升高,且有口干、口苦、眼干、鼻干等症状,故辨证为风寒束表、内热伤津证。处以葛根汤加减治疗,原方中葛根不仅能解除脉管挛急,亦能生津舒筋,麻黄、桂枝散寒通阳,白芍、甘草和营缓急,姜、枣调和阴阳,除葛根汤治疗主病主症之外,使用知母、天花粉养阴生津降糖,后因干燥症状明显,又加用桑叶以增强滋阴之力,黄连苦寒,清里热而降糖时,需合干姜以防伤胃之虞,因见舌底瘀,故选用三七早期治络,未病先防。

参考文献：

［1］CARAPETIS J R，STEER A C，MULHOLLAND E K，et al. The global burden of group A streptococcal diseases［J］. Lancet Infect Dis，2005，5（11）：685－694.

［2］CARAPETIS J R，Rheumatic heart disease in developing countries［J］. N Engl J Med，2007，357（5）：439－441.

［3］Global Burden of Disease Study［J］. N Engl J Med，2017，377：713－722.

［4］胡绍先,何培根. 风湿热的预防和治疗进展［J］. 临床内科杂志,2005(10)：11－13.

［5］黄建林,古洁若,余步云. 风湿热发病机制的研究进展［J］. 临床内科杂志,2005(10)：5－8.

［6］ABD EI DAYEM S M，HAMZA H，HELAL S，et al. Evaluation of the policy of secondary prevention against rheumatic fever among Egyptian children［J］. Indian heart journal，2014，66（6）：745－750.

［7］SAXENA A，MEHTA A，RAMAKRISHNAN S，et al. Adherence to benzathine penicillin in children with rheumatic fever/rheumatic heart disease：results from an Indian pediatric rhd registry［J］. Journal of the American college of cardiology，2015，65（10）：A2019.

［8］王明航,李建生,余学庆,等. 慢性肺源性心脏病中医常见证候临床调查研究［J］. 时珍国医国药,2011,22(6)：1501－1503.

［9］毕颖斐,毛静远,陆一竹,等. 冠状动脉粥样硬化性心脏病临床分型中医证素分布特征的初步调查［J］. 环球中医药,2011,4（6）：43－437.

［10］雷正科. 风湿热中西医结合辨证治疗梗概［A］. 中国中西医结合学会风湿病专业委员会. 全国第十二届中西医结合风湿病学术会议论文汇编［C］. 中国中西医结合学会风湿病专业委员会,2014：4.

［11］陆向英,刘洁. 中医治疗风湿性心脏病浅探［J］. 实用中医内科杂志,2005(06)：562＋571.

［12］刘绪银. 益心活血透邪治疗风湿性心脏病——国医大师张学文治疗心系疾病经验之三［A］. 中华中医药学会、福建省卫生厅、中华名中医论坛组委会. 2011年中华名中医论坛暨发挥中西医优势防治肿瘤高峰论坛论文集［C］. 中华中医药学会、福建省卫生厅、中华名中医论坛组委会,2011：4.

［13］仝小林,刘文科. 论过敏性疾病的中医药治疗［J］. 上海中医药大学学报,2011,25(5)：8－10.

［14］顾成娟,吴学敏,王涵,等. 诸型感冒,太卫胃表,皆属于膜：仝小林教授对感冒的认识及病机探讨［J］. 吉林中医药,2018,38(02)：142－145.

［15］王代明,董长富. 董长富治疗风心病经验［J］. 河南中医,2004(02)：23.

［16］王振涛,韩丽华,朱明军,等. 孙建芝辨治风湿性心脏病经验［J］. 上海中医药杂志,2007(05)：20－21.

［17］费建平,王蕊,罗新民. 风心病辨治经验拾零［J］. 中国中医急症,2006(08)：917－918.

［18］永丽. 病毒性心肌炎的蒙西医疗法［J］. 中西医结合心血管病电子杂志,2016,4(23)：28.

［19］王阶,姚魁武,张文娟,等. 中医内科常见病诊疗指南（西医疾病部分）病毒性心肌炎［J］. 中国中医药现代远程教育,2011,9(18)：148－150.

［20］仝小林,刘文科,田佳星. 论脏腑风湿［J］. 中医杂志,2013,54(07)：547－550.

［21］仝小林,李济仁,泰德平.《内经》五体痹证探讨［J］. 皖南医学院学报,1986(01)：49－54.

［22］于海睿,皇甫海全,周亚滨,等. 养心汤加减对气阴两虚型病毒性心肌炎患者cTnⅠ及hs－CRP影响［J］. 辽宁中医药大学学报,2017,19(10)：111－113.

［23］司凤琴,董恩荣. 养心汤加减辨证治疗病毒性心肌炎62例临床观察［J］. 中国民族民间医药,2011,20(21)：65.

［24］于海睿,皇甫海全,周亚滨. 养心汤加减对病毒性心肌炎（气阴两虚证）患者心肌酶的影响［J］. 中国中医急症,2017,26(06)：1026－1028.

［25］王永成,马度芳,李晓. 炙甘草汤对心律失常气阴两虚证患者心率变异性及炎症因子的影响［J］. 中

国实验方剂学杂志,2017,23(11)：165－170.

[26]申成华. 生脉散合炙甘草汤加减对感染柯萨奇 B_3 病毒培养大鼠心肌细胞的影响[D]. 延边大学,2001.

[27]闫桦,朱倩. 瓜蒌薤白温心口服液治疗小儿病毒性心肌炎 58 例[J]. 中国民间疗法,2005(04)：34－35.

[28]喻佳,周亚滨. 养心汤临床应用举隅[J]. 湖南中医杂志,2017,33(10)：106－107.

[29]石占利,余昱,程志清. 程志清教授治疗病毒性心肌炎经验撷拾[J]. 中医药学刊,2004(06)：979－981.

[30]李成芳,王振涛. 王振涛运用血府逐瘀汤治验 3 则[J]. 光明中医,2010,25(03)：399.

[31]孙英贤. 中国医师协会关于我国高血压诊断标准及降压目标科学声明[J]. 中华高血压杂志,2018,26(02)：107－109.

[32]Eastern stroke and coronary heart disease collaborative research group. Blood pressure cholesterol and stroke in eastern Asia[J]. Lancet,1999：352：1801－1807.

[33]娄荷清,董宗美,张盼,等. 我国高血压患病现状及可改变危险因素研究新进展[J]. 中国慢性病预防与控制,2017,25(04)：319－322.

[34]王华巧. 老年高血压特点及临床护理进展[J]. 中国城乡企业卫生,2018,33(01)：42－44.

[35]李媛. 高血压常见药物与治疗方法的研究进展[J]. 医学理论与实践,2018,31(03)：340－342.

[36]王清海. 论高血压的中医概念与病名[J]. 中华中医药学刊,2008,26(11)：2321－2323.

[37]王清海,陶军,徐玉莲. 基于专家问卷调查的高血压中医病名与"脉胀"合理性研究[J]. 中西医结合心脑血管病杂志,2018,16(02)：190－192.

[38]徐玉莲. 脉胀理论及益气化痰法治疗高血压的临床与实验研究[D]. 广州中医药大学,2017.

[39]中华中医药学会. 高血压中医诊疗指南[J]. 中国中医药现代远程教育,2011,09(23)：108－109.

[40]付明慧. 高血压的中医"脉胀"研究[D]. 辽宁中医药大学,2016.

[41]王涵. 全小林教授运用葛根汤治疗高血压经验及门诊病例回顾性分析[D]. 中国中医科学院,2017.

[42]郝桂兰,刘媛媛,梁晓琴. 地龙耐热提取物对血管紧张素转换酶的影响[J]. 药物分析杂志,2011,31(11)：2114－2117.

脾胃系风湿病

总　论

根据"脏腑风湿"的相关概念,可知部分消化系统疾病(此处不包括肝胆)具有"脏腑风湿病"的发病特征,仝氏将这类消化系统疾病称为"脾胃系风湿病"。其不仅包括由肢体风湿病发展而来的脾痹,如系统性硬化病、系统性红斑狼疮等累及食管、胃肠等消化系统器官;亦包括由风寒湿邪直接侵袭脾胃而形成的病证,如贪凉饮冷导致的胃痛、腹泻、便秘等。但中焦脾胃具有"居中央,运四旁"的生理特性,故而脾胃在各系风湿病的发生发展及治疗中扮演着重要的角色,如中焦的寒湿可下注腰腹,进而导致"溲系风湿病"或(和)"衍系风湿病"的形成或加重;再如治疗"肺系风湿病"时要配合健运脾胃之法,治疗"衍系风湿病"时要配合健脾渗湿之法等。

一、中焦-脾胃系概述

"中焦-脾胃系"是仝氏所提"四焦八系"体系中对人体消化系统(不包括肝胆)的概括性称谓。就中医而言,其包括脾、胃、大小肠及其附属结构;就西医学而言,其包括食管、胃、胰、大小肠及其附属组织。仝氏在《维新医集》中指出,中焦包括脾胃系与肝胆系,调治中焦以衡为顺,以升降辨证为总纲[1]。

（一）脾胃为轴,四维为轮

中医传统理论认为,脾胃处中焦,脾主升清,胃主降浊,为人体气机升降的总枢纽。如《四圣心源》所言:"脾为己土,以太阴而主升;胃为戊土,以阳明而主降……脾升则肾肝亦升,故水木不郁;胃降则心肺亦降,故金火不滞。"所谓"脾胃为轴,四维为轮"是也。

《素问·玉机真藏论》云:"五脏受气于其所生,传之于其所胜,气舍于其所生,死于其所不胜""五脏相通,移皆有次,五脏有病,则各传其所胜。"就脾胃而言,脾为心之所生,肺为脾之所生,肝为脾之所不胜,肾为脾之所胜。故而脾胃与其他四脏在生理上相互联系,在病理上相互影响。亦如《脾胃论》所云:"五行相生,木火土金水,循环无端,惟脾无正行。

于四季之末各旺一十八日,以生四脏。"脾胃为"仓廪之官",为气血生化之源,其余脏腑的长养均需依赖脾胃之气,如《脾胃论·脾胃盛衰论》所云:"大抵脾胃虚弱,阳气不能生长,是春夏之令不行,五脏之气不生。"另外,调治脾胃在治疗其他脏腑疾病的过程中亦发挥着重要的作用,如《脾胃论·脾胃盛衰论》所言:"其治肝心肺肾有余不足,或补或泻,惟益脾胃之药为切。"[2]

脾为阴土,喜燥而恶湿;胃为阳土,喜润而恶燥。而对于风寒湿邪侵袭中焦所致的"脾胃系风湿病",则以脾胃阳衰、阴寒湿盛为主要病机,风寒湿邪阻滞中焦,气机升降逆乱,可造成一系列疾病的发生。如《四圣心源》所言:"胃主降浊,脾主升清,湿则中气不运,升降反作,清阳下陷,浊阴上逆,人之衰老病死,莫不由此。"寒湿阻滞中焦,脾胃升降逆乱。脾不升清,则肝木亦郁,久而形成"土壅木郁"的内环境,进而造成"痞满""胃脘痛""胁痛"等病的发生。若木郁化火,与湿相杂,亦会造成"黄疸"等病的发生。胃不降浊,则肺金亦壅,久而痰气相搏,壅阻肺胃,亦会造成"痞满""腹胀""呃逆""喘"等病的发生。

(二)胃肠黏膜为表

仝氏认为皮肤、呼吸道、消化道、泌尿道等处的黏膜皆属于表[3],根据外邪侵袭途径的不同,诸"表"皆可受邪。感邪即发,则为感冒;感邪不发,或治疗不及时、不得当,则外邪潜伏黏膜形成伏邪,后值外邪引动,则反复发作,缠绵难愈,如过敏性鼻炎、过敏性皮炎、过敏性胃肠炎等。消化道黏膜更因其解剖结构及生理功能的特殊性,通过食寒饮冷等途径,使得寒湿邪气伏留其中,感邪即病则发为胃肠型感冒,邪气伏留则发为胃肠道"风湿病"。故而对于"胃表"疾病的治疗,透邪外出则为关键,透邪之法则因邪气的不同而采用祛湿、散寒、疏风等手段。

二、病因病机

对于中焦-脾胃系而言,风寒湿邪既可通过五体而内传,如《素问·痹论》所言:"肌痹不已,复感于邪,内舍于脾。"亦可通过食寒饮冷等途径而直中。风寒湿邪停聚中焦,伏于胃肠黏膜,与痰瘀相杂,久而导致"脾胃系风湿病"的发生。结合西医学的认识,可从"脏腑风湿"角度论治的中焦-脾胃系疾病包括慢性胃肠炎、消化性溃疡、肠易激综合征、溃疡性结肠炎等[4]。

(一)久食寒凉是"腑痹"之本

现代社会冷饮盛行,过食寒凉,则中焦-脾胃系脏腑首当其冲。寒湿均为阴邪,伤伐阳气。中阳愈伤,寒湿越重。日久脾胃功能亦因此而减弱,水湿难以运化,湿邪越加缠绵黏滞。寒湿中阻,脾胃气机运行不畅,升降失常,进而形成"气滞湿阻"的内环境。停滞中焦的寒湿邪气,在导致"胃痹""脾痹"发生的同时,亦可流注于肠,发为"肠痹";流注于女子胞,发为"胞宫痹";流注膀胱,发为"胞痹"。仝氏在此基础上,依据《素问·痹论》"饮食自倍,肠胃乃伤……其客于六腑者,何也……此亦其饮食居处,为其病本也。六腑亦各有腧,而食饮应之,循腧而入,各舍其腑也"的论述,认为过食寒凉,寒湿停聚中焦是"腑痹"形成之本,更是"寒湿"型胃肠道疾病形成的关键因素。

（二）"寒湿瘀"互结是致病关键

如上文所言，过食寒凉之物，会形成中焦"气滞湿阻"的内环境。然"气行则血行，气滞则血瘀"，气滞日久，瘀血亦生；湿邪久聚，痰浊亦酿。六气郁久皆能化火，寒、湿、痰、瘀亦皆如此。因此在寒湿痰瘀的基础上，有时亦会有"郁热"的形成。最终形成"寒、湿、痰、瘀、热"混杂的恶劣内环境。另外，仝氏认为黏膜是邪气易伏之地[5]，故而不管是外邪从肌表内传，还是通过食寒饮冷等途径让寒湿直中，或者脾胃虚弱难以运化水湿，均可使得寒湿邪气夹杂痰、热、瘀等病邪伏于胃肠黏膜，成为"伏邪"。日久可导致胃脘痛、腹痛、腹泻、痞满、痢疾等诸多胃肠道疾病的发生，缠绵反复，经久不愈。如叶天士所云："胃痛久而屡发必有凝痰聚瘀"，李冀[6]也认为瘀血是消化性溃疡反复发作的"宿根"。另外，现代医家通过长期的临床总结，亦发现"寒湿内伏"与一些消化道疾病的发生密切相关，如李合国认为[7]寒湿内盛是肠易激综合征常见的中医证型；李军认为[8]慢性萎缩性胃炎的发生与寒湿内伏密切相关；溃疡性结肠炎在中医当中属于"痢疾"范畴，而痢疾的发生多与"伏邪"有关，且痢疾当中亦有寒湿痢这一类型[9,10]。

从西医学的角度来说，过食寒凉可直接损伤胃肠黏膜，导致胃肠道炎症的发生。感染幽门螺杆菌是慢性胃炎和消化性溃疡发生的主要原因，也与胃癌的发生有紧密的联系。另外，部分慢性胃炎患者的血液中可以检测到壁细胞抗体和内因子抗体，这说明慢性胃炎的发生与自身免疫反应亦有一定的关联。溃疡性结肠炎的发生更是多重因素共同作用的结果，其中感染因素和免疫因素扮演着重要的角色，如大量证据表明，溃疡性结肠炎患者的肠道细菌与黏膜之间存在异常的黏膜免疫反应。又有研究表明，长期生活在高纬度或潮湿寒冷地区的人患胃癌的概率远高于其他地区[11,12]。另外，胡震宇[13]通过对 580 例胃肠疾病患者的研究，发现"脾胃虚弱，水湿不运"这一类型患者的 Hp 感染率高达 50％左右，这说明"湿"也是滋生幽门螺杆菌等致病微生物的温床。其具体机制虽有待进一步研究，但这为中医病因与西医病因之间建立了桥梁，使人们开始关注到"土壤（湿）"与"种子（微生物）"之间的因果关系。

综合以上中西医分析，"寒湿"邪气可以改变胃肠道的内环境，进而增大了感染有害微生物的概率，同时通过多种途径介导自身免疫反应的发生，进而导致消化性溃疡、慢性胃肠炎、溃疡性结肠炎等诸多消化道疾病的产生。

（三）上下流溢为寒湿漫延之径

李东垣在《脾胃论》中阐述了心肝肺肾与脾胃的联系，亦常从脾胃着手治疗其余四脏之病，如用泻阴火升阳汤、补中益气汤治疗"心之脾胃病"；用清暑益气汤治疗"肺之脾胃病"；用调中益气汤治疗"肝之脾胃病"；用神圣复气汤治疗"肾之脾胃病"[2]。总之，脾胃以其"居中央，运四旁"的生理特性，而与其他脏腑、四肢百骸紧密相连，故而饮食有节，固护脾胃自是养生之本。反之，脾胃一伤，亦会波及四脏。

以"脾胃系风湿病"而言，中焦脾胃的寒湿邪气，可上下流溢，或延及其他脏腑，或流注肢体官窍。进而造成这些部位风湿病（痹证）的加重或反复，所谓"中央健则四旁通""四旁不通脾胃亦壅"。寒湿阻滞中焦，进一步也会加重四旁之病。如过食寒凉会导致关节疼痛的发生,所谓"湿流关节"是也;亦会导致过敏性鼻炎等过敏性疾病的反复和加重。故而对其他部位风湿病的治疗不能忘记调理脾胃,运转中气。反之,在治疗"脾胃系风湿病"的同时,对其他部位的风湿病也有一定的治疗作用。另外,对于一些疑难杂症的治疗,全氏亦常从调理脾胃入手。其理在于中央健则气机调,气机调则精微布散,气血周流。故凡脏虚络损之病,气血壅塞之状,痰瘀互阻之象,内外不交之窘,林林总总,诸症难括,诸药难施,求诸中央,常可删繁就简,纲举目张[1]。

三、治法治则

对于中焦脾胃的调治,《温病条辨》中吴鞠通言道:"治中焦如衡,非平不安。"全氏言:"调治中焦以衡为顺,以升降辨证为总纲。"[1]脾主升,以运为健,喜燥恶湿;胃主降,以通为补,喜润恶燥。脾喜甘温刚燥,胃喜甘凉濡润,故在用药时需注重升降、寒热、润燥的平衡[14]。全氏认为脾胃经常同病,寒热每多错杂。调治脾胃在于"运",运可除滞,滞则秘结,滞则痞满,滞则湿聚,滞可化热。郁滞除则传化有序、水谷布常。脾胃运则出入平衡,升降有序[1]。所谓"出入废则神机化灭,升降息则气立孤危"。

在脏腑风湿病的诊断方面,全氏指出要详询病史,明确"遇外感则脏腑病加重"和"通过治表、透表法脏腑病减轻或指标改善"是脏腑风湿病的临床特征。在治疗方面,适时透邪是治疗脏腑风湿病的重要治则[15]。结合以上论述,对于"脾胃系风湿病"而言,则以复受风寒湿邪则病情加重为诊断要点,以调理脾胃升降为总纲,时时不忘流转中气、透邪外出。另外,《素问·疟论》言:"风无常府,卫气之所发,必开其腠理,邪气之所合,则其府也。"脏腑风湿,所合为湿,湿源于脾。故流转中气,祛湿外出是治疗脏腑风湿病的第一法则,所谓无湿则风不驻、寒易散矣。在祛湿的同时,根据病邪的轻重及位置,或升散,或清上,或散寒,或逐风。若病程长久,寒湿与痰瘀互结时,则兼以活血化瘀,祛痰通络。若气血亏虚,则兼以健脾益气,托邪外出。其他部位"风湿病"的治疗,在运用启玄、利水、散寒、清热等法治疗本病的同时,如配合健脾祛湿,常可事半功倍。

四、主要证型及常用方药

全氏针对"脾胃系风湿病"创制了中气流转方,该方由陈皮 9~30 g,槟榔片 9~15 g,茯苓 15~30 g,黄芪 15~30 g组成。方中陈皮合槟榔辛香理气,黄芪甘温补中,茯苓甘淡渗湿,全方辛甘淡合用,健脾益气,祛湿外出。同时蕴含通阳之法,所谓"通阳不在温,而在利小便"是也。黄飞剑在此基础上,结合多年临床经验,认为"脾胃系风湿病"的主要证型如下。

（一）脾胃虚寒
病机:寒伤中阳,阳虚则寒重。辨证要点:脘腹胀满、畏寒,面色偏黄、偏暗。舌淡白,苔薄滑,脉沉偏细。主方:附子理中汤、黄芪建中汤、甘姜苓术汤。

（二）脾胃湿瘀
病机:湿阻气机,气滞而血瘀。辨证要点:消化不良、纳呆,大便溏薄或先干后稀,或

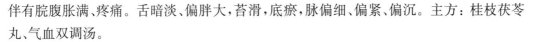

伴有脘腹胀满、疼痛。舌暗淡、偏胖大，苔滑，底瘀，脉偏细、偏紧、偏沉。主方：桂枝茯苓丸、气血双调汤。

（三）脾胃湿热

病机：寒湿瘀（郁）阻，郁而化热。辨证要点：脘腹疼痛，或伴呕恶、纳差、大便不畅。舌淡白而裂，苔黄而润，关脉偏大、尺脉偏沉。多见于糜烂性胃炎。主方：半夏泻心汤、升阳益胃汤。

（四）脾气下陷

病机：清气不升，浊气不降。辨证要点：神疲乏力，纳呆，消化不良，大便不畅或不成形，脘腹胀满、隐痛。舌体瘦小，色淡白或偏暗，苔薄白。脉弱偏缓。主方：补中益气汤。

在中气流转方和以上辨证分型的基础上，对于脾虚痰湿者，可合入六君子汤；寒热错杂者，可合入诸类泻心汤；脾约者，可合入麻子仁丸；胃实寒者，可合入良附丸；中焦火郁者，可合入升阳散火汤；伴有胃肠型感冒者，可合入藿香正气散；伴有呕吐者，可合入小半夏汤、苏连饮；伴有食积内停者，可合入保和丸等。另外，对于慢性糜烂性胃炎患者，常合入仝氏自创的清胃修膜汤（蒲公英 30 g、怀山药 30 g、白及 15 g）；对于肠易激综合征患者，常合入仝氏自创的肠激左金汤（黄连 9 g，吴茱萸 6 g，乌梅 15 g）[1]。亦可根据病情，使用柴胡桂枝干姜汤、小柴胡汤、柴胡桂枝汤、甘姜苓术汤、平胃散等方剂调畅中焦气机，沟通表里内外。对于与脾胃相关的其他"风湿病"，则需根据本病的病位及病性，选取相应的方药，同时配合健脾祛湿，如针对"风湿表证"的麻黄加术汤、麻杏薏甘汤、甘草附子汤、桂枝去桂加茯苓白术汤等。

用药方面，脾寒者用附子、干姜温之；脾虚者用人参、黄芪补之，用茯苓、白术健之；脾滞者用厚朴、陈皮运之；脾实、脾热者用大黄、黄连泻之；脾湿者用藿香、佩兰醒之。瘀血者，用白及、三七粉化之；痰湿者，用清半夏、陈皮、茯苓、生薏苡仁燥之。对于感染幽门螺杆菌者，仝氏亦常用蒲公英作为靶药，直接灭除致病细菌。另外，花类药多为轻灵活泼、药性流通之品，是调节脾胃气机升降的佳品。如葛花配旋覆花可升清降浊，扁豆花配厚朴花可化湿和胃，玫瑰花配绿萼梅可疏肝行气，合欢花配蒲公英可清解郁热[16]。

总之，中焦脾胃的"透邪"之法，以祛湿为要；祛湿之法，以淡渗为主，时佐风药以胜湿、苦药以燥湿。

各　论

消化性溃疡

一、消化性溃疡概述

（一）西医概述

消化性溃疡的人群患病率达 5%～10%[17]，其发病机制主要是由于胃肠黏膜的自身修复因素与致病因素之间失去了平衡，使得黏膜发生炎性反应与坏死性病变，该病常发生于与胃酸分泌有关的消化道黏膜，其中 95% 发生于胃和十二指肠[18,19]。西医学认为，胃酸及胃蛋白酶的过多分泌、幽门螺杆菌（Hp）感染（幽门螺杆菌在十二指肠溃疡患者中的检出率高达 90%～100%[20]）、药物因素（如非甾体类抗炎药的使用）、精神神经因素均可造成消化性溃疡的发生。在治疗方面，主要是运用 H_2 受体阻断剂、质子泵抑制剂抑制胃酸的分泌，同时联合抗生素及黏膜保护剂根除 Hp。传统的抑酸治疗只能使溃疡愈合，而根除 Hp 则改变了消化性溃疡的自然病程，可达到远期治愈的目标[18]。但令人遗憾的是，根除 Hp 虽可使消化性溃疡的愈合率达到 95% 以上，但复发率仍很高，如根除 Hp 的消化性溃疡年复发率为 6.45%，Hp 阳性的消化性溃疡年复发率则高达 23.3%[21]。

（二）中医概述及病机沿革

消化性溃疡以慢性、周期性、节律性的上腹部疼痛为主要临床表现，或伴有反酸、嗳气及上腹部的局限性压痛。中医将其纳入"胃痛""嘈杂""胃疡"等范畴论治[22]。《内经》中指出胃脘痛的发生与寒邪密切相关，如《素问·举痛论》言："寒气客于肠胃之间，膜原之下，血不能散，小络急引，故痛。"再如《素问·痹论》言："痛者，寒气多也，有寒故痛也。"除此之外，虞抟在《医学正传·胃脘痛》中指出，饮食不节亦可导致胃痛的发生，如"致病之由，多由纵恣口腹，喜好辛酸，恣饮热酒……复餐寒凉生冷，朝伤暮损，日积月深……故胃脘疼痛"。另外，情志不畅，肝木克伐脾土亦是胃痛发生之由，如《沈氏尊生书·胃痛》所言："胃痛，邪干胃脘病也……惟肝气相乘为尤甚，以木性暴，且正克也。"综上所述，胃痛之由不外寒凝、气滞、血瘀、食积，而从外邪内侵的角度着眼，寒邪则是导致胃痛发生的重要原因。现代诸多医家通过临床观察，认为脾胃虚弱（或素体脾胃虚弱，或因不良习惯及其他因素造成脾胃虚弱）是消化性溃疡发生的基础。在此基础上，外加饮食不节、劳倦内伤、情志失调、气候变化及感受外邪等病理因素，使得中焦痰湿蕴结，脾胃气机升降失调，气滞

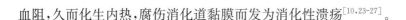

血阻,久而化生内热,腐伤消化道黏膜而发为消化性溃疡[10,23-27]。

二、消化性溃疡与脏腑风湿

全氏指出,以风寒湿邪为始动因素的疾病均可从"脏腑风湿"的角度论治。对于中焦脾胃系而言,寒湿邪气既可通过五体而内传,如《素问·痹论》所言:"肌痹不已,复感于邪,内舍于脾。"亦可通过食寒饮冷等途径而直中,如《素问·阴阳应象大论》所言:"水谷之寒热,感则害于六腑。"结合消化性溃疡的临床特征,可知以寒湿为始动因素的消化性溃疡符合"脾胃系风湿病"的发病特征,详述如下。

(一)病因病机

全氏认为皮肤、消化道、呼吸道等处的黏膜皆属于表,是邪气易伏之地[3,5]。故不论风寒湿邪从表内传,还是通过食寒饮冷等途径让寒湿直中,或者脾胃虚弱难以运化水湿,均可使得寒湿邪气伏于胃肠黏膜,形成"脾胃系风湿病"。久而脾胃的内环境因此而改变,使得外邪容易侵袭,细菌容易滋生。如胡震宇[13]通过对 580 例胃肠疾病患者的研究,发现"脾胃虚弱,水湿不运"这一类型患者的 Hp 阳性率高达 50%。其次,内伏之邪可阻滞气机,气滞日久,瘀血亦生,湿邪久聚,痰浊亦酿。寒湿裹夹痰瘀,久郁化热,最终形成寒、湿、瘀、痰、热互结的中焦内环境。后值寒湿外侵或饮食不节等因素的引动,伏邪内发,引起胃脘部疼痛、嘈杂,这与消化性溃疡反复发作、缠绵不愈的临床特征不谋而合。

(二)治则治法

中医对于消化性溃疡的治疗,以辨证论治为指导原则,将其主要分为肝胃气滞、寒邪犯胃、胃热炽盛、食滞胃肠、瘀阻胃络、胃阴亏虚、脾胃虚寒 7 种证型[22,28]。而对于寒湿型消化性溃疡,全氏以"脏腑风湿"为依据,指出其以复受风寒湿邪则病情加重为诊断要点,以调理脾胃气机升降为总纲,时时不忘流转中气,透邪外出。根据病邪的属性,或散寒,或逐风,或渗湿。若病程长久,寒湿与痰瘀互结,则兼以活血化瘀,祛痰通络。若气血亏虚,则兼以健脾益气,托邪外出[1,4,15]。而对于急性发作的消化性溃疡,则首先借助西医学手段排除消化道大出血、胃穿孔等急腹症,然后依据以下方法进行诊疗。

1. 补养脾胃,温中除湿 温中除湿是治疗寒湿型消化性溃疡的首要任务。若寒湿邪气从外而来,病性属实,患者表现为胃脘疼痛,呃逆,呕吐,泄泻,舌色暗而苔白腻,脉沉弦而偏紧。此时则需运用高良姜、制附片、厚朴、草豆蔻、砂仁等辛苦温燥之品,调畅中焦气机,祛除寒湿邪气。若脾胃虚弱,运化不力,使得寒湿内生,病性属虚,患者表现为纳差,口淡,胃脘隐痛,脘腹胀满,大便溏薄或先干后稀,舌色淡而苔薄白,脉虚弱而偏缓。此时则需要运用黄芪、党参、炙甘草等药甘温补中,运用茯苓、炒白术、炒白扁豆、炒薏苡仁等苦温、甘淡之品祛湿外出,同时佐以干姜、桂枝等辛温之药温补中阳。

2. 寒湿致瘀,不忘活血 寒湿久郁,气行不畅,久而瘀血内生。瘀血与消化性溃疡的发生有密切的联系,如李冀等[6]认为,瘀血是消化性溃疡病反复发作的"宿根",叶天士亦言:"胃痛久而屡发必有凝痰聚瘀。"此类患者多表现为面色黧黑,纳差,脘腹胀满或刺痛,时有黑色大便,舌色暗而络脉瘀,苔白腻或淡黄,脉沉细而偏涩。此时在散寒除湿的同时,配以活血化瘀。瘀血较轻者,当以桂枝、桃仁、三七粉、白及、延胡索等药辛润通络活血;瘀血较重者,则用水蛭粉、土鳖虫等药搜剔通络活血。

3. 郁热内生,当以发散　寒湿、瘀血久郁,内热滋生。患者多表现为面色偏黄而鲜明,脘腹胀满,大便黏腻,口干不欲饮,舌偏红,苔黄却润,脉濡而偏数。此时不可孟浪使用黄芩、黄连、大黄等药苦寒直折,而是在散寒除湿的同时,运用蒲公英、连翘、藿香、佩兰等辛凉微苦之药,发散火郁。

4. 久病致损,需佐升阳　脾胃久病,中气虚损,清阳下陷,浊阴上逆。患者面色萎黄而少华,精神不振,气短懒言,不耐寒热,纳呆,消化不良,时有胃脘胀满隐痛,大便溏薄或干结,舌色淡而体瘦小,苔白腻或厚腐,脉弱而艰涩。此时当以黄芪、人参、炒白术、当归等药补中益气,同时佐以柴胡、升麻、防风、葛根等药以升阳举陷。

（三）方药举隅

1. 中气流转方、健脾渗湿汤、化气汤　根据"脏腑风湿"理论,全氏自创中气流转方,其组成为:陈皮9～30 g,槟榔片9～15 g,茯苓15～30 g,黄芪15～30 g。方中陈皮合槟榔辛香理气,黄芪甘温补中,茯苓甘淡渗湿,全方辛甘淡合用,健脾益气,祛湿外出。同时蕴含通阳之法,所谓"通阳不在温,而在利小便"是也。本方以流转中气、祛除中焦湿浊为用,故各系统脏腑风湿病,但见湿浊中阻之像,皆可使用。

健脾渗湿汤由生白术、炒白术、苍术、山药组成,四药相配,健脾渗湿而不燥,温中散寒而不热。湿重者,可加茯苓。本方是用于健脾渗湿之靶方,对于各类脾虚湿阻证,皆可使用。化气汤由香附、佛手、大腹皮、焦槟榔四药组成,其中香附理气行血,柔而不燥;佛手理气和胃止痛,兼具疏肝化痰之功;大腹皮理气行水,焦槟榔理气化痰。四药合用,运气行滞,化气于无形,对于寒湿痰郁有一定的治疗作用。

2. 甘姜苓术汤、理中汤　甘姜苓术汤见于《金匮要略》,由干姜、茯苓、白术、炙甘草组成,原用于治疗以"身体重,腰中冷,如坐水中……腰以下冷痛,腹重如带五千钱"为临床表现的"肾着病"。全氏根据本方的组成特点,将其用于湿浊久聚中焦,伤伐中阳的中焦脾胃病。理中汤出自《伤寒论》,由人参、白术、干姜、炙甘草组成,原用于治疗"大病差后,喜唾,久不了了,胸上有寒",后世医家则将其作为温中散寒除湿的代表方,广泛用于中阳虚损、寒湿中阻证[29,30]。

3. 黄芪建中汤、补中益气汤　黄芪建中汤出自《金匮要略》,由黄芪、桂枝、白芍、炙甘草、生姜、大枣、饴糖组成,原用于治疗"虚劳诸不足"[29]。方中桂枝汤化气调阴阳,倍白芍以缓腹中之急,加黄芪、饴糖以甘温补中,是治疗脾胃虚损、中气亏虚的代表方,亦是顾勤治疗寒湿型消化性溃疡的常用方。补中益气汤见于《内外伤辨惑论》,由黄芪、人参、炙甘草、当归、白术、陈皮、升麻、柴胡组成[31],其中黄芪、人参、炙甘草保元建中,当归养血,白术、陈皮理气健脾祛湿,柴胡、升麻升举阳气,是补中健脾、升阳举陷之代表方。

4. 桂枝茯苓丸、气血双调汤　桂枝茯苓丸出自《金匮要略》,由桂枝、茯苓、桃仁、芍药、牡丹皮组成,本方温中、祛湿、活血,原用于治疗妇人癥病[29]。全氏根据其组成,将其广泛用于寒湿瘀阻证。气血双调汤由党参、黄芪、当归、丹参组成,其中参芪益气,丹归理血,温而不燥,补而不滞,温补以祛寒,理血以化瘀。瘀阻重者,亦可合入失笑散、丹参饮等方药以加强活血之力。

5. 升阳益胃汤、升阳散火汤 升阳益胃汤和升阳散火汤均出自《内外伤辨惑论》,前者由黄芪、人参、白术、茯苓、泽泻、半夏、陈皮、黄连、防风、羌活、独活、柴胡、白芍、炙甘草组成,原用于治疗"脾胃虚怠惰嗜卧,四肢不收……体重节痛,口干舌干,饮食无味,大便不调,小便频数,不欲食……"后者由升麻、葛根、独活、羌活、柴胡、防风、白芍、人参、炙甘草、生甘草组成,原用于治疗"男子妇人四肢发困热,肌热,筋骨间热,表热如火燎于肌肤,扪之烙手"。[31]方中以柴胡发少阳之火,升麻、葛根发阳明之火,羌活、防风发太阳之火,独活发少阴之火,生甘草泻心包络之火。全氏认为以上两方为发散中焦火郁之代表方,但见四肢发热,即可使用,虚则升阳益胃,实则升阳散火。

6. 靶方靶药 消化性溃疡患者,若疼痛明显者,可加入白及 15～30 g、三七粉 6～9 g、延胡索 9～15 g;若 Hp 阳性者,可加入蒲公英 9～30 g;若呕吐者,可加入苏连饮或小半夏加茯苓汤;若食积内停者,可加入保和丸、枳术丸;若泻下黏臭者,可加入葛根芩连汤;若泻下清稀者,可加入茯苓 30～60 g;若反酸烧心者,可加入煅牡蛎、煅龙骨、乌贼骨、煅瓦楞子。此外,对于寒湿久郁化热,湿热内结,以及虚实夹杂者,可酌情使用甘草泻心汤、清中汤、黄连温胆汤等方药[1]。

三、验案举隅

【案 1】[32]

高某,女,38 岁,经营茶叶生意(每日饮水量较大),2017 年 7 月初诊。主诉:上腹部反复疼痛 1 年余。现病史:上腹部反复疼痛 1 年余,1 月前于当地医院经胃镜检查,确诊为十二指肠溃疡、慢性浅表性胃炎,幽门螺杆菌(一),间断服用奥美拉唑等抑酸药物,未予规范治疗。刻下症:上腹部时有疼痛,饥饿时明显,进食后缓解,纳尚可,喜食温暖食物,大便 2 日一行,成形,但排出不畅。时有腰痛、颈项僵紧。无其他明显不适。舌暗淡,有齿痕,脉弦滑。

西医诊断:十二指肠溃疡、慢性浅表性胃炎。

中医诊断:胃痛。

中医证型:脾胃虚弱,寒湿瘀阻。

处方:升阳益胃汤加减。黄芪 24 g,茯苓 45 g,炒白术 15 g,干姜 15 g,葛根 15 g,羌活 15 g,桃仁 9 g,炒白芍 15 g,炙甘草 9 g。7 剂,水煎,日 2 服。

以上方加减调治 2 月,上腹疼痛未再发作,大便通畅,腰背颈项处不适明显缓解。胃镜复查结果为慢性浅表性胃炎,溃疡已愈合。

按:该患者形体偏瘦,面色少华,为脾胃素弱之人。再加平素工作繁忙,饮食无节,饮水过度。久而湿邪内生,中阻脾胃。湿为阴邪,伤伐阳气,日久变为寒湿。寒湿停滞中焦,伏于胃肠黏膜,阻碍气血运行,致使瘀血内生。胃肠寒湿,流注肌表皮肤(太阳经脉),致使肩背腰骶酸楚不适。故本方以黄芪、茯苓、炒白术益气健脾化湿,以干姜温阳散寒,同时以羌活、葛根升提阳气,同时蕴含"风药胜湿"之意,亦可使中焦寒湿通过肌表而解,同时舒缓太阳经脉。少佐桃仁、炒白芍以活血止痛。全方蕴含补中益气汤、甘姜苓术汤、升阳益胃汤之意,总体以健运脾胃中阳,外透寒湿邪气。通过2个月的加减调理,患者诸症改善,溃疡愈合。

【案2】[33]

盛某,男,41岁,农民,2004年4月18日初诊。胃脘痛4月余,当地医院诊断为十二指肠球部溃疡,经西医多法治疗,效果仍不理想。刻下症:胃脘疼痛缠绵不休,阵发疼痛剧烈难忍,得热疼痛稍缓,伴见头昏形寒,泛恶呕吐酸苦冷涩,纳少脘胀,大便溏软不爽,舌苔白厚,根腻,脉弦紧。

西医诊断:十二指肠球部溃疡。

中医诊断:胃痛。

中医证型:寒邪犯胃,胃气阻遏。

处方:良附丸加减。高良姜10g,干姜10g,厚朴10g,制香附10g,吴茱萸6g,苏梗10g,藿梗10g,广木香6g,延胡索10g,白茯苓10g,甘草6g。3剂,常法煎服。

服药后病势大挫,疼痛减半,吐酸明显减少,舌苔变薄。纳少脘胀、便溏不爽如前。效不更法,上方加草豆蔻10g、薏苡仁20g。再进5剂,诸症缓解。后又以一诊方加减共进30余剂,并服用香砂养胃丸1月以巩固疗效,随访1年胃痛未发。

按:该患者胃脘疼痛,得热则缓,且伴有畏寒肢冷、苔白腻、脉弦紧,此均为寒湿中阻之象。故以高良姜、干姜、吴茱萸温中散寒,以厚朴、茯苓分消水湿,更以苏梗、藿梗、木香芳香透达之性,给中焦伏邪有外透之机。另加延胡索、香附以理气活血止痛,对症治疗。全方兼顾寒湿瘀,并以芳香透达之药给"伏邪"外透之机,故收效明显,使顽固疼痛终告痊愈。

【案3】[34]

患者,女,36岁,2016年3月20日初诊。胃脘隐痛6年余,当地医院诊断为"十二指肠球部多发溃疡,慢性萎缩性胃炎"。刻下症:胃脘隐痛,凌晨尤甚,食后缓解,伴有脘腹冰凉,泛酸,消谷善饥,自汗盗汗,眠浅梦多,口干欲热饮,排便不爽、每日1次,舌淡红、边有齿痕,苔白厚,脉细。

西医诊断:十二指肠球部多发溃疡,慢性萎缩性胃炎。

中医诊断:胃痛。

中医证型:脾胃虚寒,胃失和降。

处方:温中愈溃汤加减。黄芪15g,红景天15g,制吴茱萸6g,黄连5g,海螵蛸30g,浙贝母15g,蒲公英12g,桂枝10g,儿茶12g,炙甘草6g,麸炒白芍15g,刘寄奴15g,生姜3片,大枣3枚。14剂,每日1剂,水煎服。

二诊(2016年7月24日):服药后胃痛大为减轻。2月前因饮食不慎引发胃脘绞痛,经外院治疗后好转。刻下症:时有胃脘隐痛,口干欲热饮,纳可,眠浅,排便不爽、每日1

次,舌淡红,苔白花剥,脉滑细。处方:一诊方黄芪增至 30 g,加当归 12 g 以增强益气养血之功,继服 7 剂。

三诊(2016 年 7 月 31 日):无明显不适,纳眠可,大便调,舌淡红,苔白,脉细。处方:二诊方黄芪增至 40 g,当归增至 15 g,另加血余炭 15 g 以增生肌敛疮、养血活血之力,继服 21 剂善后巩固。

按:该患者胃脘隐痛 6 年余,且常于凌晨阳气最弱时发作,且伴脘腹冰凉、口干喜热饮、舌淡红、脉细,此为脾胃虚寒之象;另外,排便不爽、舌边有齿痕、苔白厚为湿浊中阻之象;泛酸、消谷善饥、自汗盗汗、眠浅梦多为肝胃郁热之象。故该患者当下的整体证候特征为脾胃虚寒、寒湿郁热中阻。故以黄芪、红景天健脾益气,以桂枝、制吴茱萸温中散寒,以麸炒白芍、刘寄奴、儿茶活血敛疮,以海螵蛸、浙贝母制酸止痛,以蒲公英、黄连清解郁热。全方温、补、清合用,标本同治,终使病除。另外,从"脏腑风湿"角度看,该患者以"寒湿内伏"为本,以"寒湿郁热"为标。故此阶段以治标为主,兼以治本,待标去本显,则以治本为主。

肠易激综合征(腹泻型)

一、肠易激综合征(腹泻型)概述

肠易激综合征(IBS)是一种常见的功能性肠病,表现为反复腹痛,伴有排便异常或排便习惯的改变。根据罗马Ⅳ标准,诊断该病需要相关症状(腹泻、便秘、腹痛等)出现至少 6 个月,且近 3 个月持续存在。西医学对该病的发生发展尚缺乏统一认识,并无可解释症状的形态学改变和生化检查异常。临床上常见的 IBS 有 4 个亚型:IBS 腹泻型(IBS - D)、IBS 便秘型(IBS - C)、IBS 混合型(IBS - M)以及 IBS 不定型(IBS - U),其中 IBS 腹泻型是临床最常见的一种 IBS 亚型。IBS - D 的发病机制目前尚不明确,有观点认为是由心理因素和外界刺激(如受凉、饮食不调等)造成胃肠动力学改变及内脏感觉异常所致。中医常将 IBS - D 划归于"腹痛""泄泻""郁证"等范畴分型论治,临床表现以腹痛、腹泻最为常见。西医对于该病以对症治疗为主,中医通过辨证论治,发挥中医药多靶点调控的优势,对该病的治疗常取得理想疗效。

二、IBS - D 与脏腑风湿

从临床观察看,有一类 IBS - D 患者以腹痛泄泻为主要表现,且多为遇冷(如外界降温、进食生冷)而随即发作,发时腹痛腹泻,泻下稀薄,并伴有畏寒、肢冷、喜热饮等表现;追溯病因,该类患者平素贪凉嗜冷,忽略保暖等长期的不良生活习惯,造成寒湿之邪侵袭入里,久而伏留于胃肠,后因寒湿邪气的引动而反复发作。因此,结合"脏腑风湿"的相关概念[35]，可将这类 IBS-D 划归于"脾胃系风湿病"范畴论治，其证型特征可概括为"寒湿内伏证"。

（一）病因病机

IBS-D 病位在肠，与脾密切相关；脾为阴脏，主运化，喜温喜燥，恶寒恶湿；生理情况下，水谷入胃，通过脾之运化，变为精微和糟粕，水谷精微经脏腑化为气血循行周身，而糟粕下传于肠腑排出体外。以上过程则有赖于脾阳之兴衰，脾阳旺，则脾运顺畅；胃肠有司，则水谷去留得当[36]，正如《素问·经脉别论》所言："饮入于胃，游溢精气，上输于脾。脾气散精，上归于肺，通条水道，下输膀胱。"而当寒湿之邪外侵，脾阳受损，脾运失职，致使小肠不能分清泌浊，大肠无法传化糟粕，进而出现腹痛、腹泻；若反复感邪，则脾阳益损而寒湿久伏，后遇寒邪、湿邪侵袭（如受凉、饮食生冷）或正气亏虚（如劳累、紧张、病后）时，伏邪引动，疾病复发，发时腹痛、腹泻，畏寒肢冷，如《症因脉治》所云："脾气素虚，或大病后，过服寒冷，或饮食不节，劳伤脾胃，皆成脾虚泄泻之证。"[37]

（二）治则治法

"脏腑风湿病"以风寒湿为主要病因，邪气反复侵袭，脏腑受邪而虚，病邪久留，形成伏邪，每遇外感而诱发或加重；其中外邪内侵是首要外因，脏腑虚弱是重要基础，伏邪内留是致病关键。因此，对于寒湿型 IBS-D 而言，运用温中散寒、健脾除湿法祛除肠胃中的伏寒、伏湿是治疗之根本，及时止泻、止痛则是治疗的首要任务。

1. 温中散寒法　IBS-D 发作时常表现为腹痛、腹泻，寒湿型 IBS-D 还伴有泻下稀薄、畏寒肢冷、喜暖等阳虚阴盛之象。寒湿型 IBS-D 的发生是由于寒湿长期留伏于胃肠，每遇外邪引动而反复发作，缠绵难愈。寒湿之邪伤伐中阳，导致脾运失职，出现腹痛、腹泻等症。因此，对于本病的治疗，要温脾阳以发散、祛除潜伏于胃肠道的伏寒邪气，松动病根，同时要给邪气以出路，不能孟浪使用收涩止泻之品。另外，对于感病日久，正气不足，脾阳亏虚者，更宜攻补兼施，使邪气除而正气足。

2. 运脾除湿法　若 IBS-D 发作时表现出大便稀溏，食欲不振，脘痞腹胀，舌白苔腻等症时，表明湿浊困脾，脾为湿困，纳运障碍，津气阻滞，升降失司。此时治疗当以燥湿化浊之品，振奋已困之脾阳，温化黏腻之湿浊，使脾胃健运、湿去浊消[38]。

（三）方药举隅

1. 理中汤合小建中汤　理中汤出自《伤寒论》，其中人参补益元气，白术补脾土、燥脾湿，干姜辛温助阳暖中焦，人参与干姜相伍，更起到益气助阳之用，炙甘草和诸药兼以补气。四药同用，脾气充盈，中阳振奋，脾运得健，升降有司，脏腑虚寒得除，泄泻自解。小建中汤出自《金匮要略》，其中饴糖补虚，芍药滋阴，二药重用酸甘化阴，补精养血，缓急止痛；大枣补中益气，更助脾阴；桂枝、干姜二药辛温助阳，此二药合用发散寒邪，驱邪以外出，桂枝更有助阴通阳之用，从而体现刚柔并济，阴中求阳，阴阳互根之意，使得脾之阴阳平衡，健运得复，则痛减泄止。小建中汤驱除伏于胃肠黏膜之寒邪，也对应了仝氏脏腑风湿理论以散寒透邪为主的治疗方法。临床上常将此二方合用，温补与宣散结合，扶正祛邪，以托散伏寒，恢复脾阳，进而达到绝其根本之目的。

值得讨论的是,临床上对于腹泻型肠易激综合征,常用参苓白术散合痛泻要方加减治疗;细究可见,该法较宜于脾阴不足而易感外邪之腹泻型肠易激综合征,但对于脾胃阳虚而有寒湿内伏之证者相对欠妥。因为参苓白术散和痛泻要方偏重补脾柔肝;其中虽同有白术、白芍,但参苓白术散合痛泻要方偏重于养肝补脾,防风、陈皮理脾疏肝,党参、山药、白扁豆、茯苓、薏苡仁益气健脾更著,诸药合用,抑木扶土、补中祛湿之力强,然与理中、小建中二方相较,温中散寒之势差矣。

2. 除湿汤　除湿汤出自宋代王璆《是斋百一选方》,由半夏、厚朴、苍术、藿香叶、陈皮、茯苓、甘草、白术、制附子等组成。主治一切中湿自汗,淅淅恶风,翕翕发热,阳虚自汗,呼吸少气。方中苍术、半夏辛温燥湿,输转脾津;陈皮、藿香、厚朴芳香化湿,舒畅气机,使脾胃升降正常,进而使三焦津气自调。白术健脾输津,复脾胃输转之功;附子温下焦阳气,复肾命气化之职;茯苓淡渗利水,祛三焦已停之湿。四药调理肺脾肾三脏功能,通调三焦水道,使功能恢复,津行无碍。

3. 胃苓汤　胃苓汤出自《丹溪心法》,由苍术、厚朴、陈皮、甘草、桂枝、白术、茯苓、猪苓、泽泻组成。主治寒湿困脾,肾失气化,水液失调之脘痞腹胀、食少便溏、肢体重痛等。此方由平胃散和五苓散相合而成。平胃散是治寒湿困脾的主方,体现燥湿化浊之法则。五苓散是治气化失常的主方,体现化气行水之法则。两方相合,燥湿运脾,化气行水,体现了脾肾同治的配方法度。

4. 藿香正气散　藿香正气散出自《太平惠民和剂局方》,由藿香、紫苏、白芷、桔梗、陈皮、厚朴、大腹皮、半夏、白术、茯苓、甘草组成。主治外感风寒,内伤湿滞,恶寒发热,头重胀痛,胸膈痞闷,呕吐泄泻等。本方体现了芳香化湿、利气行津、升清降浊、扶正祛邪、表里同治等治法。在应用上,本方宣化湿浊、舒畅气机、调理胃肠功能,是治寒湿困脾,湿凝气阻的有效名方。兼表证者可用,不兼表证者也常用[38]。

三、医案举隅

【案1】

鲁某,女,26岁,公司职员。初诊时间:2014年08月。主诉:腹泻间作2年,加重1周。刻下症:神清,形瘦,乏力,大便稀薄不成形,日行3～4次,腹痛不明显,畏寒肢冷,腹部喜暖喜按,舌淡隐紫,苔微白腻,脉细。追问病史:既往喜食冷饮冰棍,贪凉恶热,此次进食生冷后出现泄泻。辅助检查:胃镜示慢性浅表性胃炎;肠镜未见特殊异常。

西医诊断:腹泻型肠易激综合征,慢性浅表性胃炎。

中医诊断:泄泻。

中医证型:寒湿伏脾。

处方:黄芪建中汤合理中汤加减。桂枝12 g,白芍20 g,干姜3 g,黄芪20 g,党参20 g,炒白术10 g,山药10 g,山茱萸6 g,炙甘草3 g,大枣10 g,茯苓10 g,肉豆蔻10 g。水煎服,日1剂。

上方服用半月,患者便次减少;再服半月,便调成形,畏冷好转。

按：该患者泄泻间作2年余，素喜好冷饮、衣着欠暖，进而导致脾阳受损、胃肠失司，寒湿之邪不断内扰而伏留脏腑。此次因进食冷饮后发病，是为外感之邪引动伏寒。因此在治疗上当透邪散寒以治其标，温补脾肾以治其本。故以黄芪建中汤合理中汤加味，共奏散寒温中、健脾止泻之功。

【案2】

陈某，女，65岁，退休工人。初诊时间：2016年11月。主诉：上腹部疼痛不适伴腹泻间作3年余。刻下症：神清，形瘦，乏力，面色偏黄，胃脘部时有不适，腹痛隐隐，嗳气偶作，自觉胃肠辘辘有声，喜暖饮，容易腹泻，泻下稀薄，夜寐欠馨，舌淡胖，苔薄，脉小滑。辅助检查：胃镜示慢性萎缩性胃炎；肠镜未见特殊异常。

西医诊断：腹泻型肠易激综合征，慢性萎缩性胃炎。

中医诊断：泄泻，胃痛。

中医证型：正虚寒伏。

处方：黄芪建中汤合归脾汤加减。黄芪15 g，炙黄芪15 g，桂枝10 g，干姜3 g，白芍15 g，党参15 g，炒白术10 g，茯神10 g，全当归10 g，仙鹤草15 g，远志6 g，酸枣仁25 g，木香6 g，炙甘草3 g，红枣15 g，茯苓10 g。

此方服用1月后，诸症悉减。

按：该患者泄泻间作3年余，且喜暖饮、舌淡胖、苔薄，此为脾阳不足之征象；形瘦乏力、面色偏黄，此为脾失健运、化源不足之征象；胃肠辘辘有声、脉小滑，此为肠中水盛之征象。总之，结合四诊，可以发现该患者的整体证候特征为中阳不足、寒湿内盛。故以黄芪建中汤、归脾汤健脾、益气、燥湿、安神，以桂枝、干姜散寒温中，三方合用，标本兼治，气血阴阳同补。

【案3】[39]

胡某，男，22岁。初诊时间：2017年2月。主诉：间断大便不成形7年。刻下症：食凉后腹泻，便前腹痛，无憋胀感，大便每日2～3次，黏滞，无脓血，咳嗽，鼻塞，纳眠可，精神佳。舌红苔白，脉沉。辅助检查：粪便常规、腹部B超及肠镜均未见异常。

西医诊断：腹泻型肠易激综合征。

中医诊断：泄泻。

中医证型：脾虚湿阻。

处方：痛泻要方、香连丸、参苓白术散加减。陈皮10 g，炒白术12 g，炒白芍12 g，防风10 g，茯苓15 g，炒白扁豆15 g，山药15 g，生薏苡仁30 g，砂仁6 g，柴胡10 g，木香10 g，黄连6 g，浙贝母10 g，前胡10 g，甘草6 g，生姜6 g，6剂。

二诊：诸症好转，大便每日2～3次，成形，舌红苔微黄，脉沉。处方：上方去砂仁，加羌活、独活各6 g。12剂后大便正常，诸症消失。

按：该患者便溏日久、腹痛腹泻，且常于食凉后发作，此为脾阳不足、寒湿内盛、肝木乘脾之象；咳嗽间作、舌红则为土不生金、郁热内生之象。故予痛泻要方疏肝健脾，以参苓白术散培土生金，更少以香连丸燥湿清热。二诊加羌活、独活，意在加强升阳解表除湿之用,使风散湿去,则泻自止,所谓"下者举之"是也。诸药合用,使脾运得健,清阳得升,湿邪得去,诸症自除。

溃疡性结肠炎(寒湿型)

一、溃疡性结肠炎概述

溃疡性结肠炎(ulcerative colitis,UC)又称为慢性非特异性溃疡性结肠炎,是一种多因素导致的慢性非特异性炎性肠病,主要累及乙状结肠、直肠的黏膜和黏膜下层,主要临床表现为腹痛腹泻、黏液脓血便、里急后重等[40,41]。UC的病因及发病机制目前尚未完全明确,普遍认为和遗传易感性、免疫调节紊乱、感染及环境等因素有关。遗传研究方面发现本病有明显的种族差异和家族聚集性,西方国家的发病率明显高于东方国家。免疫学方面认为多种因素参与了UC的发病,这些因素可能触发一个连续的慢性免疫过程,中性粒细胞、巨噬细胞、肥大细胞、T淋巴细胞和B淋巴细胞、自然杀伤(NK)细胞等参与了此过程,这些效应细胞释放的抗体、细胞因子和炎症介质引起肠黏膜组织破坏和炎性病变。感染也是病因研究中备受关注的问题,感染可能作为UC发病的始动因子,引起免疫反应,或者作为抗原扳机引起肠道黏膜炎症反应。环境致病因素认为本病的发病系外因通过人体的自身免疫反应机制,导致肠上皮和组织细胞持久的损伤[42]。

中医根据UC的临床表现,将其纳入"腹痛""泄泻""大瘕泄""肠澼""痢疾""滞下""内痛""肠风""脏毒"等范畴分型论治。本病病因复杂,普遍认为由外感时邪、饮食不节(洁)、情志内伤、素体脾肾不足等多种因素所致,临证亦有寒、热、虚、实之差别,但本病始终存在着"脾虚湿蕴"的病理变化。因此,脾虚为本、湿热为标是溃疡性结肠炎发病的整体证候特征。另外,UC常见的病理因素有气滞、湿热、血瘀、痰浊等,其病位在大肠,涉及脾、肝、肾、肺等脏。湿热蕴肠、气滞络瘀为其急性发病的基本病机,脾虚失健是其主要的发病基础,饮食不调则是主要的诱发因素。本病多为本虚标实之证,活动期以标实为主,表现为湿热蕴肠、气血不调;缓解期则主要表现为正虚邪恋、运化失健,且正虚以脾虚为主,兼有肾虚。参照中华中医药学会脾胃病分会制定的《溃疡性结肠炎中医诊疗共识(2009)》中的证候分类标准,UC有大肠湿热证、脾虚湿蕴证、寒热错杂证,肝郁脾虚证、脾肾阳虚证、阴血亏虚证6种基本证型。治疗上,主要用方有参苓白术散、四神丸、升阳益胃汤、四君子汤、葛根芩连汤等。

二、溃疡性结肠炎与脏腑风湿

在临床实践中,溃疡性结肠炎虽以肠道湿热证最为常见,湿热内蕴肠道,腑气壅滞,气滞血阻,气血与邪气相搏,脂络受损,腐败化为脓血而致下痢[43]。但"湿热"从何而来,值得我们深思,是寒湿蕴热所致,还是感受湿热邪气。若是前者,则寒湿为本,湿热为标。结合"脏腑风湿"的相关概念,可将这类急性期表现为湿热、缓解期表现为寒湿的溃疡性结肠炎纳入"脾胃系风湿病"范畴论治。结合临床,发现这类寒湿型溃疡性结肠炎患者并不少见,这需要引起临床工作者的重视。

（一）病因病机

《景岳全书》云:"泄泻之本……脾胃受伤……精华之气不能输化……合污下降而泻痢作。"邵荣世、沈舒文、刘敏等[44,45]等认为肆食生冷、久居潮湿、外感寒湿、过服寒凉之药可损伤中阳。另外,久痢不愈,亦可导致脾胃受损。然不管何种途径,最终皆可形成脾胃虚寒、寒湿内盛的内环境。因此,脾胃虚弱是寒湿型UC的发病基础。脾胃虚弱,寒湿困脾,健运失常,邪滞肠道,阻滞气血运行,脂络受伤,可发为滞下脓血。

（二）临床表现

对于已经确诊为溃疡性结肠炎的患者,可根据其主要症状及内镜下表现进行辨证分析,寒湿型UC的临床表现具体如下:

主症:① 腹痛,腹部畏寒;② 下利赤白黏冻,白多赤少,或纯为白冻;③ 里急后重感明显;④ 舌质淡,苔白腻。

次症:① 头身困重;② 口淡,饮食乏味;③ 脘闷;④ 脉濡缓。

证型确定:具备2项主症加1项次症。

辨证说明:证型的确定以就诊时的临床表现为依据。UC为本虚标实的疾病,故辨证时往往为主证夹兼证(一个证为主,另一个证为辅,前者称主证,后者称兼证,如寒湿与瘀血等同见,均辨证为寒湿型)。

内镜:肠黏膜稍充血,或不充血而近于常色,重度水肿呈露滴状或水泡状,无溃疡,轻度糜烂,肠腔内黏液色白质稠[47]。

（三）各家治法汇总

截至目前,中医对寒湿型溃疡性结肠炎的治疗尚未有统一认识。现结合各家经验及"脏腑风湿"理论,将寒湿型UC的治法简单阐述如下。

1. 内治法

（1）温阳祛湿:温中阳以祛除寒湿之邪,同时给邪气以出路,是治疗这类溃疡性结肠炎的首要措施。另外,对于病势迁延不愈,泻痢日久,损及肾阳者,在温脾阳的同时亦应注意温补肾阳;对于肾阳虚衰,固涩无权,滑脱不禁者,可适当使用固涩之药。此外,寒湿型溃疡性结肠炎的关键病机在于寒湿内伏,所以在温阳的同时,适时攻下,使邪气除而正气足。

（2）升阳祛湿:《内经》言"风能胜湿""湿邪风以平之",《脾胃论》中也有言道"湿邪遏阻,清气不升"是导致患者出现"泄泻不止,腹痛肠鸣,里急后重,或有白脓血便"的主要病机。所以沈舒文[44]及林芝韵[48]等强调"以风药升阳""风药以胜寒湿",在运用温阳化湿法的同时,适当加用风药,如炒防风、升麻、柴胡等,可鼓舞脾阳,升散肺气,清阳升则浊阴降,湿邪所除,泄泻当止[49]。

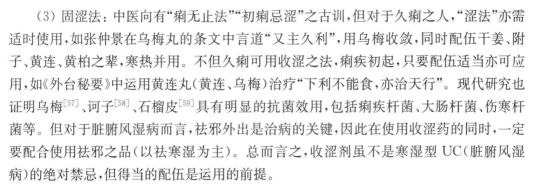

（3）固涩法：中医向有"痢无止法""初痢忌涩"之古训，但对于久痢之人，"涩法"亦需适时使用，如张仲景在乌梅丸的条文中言道"又主久利"，用乌梅收敛，同时配伍干姜、附子、黄连、黄柏之辈，寒热并用。不但久痢可用收涩之法，痢疾初起，只要配伍适当亦可应用，如《外台秘要》中运用黄连丸（黄连、乌梅）治疗"下利不能食，亦治天行"。现代研究也证明乌梅[57]、诃子[58]、石榴皮[59]具有明显的抗菌效用，包括痢疾杆菌、大肠杆菌、伤寒杆菌等。但对于脏腑风湿病而言，祛邪外出是治病的关键，因此在使用收涩药的同时，一定要配合使用祛邪之品（以祛寒湿为主）。总而言之，收涩剂虽不是寒湿型 UC（脏腑风湿病）的绝对禁忌，但得当的配伍是运用的前提。

2. 外治法

（1）灌肠：灌肠疗法能够降低肠道炎症反应，是治疗 UC 的有效手段[51]。中药灌肠可以避免口服药物时胃酸和消化酶对药物的影响，又可使大部分药物不进入循环系统，避免药物代谢的首关消除效应，而提高局部的血药浓度[52]。如邵荣世[46]对于寒湿内盛型溃疡性结肠炎在给予中药内服的同时，会予以中药灌肠，常用药包括明矾、薏苡仁、肉桂、艾叶、生大蒜籽（捣烂取汁）等。张在晨等[50]的常用灌肠方包含白头翁、黄芩、车前子、白芍、炮姜、肉桂、黄连、三七、丹参等。

（2）针灸：阚成国[53]治疗寒湿型溃疡性结肠炎时，常选取中脘、天枢、关元、足三里、阴陵泉、内关等穴。中脘、天枢穴用 2 寸热针直刺，得气后将电针导线分别接在热针的针柄和针根部，调节热针温度为 45℃，留针 20 min。其余穴位均采用平补平泻法，得气后留针 20 min。每日针刺 1 次，2 个月为 1 个疗程。

（3）穴位贴敷：孔令彬[54]运用巴豆 3 粒（去皮），胡椒 10 粒，绿豆 7 粒，红枣 1 枚（去核），母丁香 24 粒，番木鳖 3 个，黄酒少许。制法：诸药混合，捣融如膏。选穴：天枢、神阙、脾俞等。用法：取药膏 1/2，分贴于 3 个穴位，用纱布盖好，胶布固定，1 日一换，7 日为 1 个疗程，一般贴 2～3 个疗程。

三、医案举隅

【案1】[55]

王某，女，40 岁，职员，2005 年 11 月 3 日就诊。患者 2000 年开始出现腹痛腹泻，伴少量的黏液脓血便，经西药治疗后症状好转。但分别于 2003 年及 2004 年复发，对症治疗后症状有所好转。本次患者因受凉后再次出现腹泻，伴有少量黏液脓血便，每日 4～5 次，有明显里急后重感，左下腹疼痛，便前重、便后轻，小腹畏寒，喜温喜按，纳差，乏力，腰膝酸软，形寒肢冷，舌暗，边有瘀斑，苔白腻，脉濡缓。结肠镜检查示：直肠、乙状结肠黏膜红肿、糜烂，广布新鲜出血或白苔。病理：大肠（直肠及乙状结肠）黏膜慢性炎症急性发作。

西医诊断：溃疡性结肠炎。

中医诊断：痢疾。

中医证型：寒湿瘀阻，脾肾阳虚。

处方：少腹逐瘀汤加减。小茴香 10 g，炮姜 15 g，肉桂 10 g，当归 9 g，川芎 3 g，赤芍

10 g,蒲黄 9 g,五灵脂 6 g,延胡索 9 g,陈皮 8 g,枳实 10 g,焦三仙各 10 g。7 剂,每日 1 剂,水煎服。

二诊:腹泻仍每日 4~5 次,伴有暗色黏液脓血便。腹痛、里急后重感较前减轻;仍有纳差,乏力,形寒肢冷,腰膝酸软,小腹畏寒,喜温喜按,舌脉同前。此为脾肾阳虚,邪正交争,正不胜邪,运化无力,积滞残留。处方:上方加制附子 10 g,砂仁 6 g。14 剂,每日 1 剂,水煎服。

三诊:腹痛、里急后重、黏液脓血便消失,腹泻减为每日 1~2 次;乏力,形寒肢冷,腰膝酸软,小腹畏寒,喜温喜按等症稍减。处方:金匮肾气丸合附子理中丸加减,续用 14 剂。

以三诊方加减治疗 3 个月后,患者复查肠镜显示正常。故嘱患者继续服附子理中丸和金匮肾气丸(丸剂)半年以巩固疗效,未见复发。

按:该患者腹泻间作 5 年余,伴有腰膝酸软、形寒肢冷、小腹畏寒、舌苔白腻等,此均为脾肾阳虚、寒湿内盛之象;寒湿内阻,肠道气机不畅,故有里急后重之感。加之病程较长,久病入络,脉络瘀阻,肠中水分不被蒸化、吸收,水停瘀阻,气机不能畅达,形成水瘀交阻的恶性循环。故在治疗首先予少腹逐瘀汤活血化瘀,加陈皮、枳实理气燥湿化痰,加焦三仙消积导滞。首诊方以温化寒湿、活血化瘀为主,先治其标;后方以健脾温肾为主以治其本,进而增强机体抗病能力,巩固疗效,预防复发。从"脏腑风湿"理论而言,该患者以"脾肾阳虚、寒湿内伏"为本,复感外邪引动伏邪。故先祛外邪,兼以治本,待邪去本显,则以治本为主。

【案 2】[54]

李某,男,56 岁,教师。患溃疡性结肠炎 2 年余。刻下症见:痢下夹有白冻,不成形,每日 3~4 次,腹中隐痛,喜暖喜按,不欲饮食,食后痞满,面黄,乏力,手足不温,腰酸怕冷,舌淡苔薄白,脉沉迟无力。大便常规示:外观呈黏液便,镜检:脓球(++),潜血(+);肠镜示:可见结肠黏膜浅表溃疡,表面附着黏液性渗出物。

西医诊断:慢性溃疡性结肠炎。

中医诊断:痢疾。

中医辨证:寒湿蕴脾,脾失健运。

处方:巴豆 3 粒(去皮),胡椒 10 粒,绿豆 7 粒,红枣 1 枚(去核),母丁香 24 粒,番木鳖 3 个,黄酒少许调糊状,贴于脾俞、神阙、天枢,日一换。

14 日后做肠镜检查,可见结肠黏膜表面红润,无充血、水肿及渗液,黏膜下血管呈树枝状排列,示病已痊愈,随访 1 年,未见复发。

按:该患者患溃疡阳性结肠炎 2 年余,痢下白冻,伴有腹中隐痛、喜暖喜按、手足不温、腰酸怕冷,此为脾肾阳虚之象;又不欲饮食、食后痞满、面黄乏力,此为脾失健运、气血不足之征。阳虚日久,寒湿内生,久而气血阻滞,内生痰瘀,成为伏邪。故选用温燥辛散之品外敷于脾俞、神阙、天枢,以温脾肾之阳、祛肠中寒湿。方中辛热之巴豆荡涤肠胃沉寒冷积,配红枣、绿豆益气健脾并缓和巴豆之毒性;胡椒温中行气,除寒湿,止寒泻;母丁香温暖

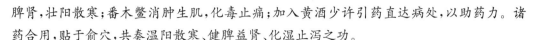

脾肾,壮阳散寒;番木鳖消肿生肌,化毒止痛;加入黄酒少许引药直达病处,以助药力。诸药合用,贴于俞穴,共奏温阳散寒、健脾益肾、化湿止泻之功。

【案3】[56]

杨某,男,46岁,2016年3月1日就诊。主诉:反复发作黏液脓血便3年余,加重3日。患者3年前无明显诱因出现腹痛、腹泻,解黏液脓血便,每日5~6次。进一步诊断为溃疡性结肠炎,此后患者规律性服用美沙拉嗪肠溶片,但病情控制不理想,常反复发作。此次患者3日前再次出现黏液脓血便,每日5~6次,伴有里急后重感,左下腹隐痛,喜温喜按,畏寒肢冷,腰膝酸软,神疲乏力,无口干口苦,无恶寒发热,纳食尚可,夜寐可,小便可,舌质淡胖,苔薄白,脉沉细。

西医诊断:重度溃疡性结肠炎。

中医诊断:痢疾。

中医证型:脾肾虚寒。

处方:薏苡附子败酱散加减。薏苡仁30 g,黑附片9 g(先煎),败酱草20 g,红藤20 g,秦皮20 g,皂角刺15 g,仙鹤草30 g,党参15 g,黄芪20 g,茯苓10 g,当归10 g,白芍15 g,木香10 g,石榴皮30 g,乌梅10 g,7剂,水煎服,日1剂,早晚分服。

二诊(2016年3月8日):服上方7剂后,患者大便日行2~3次,有少量黏液,未见脓血,腹痛、里急后重感较前明显好转;仍有畏寒肢冷、腰膝酸软,纳寐可,小便平,舌质淡胖,苔薄白,脉沉细。考虑患者久病耗伤阳气,脾肾阳虚,应温肾暖脾,故于上方加肉桂5 g(后下),继服14剂,煎服法同前。

三诊(2016年3月22日):服用二诊方14剂后,患者诸症明显好转,大便质软成形,每日1次,未见明显黏液脓血,无明显腹痛、里急后重感,畏寒肢冷、腰膝酸软明显改善,纳眠可,小便可,舌质淡胖,苔薄白,脉细。自此患者大便基本恢复正常,病情进入缓解期,当以治本为主。处方:二诊方去仙鹤草、石榴皮、乌梅,加肉苁蓉40 g、巴戟天20 g,14剂,煎服法同前。并嘱患者多注意休息,畅情志,调饮食。随访半年,患者病情稳定,未再复发。

按:该患者患有重度溃疡性结肠炎3年余,且伴有喜温喜按、畏寒肢冷等症,此为脾肾阳虚之象,何况久泄本身亦可损伤脾肾阳气。阳虚日久,寒湿内生,久而与瘀夹杂,盘踞肠道黏膜,成为伏邪,进而导致病情反复发作,缠绵难愈。故在治疗时,首先以薏苡附子败酱散加味温阳化湿以治其"态"。另外,急性期病情较重,腹泻频作,何况病程长久,故加用石榴皮、乌梅收敛固涩以治标。待急性期过后,则以治本为主。方中薏苡仁利湿排脓、兼以健脾;附子大辛大热以散寒湿,既可温脾阳,又可补肾阳;败酱草、红藤、皂角刺以消痈排脓;党参、黄芪、茯苓健脾益气;当归、白芍更体现了"行血则便脓自愈"之义;木香行气导滞,体现了"调气则后重自除"之义。诸药合用,达到温脾补肾、涩肠止泻之功。二诊时,患者仍有畏寒肢冷、腰膝酸软,故加肉桂以温脾暖肾、补火助阳。三诊时,患者症状明显好转,疾病进入缓解期,当以治本,故去石榴皮、仙鹤草、乌梅,加巴戟天、肉苁蓉温脾阳补肾阳,以达到脾肾兼治的目的。综上,本方以薏苡附子败酱散为基础方,依据患者症候灵活加减,故取得良好疗效。

参考文献：

［1］仝小林. 维新医集［M］. 上海：上海科学技术出版社，2015：29－33.

［2］徐海荣，段永强，梁玉杰，等. 李东垣从脾胃论治五脏病遣方用药规律及其临床意义［J］. 中医杂志，2015，56（12）：1011－1014.

［3］顾成娟，吴学敏，王涵，等. 诸型感冒，太卫胃表，皆属于膜：仝小林教授对感冒的认识及病机探讨［J］. 吉林中医药，2018，38（02）：142－145.

［4］何丽莎，刘文科，仝小林. 论脏腑风湿理论在临床中的应用［J］. 中华中医药杂志，2017，32（5）：2087.

［5］仝小林，刘文科. 论过敏性疾病的中医药治疗［J］. 上海中医药大学学报，2011，25（5）：8－10.

［6］李冀，柴剑波，孙琳林. 浅谈活血化瘀法防治消化性溃疡［J］. 中国中医药信息杂志，2006，13（3）：92－93.

［7］张艳婷，金才杰，李亚楠，等. 中医治疗肠易激综合征微探［J］. 中医临床研究，2017，9（23）：44－45.

［8］李军. 从伏邪论治慢性萎缩性胃炎思路探讨［J］. 江苏中医药，2012，44（11）：9.

［9］张北平. 伏邪、伏毒理论古文献整理及其在溃疡性结肠炎中的应用［D］. 广州中医药大学，2014，4：14－24.

［10］刘果，王新月. 伏邪理论在中医药抗溃疡性结肠炎复发中的运用［J］. 中国中西医结合消化杂志，2009，17（6）：391.

［11］桑力轩，刘汉立，姜敏. 溃疡性结肠炎发病机制研究进展［J］. 世界华人消化杂志，2007，15（20）：2249－2254.

［12］徐蓉娟. 内科学［M］. 北京：中国中医药出版社，2007：151－171.

［13］胡震宇. 胃肠疾病幽门螺杆菌感染与中医分型关系的研究［J］. 浙江中医杂志，2009，44（2）：107－108.

［14］柯韵伯. 伤寒来苏集［M］. 上海：上海卫生出版社，1956.

［15］仝小林，刘文科，田佳星. 论脏腑风湿［J］. 中医杂志，2013，54（7）：547－549.

［16］王光铭，陈昱倩，刘万里. 花类药在调节脾胃气机升降中的应用［J］. 中医杂志，2015，56（02）：176－177＋180.

［17］杨子敬. 消化性溃疡的研究进展［J］. 内科，2009（6）：925－927.

［18］姚宏昌. 消化性溃疡研究的若干进展［J］. 医学与哲学，2010，31（5）：5－10.

［19］中华消化杂志编委会. 消化性溃疡病诊断与治疗规范（2013，深圳）. 全科医学临床与教育，2014，12（3）：243－246.

［20］胡伏莲. 消化性溃疡发病机制的现代理念［J］. 中华消化杂志，2005，（3）：189－190.

［21］Graham DV, Agrawal NM, Campbell DR, et al. Ulcer prevention in long-time users of nonsteroidal anti-inflammatory drugs：results of a double-blind, randomized, multi center, active-and placebo-controlled study of misoprostol vs lansoprazole ［J］. Arch ln tem Med, 2002, 162：169－175.

［22］张声生，王垂杰，李玉锋，等. 消化性溃疡中医诊疗专家共识意见（2017）［J］. 中华中医药杂志，2017，32（09）：4089－4093.

［23］王静，李佃贵，米会平. 消化性溃疡的病因病机及中医药治疗进展［J］. 河北职工医学院学报，2002，19（3）：58－60.

［24］戈焰，邱健行. 邱健行治疗消化性溃疡经验［J］. 中医杂志，2007，48（12）：1069.

［25］胡荣. 中医辨治消化性溃疡［J］. 湖北中医杂志，2009，31（5）：43－44.

［26］王幼立. 自拟疏肝消溃散治疗消化性溃疡58例［J］. 中国中医急症，2010，19（6）：1026.

［27］王洪京，赵明. 消化性溃疡脾胃湿热证的理论探讨［J］. 中医研究，2008，21（4）：6－9.

[28] 沈华娟,葛惠男. 消化性溃疡中医辨证分型的研究[J]. 吉林中医药,2015,35(4):355-357.

[29] 张仲景. 金匮要略[M]. 北京:人民卫生出版社,2005:23,42,77.

[30] 张仲景. 伤寒论[M]. 北京:人民卫生出版社,2005:106.

[31] 李东垣. 内外伤辨惑论[M]. 北京:人民卫生出版社,2007:24,27.

[32] 杨映映,邸莎,顾勤,等. 基于"脏腑风湿"论治消化性溃疡——仝小林教授治疗消化性溃疡的新视角[J]. 中华中医药学刊,2019,37(02):343-346.

[33] 王晓. 王德元辨证治疗顽固性消化性溃疡验案 3 则[J]. 江苏中医药,2009,41(3):50-51.

[34] 王韶康,姜玥,段永强,等. 王道坤以自拟愈溃系列经验方治疗消化性溃疡验案拾萃[J]. 中国中医药信息杂志. 2018,25(8):111-113.

[35] 杨映映,张海宇,沈仕伟,等. 仝小林"脏腑风湿论"述要[J]. 北京中医药,2018,37(06):519-524.

[36] 伊瀚,顾勤. 五更泻之我见[J]. 内蒙古中医药,2012,31(6):132.

[37] 李医芳. 温肾健脾法治疗腹泻型肠易激综合征的临床观察[D]. 北京:北京中医药大学,2011.

[38] 陈潮祖. 中医治法与方剂[M]. 北京:人民卫生出版社,2000.

[39] 张喜燕,鲁树玲,王健. 王健治疗腹泻型肠易激综合征的临床经验[J]. 山西中医学院学报,2018,19(2):40-42.

[40] 彭艳红. 溃疡性结肠炎中医病名源流探析[J]. 辽宁中医药大学报,2014,3,16(3):138-139.

[41] 孙蓓. 邵荣世治疗溃疡性结肠炎经验[J]. 山东中医杂志,2016,1,35(1):57-58.

[42] 中华中医药学会脾胃病分会. 溃疡性结肠炎中医诊疗共识意见[J]. 中华中医药杂志,2010,25(6):891-895.

[43] 孙平良,钟元帅,李裕波,等. 溃疡性结肠炎中医病因病机研究进展[J]. 中医研究,2016,(4):71-74.

[44] 樊振,李恒,颜莉芳. 沈舒文教授治疗溃疡性结肠炎经验[J]. 陕西中医,2006,27(11):1392-1394.

[45] 刘敏. 溃疡性结肠炎的病机演变规律及用药体会[J]. 河北中医学院学报,1995,10(3):16-17.

[46] 范兆森. 谢晶日运用通降法治疗溃疡性结肠炎经验[J]. 湖北中医杂志,2015,2,37(2):29-30.

[47] 吴志祥. 慢性非特异性溃疡性结肠炎乙状结肠镜象辨证分析[J]. 实用中医药杂志,2001,4,17(4):6-7.

[48] 林芝韵. 溃疡性结肠炎 64 例中西药对照治疗观察[J]. 上海医药,1999,20(8):31-33.

[49] 湖南省中医药研究所编.《脾胃论》注释[M]. 北京:人民卫生出版社,1976:245-255.

[50] 张在晨,田利霞等. 中药内服合保留灌肠治疗慢性溃疡性结肠炎寒湿型疗效观察[J]. 内蒙古中医药,2006(6):10-11.

[51] Furuta R, Kusugami K, Gota H. Enema therapy for ulcerative coli-this patients[J]. NihonRinsho,2005,63(5):845-849.

[52] 黄芳,徐桂华. 溃疡性结肠炎的中药保留灌肠技术规范化研究进展[J]. 护理研究,2014,28(4):1411-1414.

[53] 阚成国,杨爱龙,王广武,等. 电火针法治疗慢性非特异性溃疡性结肠炎 54 例[J]. 针灸临床杂志,2011,27(10):41-42.

[54] 孔令彬. 穴位贴药治疗溃疡性结肠炎[J]. 光明中医杂志,1996(4):22-23.

[55] 安贺军,于玫,林芳冰,等. 王新月教授论治溃疡性结肠炎复发的思路[J]. 广州中医药大学学报,2008(03):271-273.

[56] 张乐乐,祝慧芳,江一平. 江一平运用薏苡附子败酱散加味治疗溃疡性结肠炎验案 1 则[J]. 江西中医药,2017,4(48):50-51.

[57] 张华月,李琦,付晓伶. 乌梅化学成分及药理作用研究进展[J]. 上海中医药杂志,2017,51(S1):296-300.

[58] 刘伟,唐金花,周丽威,等. 中药诃子的抑菌作用及超微结构[J]. 江苏农业科学,2014,42(06)：281－283.

[59] L. C. Bragaa, J. W. Shuppb, C. Cummingsb, et al. Pome-granate extract inhibits Staphylococcus aureus growth and subsequent enterotoxin production [J]. Journal of Ethno-pharmacology, 2005, (96)：335－339.

肝系风湿病

总　　论

　　"肝系"是全氏"四焦八系"理论体系中的一部分,是基于中医藏象学说并结合西医学对肝胆系统解剖学和功能学的研究成果而总结出的一个概括性称谓。就中医而言,其包括肝、胆及其附属结构,与脾胃系同属中焦;就西医学而言,其包括肝脏、胆囊、脾脏、肝内外胆管、肝内外动脉系统以及其对应的功能[1]。根据"脏腑风湿"的相关概念,结合临床观察,发生于肝系的一些疾病,诸如自身免疫性肝炎、原发性硬化性胆管炎等与"风寒湿"有关的自身免疫性疾病,以及部分肝硬化、肝癌等以风寒湿邪为始动因素的疾病,均可从脏腑风湿的角度论治。全氏将这类疾病称为"肝系风湿病",是脏腑风湿在肝系疾病中的一个分支。

一、病因病机

　　《素问·经脉别论》曰:"食气入胃,散精于肝。"中焦脾胃腐熟水谷,受气取汁,所化生的精微物质,需要肝胆的疏泄作用方能升发布散、濡养周身。正是因为中焦脾胃与肝胆之间有密不可分的联系,使得肝胆与脾胃在生理上协同互助,在病理上相互影响。在这样的基础上,若患者过食寒凉或脾阳不足,皆可导致寒湿邪气蕴积中焦,久而寒湿通过胃肠黏膜直犯脾胃,流传肝胆,阻遏气机,引起肝胆疏泄功能的异常。气滞日久,痰瘀亦生,与寒湿邪气相互搏结,形成"寒湿瘀"的内环境状态,累及肝胆而发展成为"肝系风湿病"。在此基础上,或化热,或成毒,或成瘤(癌),种种变证,纷繁复杂,此所谓"土壅木郁"也。同时,肝病日久亦可克伐脾土,导致脾胃功能的进一步减弱,从而使湿浊更甚,进而形成肝脾之间的恶性循环。

　　《素问·痹论》言:"筋痹不已,复感于邪,内舍于肝。"肝系之寒湿邪气除了从脾胃流传肝胆外,亦可由五体痹传变而来[2]。如《素问·生气通天论》所言:"风客淫气,精乃亡,邪乃伤肝也",风为百病之长,且"风气通于肝",故风邪常兼夹寒湿等邪气侵袭人体,发为筋痹。若不能及时祛除外邪，或反复感受风寒湿邪，外邪流连筋骨，继而损伤正气，自当循经内舍，由表及里，由浅入深，由轻至重，最终侵袭肝系形成"肝系风湿病"，此之谓"诸痹不已，亦益内也"。

罹患痹证，症状各异，如《素问·痹论》云："痹或痛，或不痛，或不仁，或寒，或热，或燥，或湿。"刘士敬[3]通过统计自身免疫性肝炎患者的临床表现，发现有36％的患者伴有关节疼痛，42％伴见皮肤瘙痒，21％伴有发热，81％伴皮肤粗糙，79％伴黄疸。"肝生筋"，风寒湿痹阻筋脉，气血不通，故关节疼痛；风入腠理，营卫失和，肌肤黏膜失于濡养，则皮肤瘙痒或粗糙；胆汁不循常道而泛溢于外则可见黄疸；中焦运化不利则食欲减退，气机升降失司则可伴恶心呕吐、胁肋胀痛诸症，这些都是西医学意义上肝胆疾病早期常见的临床症状。此外若延误治疗，气机进一步壅塞，无法推动气血、津液之输布，则可引起痰饮、水湿、瘀血等一系列病理产物的堆积，进一步还可引起鼓胀、癥瘕等的发生。

二、肝系风湿病的治疗原则

"肝系风湿病"的起始病因虽为风寒湿邪，但由于感邪偏盛之不同，患者体质之差异，加之肝又为"将军之官"，体阴而用阳，故侵袭肝胆之病邪往往有入里化热的趋势。故对于"肝系风湿病"的治疗当积极透邪，尤以复感为透邪之机，运用解表散寒除湿或散热凉肝的药物，如防风、羌活、细辛、秦艽之属[4]，断不可妄投寒凉，耗损中阳，加重中焦寒湿，闭门留寇，反致邪气伏留，盘踞脏腑。另外，此类疾病常反复发作，缠绵不愈，与痰浊、瘀毒交错混杂，而成顽疾。故对于久病患者，还需积极治络，防止久病入络而致脏损，或成积、成瘤、成癌，这一过程也符合很多慢性肝病的发展进程。另外，"肝系风湿病"感受阴邪而起病，寒湿痹阻气机，或久而化火耗伤正气，最终皆可导致机体之阳气逐渐虚损，最终形成脾肾阳虚或肝脾肾阴阳俱虚之象。故治疗"肝系风湿病"，当始终顾护阳气，保得一份阳气，则留有一丝生机。

西医学中的诸多肝胆疾病，大部分还是以感受湿热疫毒为主要病因，属于"肝系风湿病"范畴者尚在少数，区别时当关注两点：① 脏腑风湿常因感受风、寒、湿邪而加重或复发；② 相对阴液耗损，脏腑风湿伤阳更为突出。此外，结合脏腑风湿的发病特点和临床症状，临床上如自身免疫性肝炎、胆汁性肝硬化等均可以参照"肝系风湿病"论治，这些疾病常见肝区疼痛、肝脾肿大、腹水等内脏病变；此外，很多慢性肝病晚期，若见阳虚明显、寒湿内生之证者，也可参考论治。

各　　论

自身免疫性肝病

一、自身免疫性肝病概述

自身免疫性肝病是一组由自身免疫反应介导的，以肝脏病理损害和肝功能异常为主要表现的非传染性肝病，其主要指自身免疫性肝炎（autoimmune hepatitis，AIH）、原发性胆汁性肝硬化（primary biliary cirrhosis，PBC）、原发性硬化性胆管炎（primary sclerosing cholangitis，PSC）中的一种或任意两者重叠的综合征[5]。西医学认为本病的发作与环境因素、遗传因素和一些隐匿性或持续性的感染因素相关，外来抗原通过干扰正常的免疫耐受机制，诱导人体产生自身抗体，从而进一步引起肝实质的进行性损伤。该病多慢性起病，初期常没有症状或伴有轻度的乏力、食欲减退、肝区疼痛，理化检测可出现 AMA 阳性，后逐渐出现肝功能异常、黄疸、瘙痒，进一步发展可引起肝硬化，甚至肝癌。自身免疫性肝病常合并其他器官或系统性自身免疫性疾病，如类风湿关节炎、桥本甲状腺炎、干燥综合征、系统性红斑狼疮等。

二、自身免疫性肝病与脏腑风湿

在开篇我们已经阐述了脏腑风湿的相关概念，在总论中我们也阐述了脏腑风湿与"肝系"疾病的关联性。所谓脏腑风湿病，是指以风寒湿为主要病因，风寒湿邪自身或夹杂其他邪气在脏腑功能不足的基础上侵袭脏腑，病邪日久不去，形成伏邪，每遇外感而诱发或加重的一类疾病[6]。《素问·痹论》云："风寒湿三气杂至，合而为痹也……以春遇此者为筋痹……筋痹不已，复感于邪，内舍于肝。所谓痹者，各以其时重感于风寒湿之气也……淫气乏竭，痹聚在肝。"其中复感于邪的发病过程，与自身免疫性肝病隐匿性感染或持续性感染的发病过程相近，结合临床表现来看，部分自身免疫性肝病以关节疼痛起病，这契合"筋痹"之特点，同时常伴有纳差、黄疸等症，病情迁延难愈，此为湿阻的表现；部分患者晚期常见面色晦暗、腹水，此为寒湿伤阳。全氏通过临床实践拓展了脏腑风湿理论在治疗自身免疫性肝病中的应用，认为一些特定类型的自身免疫性肝病以脏腑风湿理论为指导，可取得更好的疗效。

（一）病因病机

自身免疫性肝病尚无中医病名与之直接对应，目前常将其纳入"黄疸""胁痛""虚劳""鼓胀""痞满"等范畴论治。但该病临床表现多样，病性多为虚实夹杂，病因亦非单一因素所能解释，往往是外邪侵袭、饮食失节、先天不足、他病内传等多种原因共同作用的结果。仝氏认为中焦寒湿侵犯肝胆，进而堆积肝胆，日久成瘀、成毒、化热，是本病常见的发病途径。其整体证候为肝郁脾虚、湿热瘀阻。临床发现确实存在部分自身免疫性肝病，每于感受风寒湿邪则加重，且发热不甚明显，却以肝、脾、肾阳气虚耗多见，此类自身免疫性肝病，老年人多见，常以慢性病程为主，且常伴有其他系统自身免疫病。分析其病因病机有以下几个特点。

1. 外邪侵袭　自身免疫性肝病的致病因素之一为外邪侵袭，风、寒、湿、毒（如病毒、药物等）引起自身抗体变态反应损伤肝脏所致。所谓久食寒凉是"腑痹"之本[7]，部分患者过食寒凉食物，损伤脾阳，或过度使用寒凉药物加重寒湿内生或感受疫毒之邪，外邪由表入里，均可困遏中焦，壅塞肝胆，引起肝脏疏泄功能异常，此之谓"土壅木郁"也。这也解释了很多老年性自身免疫性肝病患者常伴见胃炎的原因[8]。胆汁不循常道而泛溢于外则可见黄疸，中焦运化不利则食欲减退，气机升降失司则可伴发恶心呕吐、胁肋胀痛、便溏泄泻诸症，这些都是自身免疫性肝病早期常见的临床症状。此外若病情迁延，失治误治，或再次感邪，内外引动，肝脏疏泄功能进一步下降，无法推动气血、津液输布，则可引起痰湿、水饮、瘀毒等一系列病理产物的堆积，导致病情加重，可致鼓胀、积证的产生。因此，风、寒、湿、毒入侵机体，伏于肝脏是此类自身免疫性肝病发病的始动因素。

2. 他病内传　在一项纳入了 38 篇自身免疫性肝病文献的临床证据分析研究中，发现自身免疫性肝病最常伴见的肝外疾病是类风湿关节炎[9]。在临床上，许多患者也是因为治疗类风湿疾病才发现自身免疫性肝病。《素问·痹论》亦言："筋痹不已，复感于邪，内舍于肝。"所以，外邪侵袭五体，由五体痹发展为"肝痹"，也是自身免疫性肝病的发病途径之一。《素问·生气通天论》云："风客淫气，精乃亡，邪乃伤肝也。"风为百病之长，且"风气通于肝"，故风邪常夹杂六淫邪气侵袭人体。风寒湿邪痹阻筋脉，气血不通，故关节疼痛；风入腠理，营卫失和，肌肤黏膜失于濡养则皮肤瘙痒。"诸痹不已，亦益内也"，外邪久留不去，自当由表及里，由浅入深，由轻至重，最终侵袭肝脏形成自身免疫性肝病。

3. 络闭不通　自身免疫性肝病患者在感受外邪或他病内传之后，肝脏功能逐渐损伤，肝实质区内存在反复低水平炎症，致使肝功能下降，肝体逐渐纤维化，直至肝硬化。肝脏逐渐向肝纤维化进展的过程多因气滞血瘀所致。风寒湿邪客于肝脏，不仅造成肝脉失养，亦可造成肝失疏泄，气血不行，脉道不通，久则气滞血瘀，营养精微难以濡养肝体，则纤维化渐成。临床常见胁肋胀满疼痛、黄疸、疲倦乏力，可有肝功能的异常。

4. 浊毒内生　气机不行，络脉瘀阻，血不利则为水，久而久之，则痰湿更盛，化生浊毒留于脉道，进一步加重络脉瘀阻，形成恶性循环。且肝主疏泄，为气机枢纽，风邪内扰，则浊毒易游走于机体之间。AIH 患者常伴有急性游走性大关节炎、皮疹、丘疹等，常为风邪合浊毒侵犯机体，游于肌表所致。

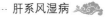

5. 正气不足　寒湿中阻,困遏气机,初见气虚之候,久则成血虚、阳虚。疾病后期常见阴黄,为肝阳不足,寒湿泛滥所致。虚证之因,大致可分为三类:① 感受寒湿阴邪,损伤阳气;② 因寒凝、湿滞、痰阻、瘀闭等因素致局部脉络不通,气机郁滞,郁久化火耗伤正气,则成阳虚与火郁间杂之势;③ 年老体衰或久病及肾,正气自虚。在自身免疫性肝病初期,邪气盛而正气未衰,多为局部之虚,表现为乏力,纳差;随着患者病情进展或自身衰老,渐以整体之虚为主。肝不耐邪,肌表不固,则感染频繁,纤维化进展迅速。

（二）治法

1. 疏肝和络,散肝透邪　脏腑风湿病的首要治则为驱邪外出。对于自身免疫性肝病来说,祛邪为治病之根本,其病位在肝,肝喜条达而恶抑郁,风寒湿邪阻滞肝脉,致肝气失和,病邪难出。故祛邪应以和肝为要,同时应加用疏肝之品。肝气疏泄功能恢复,则邪无所附,病无所处。此外,风为百病之长,疏肝药中应加用疏风之药,使伏留之邪复从肌表而出。

2. 散寒除湿,调理脾胃　寒湿蕴结中焦,使脾胃气机升降失常,不仅导致肝失疏泄,亦有碍于脾胃运化。同时肝病日久,克伐脾土,脾气不运,则湿邪难除。患者所表现的恶心、食欲差等症状,即为病邪犯脾的表现,所谓"见肝之病,知肝传脾,当先实脾"。此时当散寒除湿,温化脾胃,寒湿得温热则散,寒湿散则中焦畅,脾胃运化功能恢复,可助邪气外出。肝为"将军之官",体阴而用阳,故入里之外邪往往多有化热趋势,此时可在散寒除湿的基础上配合使用散热凉肝药物,如防风、羌活、细辛、秦艽之属,断不可妄投寒凉,加重中焦寒湿,耗损阳气,闭门留寇,反致邪气伏留,盘踞脏腑。

3. 养血祛瘀,全程通络　病邪阻络,常致脉络痹阻,血不归经则生瘀血,长此以往,积聚渐成。且肝脉不通,肝失濡养,导致肝血不足。故而应根据病情养血祛瘀,全程通络。病情初起,脉道阻塞不严重,肝脏尚未遭到破坏,可用养血活血药,如当归、赤芍等,既可通畅肝络,又可养肝柔肝;病情进展,纤维化渐成,则需破血药,如三棱、莪术等破血消积。总之,治疗时应注重通络药的全程使用,并根据病情进展调整药物剂量。

4. 肝肾同调,顾护阳气　邪气留于肝内,久则伤正,形成气血两虚之证,患者常表现为乏力等症,此时当在调畅气血的基础上,增加益气养血之药;由于感受阴邪,损伤阳气;或寒湿痹阻,气郁化火耗伤正气,均可导致阳气的逐渐虚损,最终形成脾肾阳虚或肝脾肾阴阳俱虚之象,故治疗"肝系风湿病"晚期,应肝脾肾同调,温补阳气,逐邪外出。

（三）方药举隅

1. 不换金正气散加减　不换金正气散出自《太平惠民和剂局方》,原方由藿香、陈皮、苍术、厚朴、半夏、甘草组成,原用于治疗"四时伤寒,霍乱吐泻",因其能健脾和中、温化寒湿,与脏腑风湿之风寒湿伤及脾胃的发病机制相符,故作为本病初期的常用方,尤善于治疗慢性起病初期,症状不明显,仅见脘腹闷胀不适、口黏欲呕、纳谷不香、食后胀甚等湿困脾胃、运化失司者。方中藿香、厚朴、苍术发表和中、除湿化浊,半夏、陈皮化痰燥湿,佐以甘草益气健脾。邹良材常用本方治疗慢性肝炎以启脾化湿、扶正祛邪,帮助患者快速恢复消化吸收功能[10]。

2. 柴胡疏肝散合真武汤加减　柴胡疏肝散出自《医学统旨》，原方由陈皮、柴胡、川芎、香附、枳壳、芍药、甘草组成。自身免疫性肝病常见于老年女性，概因女子以肝为先天，肝主疏泄，喜条达恶抑郁，而女性又多易受情绪影响，导致肝气郁结。方中柴胡为君，其性升散，能疏肝解郁，有助于透散肝脏伏邪。香附理气疏肝而止痛，川芎活血行气以止痛，二药相合，可助柴胡解肝经之郁滞，又增行气活血止痛之效，能治疗以肝区疼痛为主要表现的自身免疫性肝病。陈皮、枳壳理气行滞，芍药、甘草养血柔肝、缓急止痛。此处之芍药，张寅常用赤芍，现代研究表明赤芍的主要化学成分为芍药苷、丹皮酚等，具有抗炎、抗过敏反应及免疫调节作用。本方可用于自身免疫性肝病的全程治疗。

真武汤出自《伤寒论》，原方由附子、生姜、白术、茯苓、芍药组成，可用于治疗自身免疫性肝病的中后期，此时因脾肾阳虚引起湿浊内停，表现为面色苍黄，腹胀大，动之有振水声，小便短小，便溏，水肿等。二方相合，祛邪与扶正兼顾。

3. 独活寄生汤加减　独活寄生汤出自《备急千金要方》，原方由独活、桑寄生、杜仲、牛膝、细辛、秦艽、茯苓、肉桂、防风、川芎、地黄、人参、甘草、当归、芍药组成。对于自身免疫性肝病合并其他系统免疫性疾病者，常于复感外邪时加重，此时当积极透邪，尤以复感为透邪之机，运用行气疏肝、散寒除湿或散热凉肝药物，如防风、羌活、独活、秦艽之属以疏风、散寒、除湿，针对脏腑风湿病感受风寒湿邪的病因，其他药物则随证加减。人参、甘草益气健脾，茯苓健脾渗湿。川芎不仅为血中气药，还具有抗过敏及免疫调节作用。与赤芍、当归、熟地黄相配组成四物汤，以养血补虚、活血化瘀，为"治风先治血，血行风自灭"。由于肝病的特殊性，方中细辛因其肝毒性常排除不用。

4. 茵陈术附汤　茵陈术附汤出自《医学心悟》，由茵陈、白术、附子、干姜、肉桂、甘草组成，是治疗阴黄的经典名方，常用于治疗肝病晚期之脾肾阳虚患者，表现为面黄晦暗、身如熏黄、纳少胸闷、大便溏泻等。方中茵陈、附子并用，温化寒湿，温补脾肾；白术、干姜、甘草健脾温中，共奏健脾和胃、温化寒湿之功。

三、医案举隅

【案1】

何某，女性，70 岁，2018 年 6 月 28 日以"肝硬化病史 13 年余，腰痛、双下肢浮肿 2 月余"收入院。现病史：患者 13 年前确诊为肝硬化，10 年前因出现目黄、尿黄、咳喘胸憋等症，经完善特异性抗体检测后确诊为原发性胆汁性肝硬化（失代偿期）合并胸水、腹水等并发症。此后患者每因受凉、劳累等使得病情反复、黄疸进行性加深，反复出现气短、腹胀、腹水、胸水等，还曾出现呕血、便血等症状，已多次住院治疗。近 2 月（2018 年 2 月以来），冬春交替，患者自行搬运重物、冷水洗衣后，再次出现腰痛、下肢可凹性肿胀、咳嗽、咯白痰、腹胀，故再次住院求治。刻下症：面色晦暗、黄如烟熏，肌肤甲错，朱砂掌，痛苦面容，腹胀如鼓，扣之重浊，腰背部压痛明显，站立时疼痛加重，被动体位，无法自行翻身，舌暗红，苔白而干，脉沉细弦数。辅助检查：胸 X 线示右侧胸腔积液，中量；腰椎 MR：L1、L3、L5 椎体压缩性骨折，腰椎退行性变，L5～S1 椎间盘突出；腹部 B 超：肝硬化，脾大，腹水中、大量。

西医诊断：原发性胆汁性肝硬化（失代偿期）。

中医诊断：鼓胀。

中医证型：脾肾阳虚，寒湿内停。

治法：温补脾肾，行气利水。

方药：茵陈术附汤加减。茵陈 30 g，炒白术 30 g，茯苓 30 g，泽泻 30 g，附子 15 g，干姜 10 g，炙甘草 9 g，肉桂 12 g，党参 30 g，丹参 30 g，柴胡 15 g，赤芍 30 g，炒杜仲 15 g，怀牛膝 15 g，7 剂，水煎服，每日 1 剂。

服上方 7 剂后，患者下肢肿胀明显改善、腰痛有所减轻。白干苔较前稍润，舌质及脉象无显著改变。处方：上方加黄芪 30 g、苍术 15 g 以扶正燥湿，再服 7 日，患者体力食欲稍增，腰痛未再加重，靠手臂支撑及家人搀扶可自行翻身或摇高床头可靠坐。鉴于其基础病已进入终末期、难以逆转，疗效尚属满意。

按：患者肝病日久，此次合并骨折，理化指标明显异常，且伴有腹水、胸水等症，病情复杂，使其难以耐受手术治疗。综合该患者常因受凉而发病的病症特点及其他临床表现，可见其符合"肝系风湿病"的特征。寒湿邪气伏留，盘踞脏腑，反复发作，越久越虚；病情日久，痰浊瘀相互交错，入络成积。寒湿缠绵，致肝脾肾俱虚，正气大虚；寒湿困遏中焦，肝胆疏泄失利，脾胃运化失司，瘀血阻滞，肾阳失煦。方中茵陈、附子、白术、干姜、甘草、肉桂等共同组成茵陈术附汤；其中附子、干姜、白术、肉桂温运脾阳，党参扶助正气，丹参活血化瘀，杜仲、赤芍等补肾柔肝，甘草调和诸药，牛膝引阳归元，通经止痛。

【案 2】[11]

患者，女，61 岁，因"皮肤发黄 18 年，腹胀、双下肢水肿半年"于 2011 年 3 月 1 日入院治疗。入院查体：面色晦滞不华，皮肤、巩膜略黄染，浅表淋巴结未及肿大，心肺听诊无殊，腹大膨隆，脾肋下一横指，移动性浊音阳性，腹部可见散在蜘蛛痣，双下肢可见多处瘀点、瘀斑，伴有中度凹陷性水肿，舌暗红苔薄黄腻，脉滑。辅助检查：血常规示白细胞 2.5×10^9/L，血红蛋白 117 g/L，血小板 35×10^9/L。肝功能示：谷丙转氨酶 170 U/L，谷草转氨酶 155 U/L，总胆红素 45.2 μmol/L，直接胆红素 25.8 μmol/L，碱性磷酸酶 230 U/L，谷氨酰转肽酶 167 U/L。病毒性肝炎抗体阴性。抗核抗体阳性 1：320，抗线粒体抗体 M_2 阳性，抗可溶性肝抗原抗体/抗肝胰抗体阳性。腹部 B 超示：慢性弥漫性肝病，脾大，腹腔积液。刻下症：面色晦滞不华，身目略发黄，脘腹胀满，口干而苦，眼干涩，小便短少，大便干，肢体瘀点、瘀斑，下肢浮肿，舌暗红，苔黄白相间，脉滑。西医予糖皮质激素（美卓乐片 12 mg/d）、保肝药物（优思弗胶囊 500 mg/d）及对症治疗（输血、利尿等）。

西医诊断：自身免疫性肝病。

中医诊断：鼓胀。

中医证型：水瘀内停，湿郁化热。

治法：行水祛瘀，清化湿热。

方药：茵陈蒿汤合除湿胃苓汤加减。绵茵陈 30 g，焦栀子 9 g，制大黄 9 g，赤芍 30 g，川芎 15 g,白英 9 g,郁金 12 g,茯苓 30 g,猪苓 30 g,仙鹤草 30 g,麦冬 20 g,枸杞子 30 g,生薏苡仁 10 g,苍术 12 g,姜半夏 9 g,厚朴花 9 g,红枣 10 g。14 剂,水煎服,每日 1 剂。

二诊:药后下肢浮肿减退,黄疸渐消,口干仍有,自觉下肢关节酸胀,舌暗红,苔薄黄腻,脉滑。处方:上方去川芎,加丹参 30 g,石菖蒲 9 g,木瓜 10 g,滑石 12 g(包)。14 剂,水煎服,每日 1 剂。

三诊:药后下肢浮肿基本消退,腹胀减轻,面色逐渐转华,黄疸基本消退,右眼白内障术后,舌暗红,苔薄黄腻,脉滑。拟参清肝明目,处方:上方去石菖蒲,加谷精草 15 g。14 剂,水煎服,每日 1 剂。

以上法坚持中西医结合治疗 1 年后,患者黄疸消退,腹胀消除,下肢浮肿消退,面色转华,病情明显好转。复查肝功能恢复正常,腹部 B 超未见腹水。激素逐渐减量至美卓乐片 4 mg/d,同时继续服用优思弗胶囊 500 mg/d 和中药治疗。

按:本病患者肝病日久,热象已不显著,反见面色晦滞不华,下肢浮肿等阳虚水饮内停之象,湿邪阻痹,则见下肢关节酸胀;同时病久,邪气入络、痰湿阻滞导致瘀血内生,血不循常道则外溢,见肢体瘀点、瘀斑。治疗时当侧重清除体内已盛之痰湿,健运中州,同时兼顾清化久郁内热,故方选茵陈蒿汤合除湿胃苓汤加减。

参考文献:

[1] 何丽莎,刘文科,仝小林. 论脏腑风湿理论在临床中的应用[J]. 中华中医药杂志,2017,32(5):2087.

[2] 李满意,娄玉钤. 肝痹的源流及相关历史文献复习[J]. 风湿病与关节炎,2015,4(04):46-53.

[3] 刘士敬. 中医治疗自身免疫性肝炎的思路[J]. 中国中医药现代远程教育,2010,8(08):1.

[4] 李双全,林莉,任树萍. 自身免疫性肝病中医发病机制的风邪作用探讨[J]. 世界中西医结合杂志,2014,9(12):1355-1356+1363.

[5] 葛均波,徐永健. 内科学[M]. 北京:人民卫生出版社,2013:28-30.

[6] 林轶群,王强,仝小林,等. 黄飞剑基于"脏腑风湿"理论辨治支气管哮喘临床思路[J]. 北京中医药,2018(6):524-527.

[7] 杨映映,邸莎,张海宇,等."脏腑风湿"与"中焦胃系"关系探讨[J]. 北京中医药,2018(7):672-676.

[8] 涂波,吴伟民. 中西医结合在免疫性肝病合并胃炎的临床效果及安全性[J]. 世界华人消化杂志,2017,25(18):1671-1674.

[9] 黎胜. 基于循证医学中医诊治自身免疫性肝炎的临床证据分析研究[D]. 广州中医药大学,2016.

[10] 罗明理,孙凤霞. 关幼波、邹良材治疗慢性肝炎经验共性之探讨[J]. 北京中医药,2017,36(12):1127-1129.

[11] 李正富,王新昌,范永升. 范永升教授治疗自身免疫性肝病经验探析[J]. 浙江中医药大学学报,2013,37(04):385-387.

衍系风湿病

总　　论

结合"脏腑风湿"的相关概念[1]及妇科临床,可知部分妇科病具有"脏腑风湿病"的发病特征,如原发性痛经、慢性盆腔炎、月经后期等。这些妇科疾病均是在寒湿瘀的内环境基础上所形成,因外邪侵袭(主要指风寒湿邪)、饮食不节(主要指食寒饮冷)等因素而反复发作,缠绵难愈。全氏将此类妇科疾病称为"衍系风湿病"或"胞宫风湿病"。

一、胞宫风湿病的涵盖范围

"胞宫"为女性所特有,在历代文献中,其称谓较多:在《素问·五藏别论》中称胞宫为"女子胞",如"脑、髓、骨、脉、胆、女子胞,此六者地气之所生也,皆藏于阴而象于地,故藏而不泻,名曰奇恒之府"。在《神农本草经》中称胞宫为"子宫",如紫石英条"治女子风寒在子宫"。在《灵枢·五色》中称胞宫为"子处"。《伤寒论》中则称胞宫为"子脏"和"血室"。至宋代又出现了"胞宫"之名,如《类证活人书》记载:"产后伤风,热入胞宫,寒热如疟。"

早在金元时期的著作中就有对胞宫形态的描述,《格致余论》中言:"阴阳交媾,胎孕乃凝,所藏之处,名曰子宫。一系在下,上有两歧,一达于左,一达于右。"《景岳全书·妇人规》有了更加具体的描述,载道:"一系在下,上有两歧,中分为二,形如合钵,一达于左,一达于右。"明清医家对其解剖位置进行了补充,如明代张介宾在《类经附翼·三焦包络命门辨》[2]中言子宫"居直肠之前,膀胱之后";唐容川在《中西汇通医经精义》中言:"胞宫位于带脉以下,小腹正中,前有膀胱,后有直肠,下口连接阴道。"可见从形态而论,传统中医所言之胞宫位居盆腔,不仅包括西医学的子宫,还包括两侧的附件(输卵管和卵巢),可谓对女性生殖器官的泛指。因此,本文所论的"胞宫风湿病"涵盖了一切因风寒湿而导致的子宫、卵巢等女性生殖器官的器质或功能性疾病。

二、胞宫风湿病成因

（一）女性体质多虚、多瘀是重要的发病基础

妇人一生要经历经、孕、产、乳等特殊的生理过程，这些过程均以血为用，如月经以血为物质基础；孕后阴血下注冲任以养胎，并促进胎儿的生长、发育和成熟；分娩时需要气血化为产力，并濡润产道；产后乳汁亦为气血所化。血属阴，因此，妇人处于"阴常不足"的状态，正如《灵枢·五音五味》所言："妇人之生，有余于气，不足于血，以其数脱血也。"此外，现代育龄期女性兼顾了家庭与社会的双重责任，处于工作压力大、社会竞争激烈的背景下。压力与劳作暗耗阴血，再加上饮食不规律、睡眠不足，或为了保持形象长期节食，进而造成营养摄入不足，日久也会导致阴血亏虚。

女性具有"多瘀"的特点。首先，女子以肝为先天，肝主藏血，《素问·五藏生成》言："故人卧，血归于肝。"肝在五行属木，其性与木之本性相似，即"以条达为性……其性疏泄而不能曲抑"（《内经博议》），总以升发、舒畅、条达、柔和为善，故而具有疏通、调畅全身气机，使之通而不滞、散而不郁的作用。肝疏泄功能正常，则情志调畅、气血运行流畅。然而"女子嗜欲多于丈夫……加之慈恋、爱憎、嫉妒、忧患，染着坚牢，情不自抑"（《备急千金要方》），"每致忧思忿怒，郁气思多"（《女科经论》），"忧愁思虑，气郁血滞"（《万氏女科·卷之一》）。这些异常的情志会导致肝气郁结，进而导致瘀血内生。其次，经期、产后或堕胎后胞脉空虚，风寒等邪气乘虚而入，与血相搏，也可导致瘀血停滞，如《诸病源候论》言："新产而取风凉，皆令风冷搏于血，致使血不宣消，蓄积在内。"

妇人多虚、多瘀的体质特点是胞宫风湿病发生的基础。正气存内，邪不可干，正气虚弱则卫外不固，复因经期、产后，机体抵抗力下降，若不注意调摄，易感受风寒湿等外邪而发病。邪气入内，与瘀血搏结，盘踞胞宫，发为胞宫风湿病。

（二）外感风寒湿邪是必要外因

胞宫的位置及功能决定了其易感受风寒湿等外邪。从解剖位置看，胞宫位于盆腔最底部，下与阴道相连，易受风寒湿等外邪侵袭，如清代张璐在《张氏医通》中言："带下之证，起于风气寒热所伤，入于胞宫，从带脉而下，故名为带。"指出带下病是由于风寒湿等六淫侵袭胞宫所致。从功能而言，胞宫为奇恒之腑，张景岳言："女子之胞，子宫是也，亦以出纳精气而成胎孕者为奇。"女子胞在非月经期及妊娠时，似五脏之"藏而不泻"，而行经及分娩产褥期，又呈现六腑的"泻而不藏"，具有脏与腑双重功能，亦藏亦泻，变化有度。因此，当妇女处于经期或产后，为胞宫疏泄之时，风寒湿等外邪易乘虚而入，伤及胞宫，正如《竹林女科证治》所载："石瘕因经来之后，寒入阴户，客于胞宫，血凝不行，而腹渐大，如有胎孕。"此外，贪凉饮冷，致使中焦寒湿内生，久而下注胞宫，亦是胞宫风湿病发生的重要因素。风寒湿各有特点，感邪后导致的病证亦各有不同。

寒为阴邪，其性收引凝滞，影响气血运行。若起居不慎，感受寒邪，易导致月经不畅、痛经、癥瘕等病，如《素问·离合真邪论》云："天寒地冻，则经水凝泣。"《诸病源候论·妇人杂病诸候》云："妇人月水来腹痛者，由劳伤血气，以致体虚，受风冷之气，客于胞络，损伤冲

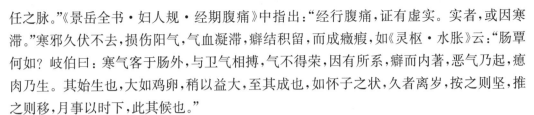

任之脉。"《景岳全书·妇人规·经期腹痛》中指出："经行腹痛,证有虚实。实者,或因寒滞。"寒邪久伏不去,损伤阳气,气血凝滞,癖结积留,而成癥瘕,如《灵枢·水胀》云："肠覃何如?岐伯曰:寒气客于肠外,与卫气相搏,气不得荣,因有所系,癖而内著,恶气乃起,瘜肉乃生。其始生也,大如鸡卵,稍以益大,至其成也,如怀子之状,久者离岁,按之则坚,推之则移,月事以时下,此其候也。"

湿为阴邪,重浊腻滞,易阻塞气机。若起居不慎,或冒雨涉水,或久居阴冷、潮湿之地,或在夏天多雨、潮湿的季节疏于防范,均易感受湿邪,导致妇女带下、阴痒等病。湿性趋下,湿邪下注冲任,带脉失约,表现为下身沉重、白带增多、外阴瘙痒等诸多不适症状。《傅青主女科》曰:"夫带下俱是湿证。"《竹泉生女科集要》中亦继承了傅青主的这一观点,认为湿邪从任脉、带脉下入胞宫,从子户而出,发为带下之证。

风为阳邪,善行而数变,为百病之长,容易挟寒、湿等邪气侵袭人体,值经期或产后胞宫疏泄之时,血室正开,引邪入里,与邪俱陷,进而导致产后身痛、带下病等病。正如清代吴谦《订正仲景全书金匮要略注》中所言:"外或风入胞宫,邪凝脐腹。带脉不任,与邪俱陷。"《类证活人书》亦言:"产后伤风,热入胞宫,寒热如疟。"

(三)邪气伏留,易随月经周期而发作

妇人值经期、产后胞宫空虚时,起居不慎,易感受风寒湿邪。外邪与血搏结胶着,留着胞宫,若治疗不及时,或祛邪未尽,邪气盘踞不去,形成伏邪。伏邪滞留,阻塞经脉,影响气血的运行。女性月经每月一行,月月经过,其如潮汐,言之有信。月经前及月经期胞宫的气血变化急骤,月经前,气血下注冲任,胞宫满盈,气血壅滞;月经期,经血泄溢,胞宫由盈转空,气血骤虚。气血变化急骤之时,若经脉通畅,则经水畅行。若邪气伏留,经脉不通,常常会引发伏邪而发病。此外,经期气血亏虚,人体抵抗力下降,正不胜邪,或再次感受邪气,新邪亦会引动伏邪。

三、治则治法

全氏指出"祛邪外出"是治疗脏腑风湿病的首要任务,在治疗上应首先考虑散邪、透邪,使风寒湿等宿邪外出。对于胞宫风湿病来讲,散邪、透邪的具体方法包括活血、散寒、除湿等治法。另外,在女性月经周期的不同时期,治疗上又有所侧重,经期给药侧重活血,顺势利导,给邪气以出路;非经期则侧重扶正益阳,散寒除湿,增强抗邪能力,消邪气于无形。

(一)经期给邪以出路

月经如同月之圆缺,亦如潮之涨落。经血下行,血室开放,旧血逝去。此时,因势利导,推波助澜,易于除去沉积壅滞。因此,这一时期的治疗原则是给邪气以出路,常用的治法包括活血法、散寒法,常用的处方如桂枝茯苓丸、少腹逐瘀汤、温经汤、生化汤等。西医学认为,女性在月经期盆腔充血、局部血液循环丰富,此时用药可直达病所,使生殖系统达到较高的血药浓度,进而发挥更好的治疗效果。

桂枝茯苓丸出自《金匮要略·妇人妊娠病脉证并治》,原为治疗妇人感受风寒湿邪,积聚胞宫,日久成癥,妊娠后出现下血不止者。后人在辨证论治的基础上,将本方用于治疗子宫肌瘤、子宫内膜异位症等妇科疾病。方中"桃仁以之破恶血,消积癥;桂能化气而消其本寒;苓渗湿气,牡丹皮清血热,芍药敛肝血而扶脾,使能统血,则养正即所以祛邪耳"。诸药合用,"调其寒温,扶其正气"(《金匮要略论注》),共奏散寒除湿、活血消癥之效。

少腹逐瘀汤出自王清任的《医林改错》,以小茴香、肉桂、干姜等辛温之药温经散寒,赤芍、蒲黄、没药、五灵脂、延胡索、川芎、当归等药活血化瘀。该方服法特殊,在行经的第一日开始用药,经停则药停。治疗妇女在经期冒雨涉水、游泳、感寒饮冷而致寒邪客于胞宫,寒凝血瘀所致的经行腹痛。选择经期用药,顺势利导,祛除沉疴痼疾,有四两拨千斤之效。

温经汤出自陈自明的《妇人大全良方》,方中肉桂为"治沉寒痼冷之药也"(《汤液本草》);人参甘温补气,助肉桂通阳散寒;吴茱萸"暖脾胃而散寒邪"(《本草经疏》)。当归"温中止痛,除客血内塞"(《新修本草》),为调经之要药,配川芎以活血化瘀,配白芍以养血调经。莪术"专攻气中之血,主破积消坚,去积聚癥块,经闭血瘀"(《药品化义》)。诸药相互配合,达到温经活血、暖宫散寒、调经止痛的目的。用于治疗因寒邪侵袭,客于冲任,血为寒凝,冲任瘀阻而致的痛经、月经量少、月经后错,甚至闭经等妇科疾病。

生化汤出自《傅青主女科》,由当归、川芎、桃仁、炮姜、炙甘草等药物组成,原为治疗产后恶露不行、产后子宫复旧不良、产后宫缩疼痛、胎盘残留等的经典方,现也常用于经期,治疗寒凝血瘀、经行不畅,症见月经有血块、小腹冷痛者。其中,当归、川芎、桃仁活血祛瘀以生新,炮姜温经暖宫以散寒,诸药合用,共奏养血祛瘀、温经止痛之效。

(二)非经期扶正益阳,消邪气于无形

非经期治疗以扶正壮阳、提高人体抵抗力为主,旨在消伏邪于无形之中、增经期驱邪外出之力,常用治法包括温经散寒、健脾利湿、祛风除湿等,常用的处方如温胞饮、黄芪桂枝五物汤等。

温胞饮出自《傅青主女科》,具有温阳祛寒、益火消阴、养精益气的作用,治疗"妇人下身冰冷,非火不暖""胞胎极寒"之不孕症,方中附子味辛甘,性大热,归心、肾、脾经,具有散寒止痛、补火助阳等功效,能"温中,除寒湿,破肿块坚硬、血瘕"(《神农本草经》);肉桂味辛甘,性热,归肾、脾、心、肝经,具有散寒止痛、温通经脉、补火助阳等作用,可治"寒痹"(《本草纲目》)、"一切风气……暖腰膝,破痃癖癥瘕,消瘀血,治风痹骨节挛缩"(《日华子本草》);巴戟天味辛甘,性温,归肝、肾经,能"安五脏,定心气,除一切风"(《日华子本草》)。三者共用以温阳祛寒、益火消阴,伍以白术、人参、山药健脾益气,菟丝子、杜仲、补骨脂补肾养精,使精充气足,正气旺盛,阴弥得消。

黄芪桂枝五物汤出自《金匮要略·血痹虚劳病脉证并治》,原为治疗血痹而设,现常用于治疗产后因气血虚弱、百节空虚,感受风寒而致的身体疼痛、肢体麻木不仁。方中的黄芪具有和血消痹、益气温经之效;桂枝能"散风寒,逐表邪,发邪汗"(《本草汇言》),善于"通经络而开痹涩,甚去湿寒"(《长沙药解》)。桂枝得黄芪,益气而振阳,助其固表祛邪;黄芪得桂枝,固表而不致留邪,佐以生姜辛温,疏散风邪,共奏益气温经、活血通痹之效。

综上所述,胞宫风湿病是一类与子宫、卵巢等女性生殖器官解剖及功能相关的疾病,发病与女性"多虚""多瘀"的体质特点有关;其病因为风寒湿邪;若邪气伏留胞宫,易随月经周期而反复发作。治疗上强调散邪、透邪,体现在经期给药时侧重活血,顺势利导,给邪以出路;非经期侧重扶正壮阳,散寒除湿,增强抗邪能力,消邪气于无形。

各　论

原发性痛经

一、原发性痛经概述

原发性痛经是发生于青年女性的常见病,又称为功能性痛经,即女性在经期或经期前后出现周期性的下腹部疼痛,但生殖器官和盆腔无器质性病变的一类疾病,常伴有腰酸或其他不适,严重影响患者的生活质量[3]。目前认为本病的发病机制主要为子宫平滑肌不协调或无规律痉挛收缩、子宫肌层血流阻力增高、子宫内膜的某些物质如前列腺素、催产素受体、β内啡肽过度表达、子宫局部钙离子过量或镁离子缺乏等。常用治疗的药物主要包括非甾体抗炎药、口服避孕药、β受体激动剂、钙离子阻滞剂等。

二、原发性痛经病机的历史沿革

有关痛经的记载,最早见于《金匮要略·妇人杂病脉证并治》:"带下,经水不利,少腹满痛,经一月再见,土瓜根散主之。"指出痛经的主要症状是周期性发作的腹痛,可运用活血化瘀的土瓜根散治疗。《诸病源候论》第一次明确提出"月水来腹痛候",认为痛经是由"劳伤气血,以致体虚,受风冷之气客于胞络,损冲任之脉"等原因导致,即正气亏虚、风寒外侵,这为后世医家研究"痛经"奠定了坚实的基础。朱丹溪在《格致余论》中提出根据痛经的发生时间来判断疾病虚实的方法,即"将行而痛者,气之滞也;来后作痛者,气血俱虚也"。张景岳从虚实寒热等不同方面完善了痛经的病因病机,他在《妇人规》中言道"经行腹痛,证有虚实,实者或因寒滞,或因血滞,或因气滞,或因热滞;虚者有因血虚,有因气虚……血去而痛未止,或血去而痛益甚。大都可按可揉者为虚,拒按拒揉者为实",这为痛经的诊断和辨证奠定了良好的理论基础。傅青主补充性地提出肝郁化火及肾虚肝郁亦可导致痛经的发作,他在《傅青主女科》中言道:"肝属木,其中有火,疏则通畅,郁则不扬,经欲行而肝不应,抑拂其气而痛生","妇人有少腹痛于行经之后者……谁知是肾气之涸乎!肾水虚则不能生木,而肝木克脾土,木土相争,则气必逆,故尔作疼"。

由此可见,古代医家认为痛经发作的病因之一是外感风寒湿,其病位在胞宫。

三、原发性痛经与脏腑风湿

感受风寒湿邪可以引起原发性痛经,患者可在受凉、久居寒冷之地或过食寒凉食物后发病,遇寒多症状加重,伴随月经周期反复发作。因此,这类因风寒湿而导致的原发性痛经属于"脏腑风湿病"范畴,为"胞宫风湿病"之一。

（一）病因病机

《素问·至真要大论》指出:"夫百病之生也,皆生于风、寒、暑、湿、燥、火,以之化之变也。"清代张璐在《张氏医通》中言:"带下之证,起于风气寒热所伤,入于胞宫,从带脉而下,故名为带。"这说明包括痛经在内的多种妇科疾病均可由风、寒、湿等六淫侵袭胞宫而成。其中风为百病之长,善行而数变,容易挟寒、湿等邪气,值经期前后胞宫疏泄之时,血室正开,引邪入里,与邪俱陷,导致经行腹痛,正如清代吴谦在《订正仲景全书金匮要略注》中所言"外或风入胞宫,邪凝脐腹。带脉不任,与邪俱陷",发为带下之病。但临床单一风邪致病较为少见,多为挟寒邪或湿邪以共同诱发疾病的发生。张从正曰:"经来腹痛,由风冷客于胞络冲任。"《妇人大全良方》言:"夫妇人月水不调者,由劳伤气血至体虚,风冷之气乘也。"寒为阴邪,主痛,其性收引,易伤阳气。湿为阴邪,其性重浊腻滞,易阻遏气机。寒、湿之邪多共同作用于人体,由于过食寒凉、冒雨涉水、感受寒凉、久居寒凉潮湿之地等,以致寒湿之邪入侵,或当即发病,或伏于体内,待经期冲任气血变化急骤、正气相对虚弱时,引动内伏之邪而发病。

原发性痛经患者多因久居湿冷之地、外感寒凉或饮食不当而发病,表现为经行前后小腹冷痛,得热痛减,月经量少、色黯,伴畏寒肢冷,且疾病反复发作,缠绵不愈。患者久居湿冷之地或外感寒凉,则易感寒湿之邪,寒湿与血搏结,使血凝于胞宫,经前经期气血下注,胞脉气血更加壅滞;若饮食不当,如过食肥甘,嗜烟好酒,内伤脾胃,脾胃运化失司,导致津液输布不利,聚而成湿,发为伏湿,客于体内,与寒相结,客于冲任,伏于体内,遇寒凉复发或正气亏虚而发,与血搏结,致冲任、胞宫气血不畅,不通则痛,发为痛经。若病情缠绵,经久不愈,易瘀久化热,因"火性炎上",此时之"热"多体现于上焦,临床可出现为面红、头面部痤疮、头面部多汗、手心热、手心多汗、口干、口渴、舌尖红等上焦郁热的症状,同时又合并下焦虚寒的表现如小腹冷痛、腰酸凉等,形成上热下寒之象。

原发性痛经于经行前后发作,因月经前后冲任气血变化较大,正不胜邪。若外感风、寒、湿邪,或脾胃虚寒,内生湿邪,未经治疗,则邪气潜伏于体内,平素正邪相当时多不表现症状,但经期及其前后经血下注血海,血海满盈,冲任气血较平时变化急骤,此时机体正气不能正常运行,所藏之伏邪趁机作乱,发生痛经。当月经过后,冲任二脉平复,气血渐复,症状也随即消失。其临床表现为随月经周期出现周期性下腹部疼痛,常因感受风寒湿邪而出现或加重,伴有经行乳房胀痛、小腹凉、畏寒等系列症状,症状多出现在经前1周,经前2~3日症状加重,待月经过后症状消失,病程漫长,周期发作,缠绵难愈。

综上所述,风寒湿邪是原发性痛经发生的必要外因,邪气化热是疾病的进一步发展。该病的病因,以及其遇寒湿而加重、周期性发作的发病特征,均符合"脏腑风湿"理论。

（二）治法

对于脏腑风湿病,外邪侵袭是起病首因,邪留不去更是致病关键。故祛邪外出,给邪出路是治疗的首要任务。就原发性痛经而言,其具体方法包括温经、散寒、祛湿、清热等治法。另外,根据女性处于月经周期的不同时期,治疗上又有所侧重,经期给药时侧重顺势利导,给邪气以出路;治疗全程要注意扶正壮阳,增强抗邪能力,消邪气于无形。

1. 扶正壮阳,消邪气于无形　"正气存内,邪不可干"。正气亏虚是伏邪致病的重要原因之一,故非经期治疗以扶正壮阳、提高人体抵抗力为主,旨在消伏邪于无形之中、增经期驱邪外出之力。在治疗中要既要补益先天之本肾,又要顾护后天之本脾胃。盖肾气亏虚,精血本已不足,又值经期前后,血海更虚,使胞宫、冲任失于濡养,发为痛经;气血生于中焦,源于脾胃之运化,若脾胃运化失司,则气血化生无源,造成胞宫、冲任失于濡养。因此,在原发性痛经的治疗过程中,以顾护正气为根本,并贯穿始终。

2. 经期给邪以出路

(1) 温经散寒,祛湿止痛:若是感受寒湿之邪,以致寒凝湿阻,其临床多表现为经前或经期小腹冷痛拒按,伴坠痛,得热痛减,月经延迟,月经量少,经色黯,有血块,可伴有畏寒肢冷,面色青白,舌暗苔白,脉沉紧。因寒湿之邪客于胞宫,与经血搏结,血行不畅,疼痛更甚,治当温经散寒、祛湿止痛,可选少腹逐瘀汤、生化汤等,临证加减。

(2) 清上焦热,温下焦寒:若疾病日久,缠绵不愈,则易郁(瘀)而化热,其临床表现为经前或经期小腹疼痛,小腹凉,月经量少,下肢凉,面色红,头面部痤疮,头面部多汗,手心热,手心多汗,口干,口渴,舌尖红,少苔,脉沉数。病程缠绵,易瘀而化热,火性炎上,故表现为上焦热象,而下焦仍为一派虚寒,治疗当清上温下,可选用《金匮要略》中温经汤,临证加减。

3. 防治并举　原发性痛经起病缓慢,早期临床症状、体征不明显,伏寒、伏湿之邪藏于体内,伺机而发,病情易反复,具有迁延性。正气亏虚不能胜邪,六淫引动伏邪,因此治疗原发性痛经不仅要扶正祛邪,避免诱因、阻断伏邪发病也是预防本病的关键因素,做到防治并重。如在经前忌大寒大凉饮食、辛辣刺激之品,夏天不宜喝冷饮,避风寒等。中医自古以来就重视治未病,在原发性痛经的临床治疗中亦需充分应用中医学"未病先防,防治结合"的理念。

(三) 方药举隅

1. 寒湿型原发性痛经——少腹逐瘀汤、生化汤、黄芪建中汤　寒湿型原发性痛经表现为经行前后小腹冷痛,得热痛减,月经量少、色黯,伴畏寒肢冷,可选用少腹逐瘀汤、生化汤、黄芪建中汤治疗。少腹逐瘀汤出自《医林改错》,方中当归、川芎,赤芍活血散瘀,养血调经;小茴香、干姜、肉桂散寒通阳,温暖冲任;蒲黄、五灵脂、延胡索、没药活血祛瘀,散结定痛;生化汤出自《傅青主女科》,方中当归、川芎、桃仁活血祛瘀以生新,炮姜温经暖宫以散寒;黄芪建中汤出自《金匮要略》,方中黄芪、大枣、甘草补脾益气,桂枝、生姜温阳散寒,白芍缓急止痛,饴糖补脾缓急。以上诸方,均有温经、暖宫、散寒、止痛之效,对于寒湿型原发性痛经具有良好疗效。

2. 上热下寒型原发性痛经——温经汤　上热下寒型原发性痛经表现为面红、头面部痤疮、头面部多汗、手心热、手心多汗、口干、口渴、小腹冷痛、腰酸凉、舌尖红,可选用温经汤治疗。该方出自《金匮要略》,方中吴茱萸、桂枝温经散寒,兼通血脉;当归、川芎活血化

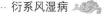

瘀,养血调经;阿胶、芍药、麦冬合当归和肝血、养肝阴,兼清降上焦虚热;牡丹皮可助桂枝、川芎祛瘀通经,并能退虚热;人参、甘草、生姜、半夏,益气和胃,以资生化之源,各药合剂,共奏温经通脉、养血祛瘀、清上温下之功。

四、医案举隅

【案1】

刘某,女,44 岁,2018 年 5 月 28 日来诊。主因"经行腹痛 30 余年,加重 3 年"来诊。患者自月经初潮淋雨后即有小腹坠、胀痛,小腹凉如冰,每于经期均需卧床休息 2～3 日,伴月经量多、血块多。近 3 年无明显诱因经行腹痛加重,1 年前曾于外院诊断为原发性痛经,服用中药治疗(具体药物不详),症状无缓解。月经 6/28 日,量中(最多日换 4～5 次卫生巾),末次月经 5 月 15 日。刻下症:腰酸痛,小腹胀痛,小腹凉如冰,周身畏寒,乏力,纳可,眠安,大便略干,1～2 日 1 行。舌淡,苔白厚,脉沉弦。孕 2 产 2。妇科检查:外阴:已婚已产型;阴道:通畅;宫颈:陈旧性撕裂;子宫:后位,正常大小,活动度可,无压痛;附件:双附件未扪及异常;镜检:清洁度Ⅰ度,BV(—)。2017 年 10 月外院查盆腔超声示子宫大小 59 mm×50 mm×42 mm,双附件未见异常。

西医诊断:原发性痛经。

中医诊断:经行腹痛。

中医证型:寒阻胞宫。

治法:温经散寒止痛。

方药:黄芪建中汤加减。生黄芪 30 g,桂枝 30 g,白芍 30 g,蜜甘草 15 g,黑附子 30 g(先煎),茯苓 30 g,醋延胡索 30 g,小茴香 15 g,川楝子 10 g,生姜 3 片(自备),日 1 剂,早晚饭后半小时温服。

二诊(2018 年 6 月 20 日):服上方 14 剂,已无小腹胀痛,腰酸痛好转,后继服 7 剂,月经于 6 月 14 日来潮,量中,轻微小腹疼痛,小腹凉,轻微腰酸。平素仍有周身畏寒,乏力,夜眠不实,易醒,再入睡困难,大便正常,舌体胖,苔白厚,脉沉弦。二诊诸症好转,继续守上方治疗。半年后电话随访患者,已无痛经发作。

按:患者自月经初潮淋雨后发为经行腹痛,结合小腹凉如冰,可知为外感寒邪,伏邪日久,寒凝胞宫,发为该病。治疗宜温经散寒,方用黄芪建中汤加减,方中黄芪具有和血消瘀、益气温经之效;桂枝能"散风寒,逐表邪,发邪汗"(《本草汇言》),善于"通经络而开痹涩,甚去湿寒"(《长沙药解》),桂枝得黄芪,益气而振阳,助其固表祛邪;黄芪得桂枝,固表而不致留邪;白芍养血和营而通血痹,与桂枝合用,调营卫而和表里,两药为臣;生姜辛温,以助桂枝辛温之力;联合黑附子补火助阳,散寒除湿;小茴香辛温散寒;川楝子行气止痛,加之其性寒,与小茴香寒热相激以开郁;茯苓健脾;醋延胡索行气止痛;蜜甘草调和诸药。诸药合用,共奏温经散寒、行气化瘀、健脾祛湿之功,数年顽疾,得以痊愈。

【案2】

王某,女,29 岁,2018 年 3 月 12 日来诊。主因"经行腹痛 18 年"来诊。患者自月经初潮即有月经第一日小腹冷痛,伴有腹股沟疼痛、右膝疼痛,得温则舒,腰部以下凉如冰,恶心,有时呕吐,每于经期均需卧床休息 1 日,曾于外院诊断为原发性痛经,服用中药治疗(具体药物不详),症状缓解不明显。刻下症:平素衣着较少,衣物多露脚踝,面部痤疮,腰酸,膝盖凉,小腹凉。舌尖红,苔黄厚,脉弦细。月经史及孕产史:7/28 日,量多(最多日换 7～8 次卫生巾),末次月经 3 月 5 日。孕 0 产 0。

西医诊断:原发性痛经。

中医诊断:经行腹痛。

中医证型:上热下寒。

治法:温通经脉,养血祛瘀。

方药:温经汤加减。吴茱萸 6 g,肉桂 10 g,川芎 15 g,当归 10 g,白芍 15 g,牡丹皮 12 g,清半夏 9 g,炮姜 30 g,麦冬 20 g,党参 15 g,甘草 10 g,杜仲 15 g,日 1 剂,早晚饭后半小时温服。

二诊(2018 年 3 月 26 日):已服上方 14 剂,现仍有下颌处痤疮,乳房触痛,性急易怒,腰酸,大便偏稀,舌尖红,苔薄白,脉弦细。现正值经前,患者肝旺明显,故改上方白芍为 30 g 以敛肝,继服 7 剂。

三诊(2018 年 4 月 2 日):月经于 3 月 21 日来潮,小腹疼痛轻微,持续约 1 h,不影响工作、生活,腰酸明显减轻,仍有腰以下凉。患者痛经减轻,说明药证相符,继续守上方加减治疗。半年后电话随访患者,已无痛经发作。

按:患者自月经初潮即有痛经,伴腹股沟疼痛、右膝疼痛,腰部以下凉如冰,此乃下焦有寒之象。患者平素衣着较少,有裸露脚踝习惯,故其受寒与着衣不当有关。衣着不当,外感寒邪,寒凝胞宫,经脉不畅,故见痛经;寒凝日久,郁而化热,故见面部痤疮、舌尖红。治以温通经脉,养血祛瘀,方用温经汤加减。方中吴茱萸、肉桂温经散寒兼通血脉;当归、川芎活血化瘀,养血调经;白芍、麦冬和肝血、养肝阴;牡丹皮可助川芎祛瘀通经,兼清郁热;清半夏、党参、甘草益气和胃;炮姜温暖胞宫;杜仲补肝肾强筋骨。诸药合用,共奏温通经脉、养血祛瘀之功,使数年顽疾,得以痊愈。

【案 3】

李某,女,30 岁,2019 年 3 月 5 日初诊。主因"经行腹痛 17 余年"来诊。患者 13 岁时经期吃冷饮后即出现经行小腹冷痛,需要卧床休息 2～3 日,伴有经期恶心、腹泻,日 1～2 次,持续 3 日,痛经严重时曾晕倒。月经 8/30 日,量中(最多日换 8～10 次卫生巾)。曾服中药治疗,效果不显。末次月经 3 月 1 日。刻下症:周身畏寒,胃凉,进凉食即腹泻,神疲乏力,夜眠不实,多梦,大便正常,舌质暗,舌根部苔白略厚,脉涩。否认性生活史。2019 年 2 月 21 日外院查盆腔超声子宫附件未见异常。

西医诊断:原发性痛经。

中医诊断:经行腹痛。

中医证型:寒阻胞宫。

治法:温经健脾,散寒止痛。

方药：黄芪建中汤加减。生黄芪 30 g，桂枝 30 g，白芍 15 g，川芎 15 g，鸡血藤 30 g，清半夏 9 g，炮姜 30 g，党参 15 g，甘草 10 g，当归 10 g，麦冬 15 g，日 1 剂，早晚饭后半小时温服。

二诊(2019 年 4 月 2 日)：已服上方 28 剂，月经于 3 月 30 日来潮，经期轻微小腹疼痛，伴小腹凉，局部热敷后疼痛即缓解，轻微腰酸、周身畏寒，仍有胃怕凉，体力好转，夜眠不实，多梦，大便正常，舌质暗，舌根部苔白略厚，脉沉涩。二诊诸症好转，继续守上方加减以求全功。1 月后患者通过信息告知，已无痛经发作，数年沉疾得以痊愈。

按：患者因经期服用冷饮发为经行腹痛，结合小腹凉、恶心、腹泻、周身畏寒，可知由于过食寒凉，寒停胃肠，凝聚胞宫，发为痛经。治疗宜温阳建中、散寒止痛，方用黄芪建中汤加减。方中黄芪益气温经、和血消痹；桂枝"散风寒，逐表邪，发邪汗"，两者合用，益气温阳建中；白芍养血和营而通血痹；川芎行气活血，鸡血藤活血通络，当归活血止痛，三者合用，加强活血通络止痛作用；炮姜温暖胞宫；麦冬滋阴养胃，《医学衷中参西录》言其"能入胃以养胃液"；清半夏、党参、甘草益气和胃，以资生化之源。诸药合用，共奏温阳建中、散寒止痛之效，病因得除，故十余年之痛经得愈。

月经后期

一、月经后期概述

月经后期是月经失调的一种类型，指月经周期错后 1 周以上，甚至 3～5 月一行，但经期正常，且连续 2 个月经周期以上者[4]，亦称为"经行后期""月经延后""经迟"等，常合并月经过少，严重者可引起闭经、不孕等疾病，是妇科临床的常见病和多发病。

青春期月经初潮后 1 年内，或围绝经期，周期时有延后，而无其他证候者，不作病论。

西医学不将该病作为独立疾病，认为是许多妇科疾病，如卵巢早衰、多囊卵巢综合征等的重要症状，其病因多与激素水平紊乱有关，常用雌、孕激素类药物治疗，治疗手段及方法较为单一，停药后容易复发。

二、月经后期病机的历史沿革

本病首见于《金匮要略·妇人杂病脉证并治》，称为"至期不来"。《妇人大全良方·调经门》引王子亨言"过于阴则后时而至"，认为月经后期为阴盛血寒所致。《丹溪心法·妇人》中提出"血虚""血热""痰多"均可导致月经后期的发生，并指出相应的方药，进一步丰富了月经后期的发病机制。薛己、万全、张景岳等提出了"脾经血虚""肝经血少""气血虚弱""气血虚少""气逆血少""脾胃虚损""痰湿壅滞"及"水亏血少，燥涩而然""阳虚内寒，生化失期"等月经后期的发病机制，并提出补脾养血、滋水涵木、气血双补、疏肝理气、导痰行气、清热滋阴、温经活血、温养气血等治法和相应的方药,如《景岳全书·妇人规》云:"后期而至者,本属血虚,然亦有血热而燥瘀者,不得不为清补;有血逆而留滞者,不得不为疏利。凡阳气不足,血寒经迟者,色多不鲜,或色见沉黑,或色滞而少。其脉或微,或细,或沉、迟、弦、涩。其脏气形气必恶寒喜暖。凡此者,皆无火之证。治宜温养血气,以大营煎、理阴煎之类加减主之。大约寒则多滞,宜加姜、桂、吴茱萸、荜茇之类,甚者须加附子。"清初医家傅青主补充了根据月经量的多少判断其病机的方法,如《傅青主女科·调经》云:"盖后期而来少,血寒而不足;后期而来多,血寒而有余。"

三、月经后期与脏腑风湿

临床发现,有一类月经后期患者常伴胃、腹、腰臀寒凉,手足不温,痛经等症状,细审缘由,往往有受寒病史,甚至其受寒史可以追溯至幼时。采用补肾疏肝、健脾养血、活血通经等常用治法难以奏效。根据"脏腑风湿"理论[1],此类月经后期是一类"胞宫风湿病"[5-7]。

(一)病因病机

1. 饮食不节,起居不慎,致寒湿内伏　食寒饮冷是当今社会的一大生活习惯。若长期贪食寒凉食物、冷饮雪糕等,寒湿之邪经口到达胃肠,日积月累,停留不去,潜藏成为伏邪。胃肠下与胞宫相邻,透过消化道黏膜,累积之寒湿邪气亦可流注于胞宫,成为胞宫伏邪。临床上,不仅可以见到青春期以后过食寒凉致病者,即便初潮前有过食寒凉史者也屡见不鲜。寒为阴邪,其性凝滞,寒邪伏于胃肠、胞宫,气血运行不畅,不能按时下注冲任,故见月经后错、量少。

起居不慎也是感受寒湿的重要途径。患者或寒冷天气着衣过少,或冰天雪地鞋袜单薄,或夏天冷水洗澡、洗脚等,均可感受寒湿之邪,若不能及时去除,多伏于肌肤腠理和胞宫。寒伏腠理,致其开合失司,影响气机升降出入,气血不能按时下注冲任,故而为病。

2. 伏邪伤正,易受诱发　《临证指南医案》云:"太阴湿土,得阳始运",中阳为中焦脾胃气机升降的枢轴[8]。寒湿皆为阴邪,最易戕伐阳气。在胃肠停留的寒湿邪气不除,日久损伤中阳,一方面导致脾胃运化失常,气血化生不足;另一方面正气虚弱,卫外不固,极易再次遭受外来风寒湿邪的侵犯,新邪引动伏邪;抑或未染新邪,但因正气虚弱,伏邪乘虚而动,引发症状。若邪气重在胃肠,中阳受损,脾失健运,生化乏源,气血无以按时下注冲任,则见月经延后、经量减少。若邪气伏藏于胞宫胞脉,经脉不通,气血运行不畅,不能按时下注冲任,亦会出现月经后期。有研究显示[9],月经病寒证患者卵巢及子宫动脉的血流信号相对稀疏,流速过低,血液灌注不足,女性激素水平也有相应降低,这或许是寒邪导致月经后期的机制之一。

3. 伏邪日久,内生瘀结　外邪不能及时清除,伏留体内,阻滞经络,导致气血运行不畅,日久可成瘀。瘀血是伏邪致病过程中重要的病理产物,同时又能加重胞宫阻滞的状态,影响气血的生成与运行,成为月经延期、经量减少的原因之一。如《万病回春》所言:"经水过期而来,紫黑成块者,气郁血滞也。"

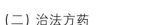

（二）治法方药

"祛邪外出"是脏腑风湿病的首要治疗原则，应首先考虑散邪、透邪，使风寒湿等宿邪外出。张景焘《馤塘医话》有云："凡属有病，必有留邪，须放出路，方不成痼疾。"月经后期属"脏腑风湿"者，其治疗重在祛除伏邪。伏邪是病情反复发作、迁延不愈之根本原因，而伏藏之寒湿深入内里，势态顽固，依靠单纯的温散之法或只重视暖宫散寒并不能将其彻底除净，应将胃肠或体表与胞宫兼顾；且因病程日久，多夹杂瘀滞，应注意活血化瘀。

1. 温散伏寒，胃肠体表与胞宫兼顾　寒湿邪气经口而入者，多伏于胃肠。折损中阳是"脏腑风湿"型月经后期发病的起始环节之一，因此患者除有月经不调的表现外，胃肠虚寒之象尤其明显。治疗应胃肠、胞宫兼顾，在暖宫散寒的同时还应注重祛除胃肠的伏寒邪气。常用处方如黄芪建中汤、大阳旦汤、温经汤、温胞饮、葛根汤、桂枝汤。

2. 补虚除湿，健脾厚胃为上　"脏腑风湿"之为病，与人体内在的虚损息息相关，且部分患者病始于寒湿入胃，中阳受损，因此扶正补虚尤为重要。脾胃为后天之本，故治疗宜从中焦起始，健脾气，厚胃肠，使中焦受纳、运化功能正常，则正气强盛。

3. 活血化瘀，防止次生伏邪　瘀血既是伏邪日久、阻滞气机带来的次生病理产物，又是加重病情的致病因素。气滞血瘀的内环境状态为邪气的伏藏提供了条件，因此在逐邪外出时宜加入活血化瘀之品，有助于伏邪消散、防止伏邪再生、提高疗效。瘀血内停的患者临床常见月经色暗、有血块、经行不畅、痛经等症，宜选用温经活血之品，如桂枝、当归、川芎、桃仁、泽兰等。

4. 祛邪必净，经期服药不辍　"祛邪外出"是治疗脏腑风湿病的首要任务。经期乃是妇人天然的"开门"之态，此时散寒祛邪属因势利导，顺势而下，可给邪气以出路。且伏邪顽固难去，为求祛邪彻底，避免病情反复发作，临床用药时需一鼓作气，经期也应坚持服药不辍。

综上所述，以风寒湿为始动因素的月经后期病是一类胞宫风湿病，其病因为外感寒湿邪气，伏邪伤正，邪久化瘀。治疗上强调祛除伏邪，治法体现在温散伏邪、补虚除湿、活血化瘀以及经期服药，以一鼓作气而祛邪外出。

（三）方药举隅

1. 黄芪建中汤　黄芪建中汤出自《金匮要略·血痹虚劳病脉证并治》，由黄芪、桂枝、甘草、大枣、白芍、生姜、饴糖组成，在此基础上加人参则为大阳旦汤。《金匮要略》云："虚劳里急，诸不足，黄芪建中汤主之。"本方对于月经后期伴胃肠虚寒明显，不敢饮凉食冷，或着风受冷后便觉胃脘不适，肠鸣泄泻者适用。综合两方思想，临床应用时，以黄芪补气升阳，桂枝温通散寒，党参、甘草、大枣甘温补中，诸药并用可使胃肠寒气得散，伏邪得消。其中桂枝需重用，常用量为 30 g。

2. 温经汤与温胞饮　温经汤出自《金匮要略》，是妇科调经要方，方中温清补消并用，大量温补药中佐以少量寒凉药，适合用于治疗胞宫虚寒，寒凝血瘀，瘀久化热者，症见小腹凉、痛经、得温则减、手心热、口唇干、痤疮的患者。温胞饮出自《傅青主女科》，为妇人"下部冰冷不孕"而设，可以温肾助阳、暖宫种子，方中使用附子、肉桂、巴戟天等温热药物，可用于胞宫寒凝较为严重的患者。

3. 葛根汤与桂枝汤　葛根汤、桂枝汤均出自《伤寒论》。这两方可用于风寒湿邪经体表而入,邪伏于肌肤腠理者。患者可伴畏寒怕冷,颈肩酸痛,面色苍白;若日久化热,可见面黄无华,多油,毛孔粗大。

4. 四君子汤　四君子汤出自《太平惠民和剂局方》,为临床最常选用的强健脾胃的基础方,常用剂量为党参 15 g、白术 15~30 g、茯苓 20~30 g、甘草 10 g。若见苔白厚腻者,为寒湿之象明显,常合用平胃散、二陈汤,在补虚健脾的同时增强燥湿之力。

四、医案举隅

【案 1】

汪某,女,21 岁,2018 年 5 月 30 日初诊。主诉:月经后错伴量少 7 年。现病史:患者月经自初潮起即后错,周期 35~60 日,量少(最多日换 2 次卫生巾),血块时有时无,小腹疼痛、凉如风吹,无腰痛,无经前乳胀。追问病史,诉幼时贪凉饮冷,日常喜饮用凉水,一年四季吃冰棍、冰激凌、夏季犹多,每日 2~4 根,至 11 岁左右频繁发作胃痛,遂忌寒凉。末次月经 2018 年 4 月 18 日。未婚,无性生活史。查 B 超示:子宫前位,4.3 cm×4.0 cm×2.8 cm,内膜厚 0.8 cm。刻下症:手心热,白天甚,面部痤疮,小腹凉,饭后脘痞,情绪可,眼睛干涩,大便不畅,1~2 日 1 次,纳眠可,舌质红,苔根厚,脉弦左涩。

西医诊断:月经稀发。

中医诊断:月经后期。

中医证型:寒凝血瘀,瘀久化热。

处方:温经汤加减。制吴茱萸 6 g,肉桂 10 g,川芎 15 g,当归 10 g,赤芍 15 g,牡丹皮 15 g,生姜 15 g,清半夏 9 g,麦冬 15 g,党参 15 g,甘草 15 g。7 剂,水煎,早晚分服。

患者服药 3 剂后于 6 月 2 日来月经,周期 44 日,经量中等(最多日换 4~5 次卫生巾),小腹凉,下坠,无腰酸。继续以上方加减,服药 2 月余,月经周期恢复正常。

按:该患者自幼时即过度饮冷,11 岁开始频繁胃痛,饮食不节导致寒邪入侵脾胃,损及胞宫。冲为血海,任主胞胎,二脉皆起于小腹。寒主收引凝滞,血遇寒则凝,冲任虚寒,血凝气滞,瘀阻胞宫,故小腹冷痛,月经后期。瘀血不去,新血不生,阴血亏虚,则手心烦热,眼睛干涩,大便不畅。舌红脉涩为寒凝血瘀的征象。本方吴茱萸、桂枝相配合以温经散寒、温通血脉;当归、川芎为血中之气药,疏通气血以止痛;赤芍清热凉血,祛瘀止痛;牡丹皮散瘀退热;麦冬养阴以清虚热;半夏、生姜通降胃气,人参、甘草益气健脾,以资气血生化之源。通过 2 个月的加减调理,患者月经周期恢复正常。

【案 2】

马某,女,32 岁,于 2018 年 6 月 6 日初诊。主诉:月经后错伴量少、经期延长 1 年余。现病史:患者 1 年前流产后,正值冬天,家中暖气损坏,室温低而受凉,出现足跟痛、腹胀、痛经等症,服中药治疗,效果不显,并出现月经后错、量少、经期延长。近 1 年余,月经周期 45~50 日,经期 8~12 日,量少(最多日换 2 次卫生巾),色暗,无血块,无痛经,末次月经

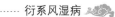

2018 年 5 月 12 日。于 2018 年 5 月 14 日查女性生殖激素示：E2 45 pg/ml(21～251 pg/ml)，FSH 6.1 mIU/ml(3.03～8.08 mIU/ml)，LH 9.26 mIU/ml(1.8～11.78 mIU/ml)，P 0.17 ng/ml(＜0.1～0.3 ng/ml)，T 2.39 ng/ml(0.108～0.569 ng/ml)，PRL 5.6 ng/ml(5.18～26.53 ng/ml)。5 月 23 日查 B 超示：子宫 5.3 cm×5.0 cm×4.0 cm，内膜厚 1.1 cm，双侧卵巢多囊样改变。刻下症：乏力，小腹怕凉，腹胀，足跟痛，脱发，晨起口苦，白带量多，色白，面部多油、毛孔粗大，纳眠可，大便正常，舌体胖、苔薄白，脉弦滑左沉。

西医诊断：多囊卵巢综合征。

中医诊断：月经后期。

中医证型：寒伏化热，脾肾亏虚。

处方：葛根汤加减。葛根 30 g，炙麻黄 9 g，桂枝 10 g，白芍 10 g，甘草 10 g，干姜 15 g，党参 15 g，山茱萸 15 g，生杜仲 30 g，续断 15 g，黄芩 20 g，7 剂，水煎，早晚分服。

2019 年 1 月 30 日患者因他病来诊，言前方服完 7 剂后，又自服 7 剂。此后半年月经周期 35 日左右，经期 7 日，经量中等（最多日换 4～5 次卫生巾）。

按：患者因流产后受凉，体虚之时恰逢风寒湿邪自体表而入，邪留肌腠，则畏寒怕冷，面色苍白；邪久化热，则面部多油、毛孔粗大；足跟痛、腹胀、乏力、小腹怕冷、疼痛，为脾肾亏虚，寒湿内凝之表现。以葛根汤为基础方祛除在表的风寒湿邪，佐黄芩以清除瘀留之热，配以党参、山茱萸、续断、生杜仲补益脾肾。通过半月之调理，病情明显好转。

【案 3】

张某，女，17 岁，未婚，无性生活史，因"月经后错 5 年"于 2018 年 11 月 19 日来诊。患者月经自初潮起即后错，周期 2 月，量中（最多日换 4 次卫生巾），色淡红，经期 1～2 日小腹轻微坠痛。2018 年 1 月曾连续 3 日过食生冷，其后 3 个月未行经，于丰台中西医结合医院就诊，查 B 超：子宫 3.9 cm×3.4 cm×2.3 cm，内膜厚 0.5 cm，双侧卵巢多囊样改变。予地屈孕酮、屈螺酮等治疗，服药可按月行经，停药后月经复后错。2018 年 10 月查女性生殖激素示：E2 167 pg/ml(21～251 pg/ml)，FSH 4.45 mIU/ml(3.03～8.08 mIU/ml)，LH 10.03 mIU/ml(1.8～11.78 mIU/ml)，P ＜0.3 ng/ml(0～0.954 ng/ml)，T 2.69 ng/ml(0.38～1.97 ng/ml)，PRL 306.03 ng/ml(108.8～557.1 ng/ml)。末次月经 2018 年 9 月 13 日。刻下症：患者平素嗜食冷饮，小腹胀、凉，下坠轻微，怕冷，小腿怕凉，后背痤疮，头胀痛，眼干，口唇干，喜饮，入睡难，纳可，大便日 1 次，成形。苔薄白，脉弦细。

西医诊断：多囊卵巢综合征。

中医诊断：月经后期。

中医证型：寒凝血瘀，瘀久化热，兼肝阳上亢。

处方：温经汤加减。肉桂 10 g，川芎 15 g，当归 10 g，白芍 15 g，牡丹皮 12 g，石决明 30 g（先煎），党参 15 g，甘草 10 g，麦冬 20 g，沙参 20 g，生地黄 15 g，生牡蛎 30 g（先煎），陈皮 12 g。日 1 剂，水煎服。

患者服上方 14 剂，于 12 月 6 日来月经，量中（最多日换 4 次卫生巾），色红，无血块，第 2～3 日小腹隐痛，喜温喜按，口唇干消失，下肢怕凉，舌微红，苔少，脉沉细。继续以上方加减,服药1月余,小腹凉、下肢凉消失,基础体温双相,月经周期恢复正常。

　　按：患者过食生冷,寒邪伤及脾胃,伏于胞宫,使气血运行受阻,故见月经后错,小腹、下肢凉;感寒日久,瘀久化热,火热炎上,发为痤疮;热邪耗伤阴液,则见眼干口干。予温经汤加减,用肉桂散寒,党参、甘草补中,生地、牡丹皮、麦冬等清热养阴,川芎、当归等活血祛邪。14剂后患者月经来潮,仍有寒凉之征,余症有不同程度减轻。全方温经散寒、养阴活血,兼清瘀热,故收效良好。

盆腔炎性疾病后遗症

一、盆腔炎性疾病后遗症概述

　　盆腔炎性疾病后遗症,既往称慢性盆腔炎,是育龄期女性的常见病,具有病程长、易反复发作的特点,临床主要表现为慢性盆腔痛、白带异常、性交痛和不孕。有数据表明,18％～36％的盆腔炎性疾病会遗留后遗症[10-12]。多数学者认为盆腔炎性疾病后遗症的形成与以下因素有关[13-14]：① 盆腔炎性疾病未彻底治愈、治疗不及时或复发;② 盆腔炎性疾病引起盆腔粘连,在体位改变或脏器蠕动时牵拉周围与之粘连的脏器,引起盆腔痛。③ 盆腔炎性疾病过后,机体应激性免疫反应造成盆腔内慢性无菌性炎症。目前治疗该病多采用中成药或在病情复发时采用抗生素。但部分患者疗效不理想,且反复发作,严重影响女性身心健康。

二、盆腔炎性疾病后遗症的历史沿革

　　中医古籍中对于本病的描述散见于"妇人腹痛""带下病""月经不调""癥瘕""热入血室""腰痛"等病证范畴。《素问·骨空论》提出"任脉为病……女子带下瘕聚",认为任脉的损伤可导致带下异常、癥瘕积聚等病证。《金匮要略》言"妇人六十二种风,及腹中血气刺痛,红蓝花酒主之""妇人腹中诸疾痛,当归芍药散主之""妇人腹中痛,小建中汤主之",指出妇人腹痛的病因病机包含风冷血滞、肝脾失调、脾虚营弱,均与气血失和有关,并指出了相应的治疗方剂。隋代《诸病源候论》载"小腹痛者,此由胞络之间,宿有风冷,搏于血气,停结小腹。因风虚发动,与血相击,故痛",提出外感风寒,搏于气血可导致腹痛。宋代《女科百问》表明风寒之邪是腹痛的关键病因,如"或宿有风冷抟于血,血气停结,小腹痛也"。《妇人大全良方》亦认为："夫妇人小腹疼痛者,此由胞络之间夙有风冷,搏于血气,停结小腹,因风虚发动与血相击,故痛也。"《兰室秘藏》认为寒湿可导致带下,如"白带久下不止,脐腹冷痛,阴中亦然……此病皆寒湿乘其胞内"。明代《景岳全书·妇人规》言"瘀血留滞作症,惟妇人有之。其证则或由经期,或由产后,凡内伤生冷,或外受风寒,或恚怒伤肝,气逆而血留……总由血动之时,余血未净,而一有所逆,则留滞日积,而渐以成症矣",明确指出癥瘕的主要病因病机为寒凝血瘀。清代《傅青主女科》指出"带下俱是湿症",认为湿邪是带下的主要病因。

由此可见,历代医家对本病病因病机的认识各有不同。但感受风寒湿邪是导致该病常见且重要的发病因素。

三、盆腔炎性疾病后遗症与脏腑风湿

"脏腑风湿"为风寒湿邪或从体表侵袭,或从官窍直中,最终盘踞脏腑,与气血搏结,形成伏邪。当机体再次感受邪气时,引动伏邪,造成疾病的反复发作。

因此,与风寒湿相关的难治性盆腔炎性疾病后遗症属于"脏腑风湿病"的范畴,是一类"胞宫风湿病"。风寒湿邪伏于胞宫,治疗不及时或祛邪不彻底,可导致盆腔炎性疾病后遗症。若身体虚弱或再次受邪,新邪引动伏邪,则病情复发,表现为反复发作的腹痛、白带异常、性交痛等。

(一) 病因病机

盆腔炎性疾病后遗症有病程长、病情容易反复的特点。多数患者在起病之初服用中成药或抗生素后,症状能消失,但如果没有及时或彻底治愈,可造成疾病的反复发作。长时间使用抗生素或中成药,会使药物的疗效减弱或无效,最终成为难治性疾病。有些患者因此失去信心,停止治疗,任由症状残留,直至不能忍受才再行用药,其生活质量受到不同程度的影响。究其不能治愈的原因,与药物不能完全清除病因有关,即患者感受的外邪非独热邪,还可能是寒湿之邪。当前临床应用的中成药,其成分多为清热、利湿、活血之品;抗生素能杀菌或抑菌,也具寒凉之性,两者能速去者为"热邪",所不能去者即本病难以治愈的病因——寒湿之邪。寒湿之邪停居体内的原因有以下几点:① 感受寒湿邪气:患者素体阳虚,或久居寒湿之地,复起居不慎,感受寒湿之邪,未及时治疗或反复感邪,外邪深入,与血胶着,盘踞胞宫胞脉;② 治疗急性盆腔炎时寒凉药物运用不当:急性盆腔炎的病机以热毒为主[15],治疗宜清热解毒。若寒凉药运用不当,或用量过大,或用药时间过长,热邪已去,但未及时更方换药,药物的寒凉之性一方面损伤阳气,另一方面化为寒邪客于胞宫;③ 急性炎症治疗不彻底,湿浊寒化:盆腔急性炎症的病因除热毒之外,多伴有湿邪,经治疗热毒去除后,疼痛等症状往往明显减轻,但湿邪难以速去,仍停留体内,若停止治疗,任湿性缠绵,湿浊寒化,则寒湿深伏胞宫胞脉。

寒为阴邪,其性凝滞;湿性趋下,其性缠绵。寒湿之邪盘踞胞宫胞脉,导致经脉不通,气血运行不畅,瘀血内停,日久寒湿瘀互结,经脉瘀滞逐渐加重,患者临床表现为小腹冷痛或坠痛,白带量多,月经有血块,妇科检查可扪及炎性增生、盆腔粘连之象,如子宫附件压痛、子宫活动度差、附件增粗或增厚等。经期气血下注冲任胞宫,经脉瘀滞更加明显,故经期疼痛加重。

寒湿之邪盘踞胞宫不去即为伏邪,日久损伤正气,抵御外邪侵袭的能力逐渐下降,且同气相招,极易再次感受寒湿之邪。新邪引动旧邪,邪气相叠,病情逐渐加重。病程日久,寒湿凝聚之处,易郁而化热。该热象与胶着于胞宫的寒湿之邪并存,增加本病的复杂性、

难治性。

（二）治则治法

"祛邪外出"是治疗脏腑风湿病的首要任务，在治疗上应首先考虑散邪、透邪，使风寒湿等宿邪外出。就盆腔炎性疾病后遗症而言，常见的治法包括温经散寒、淡渗利湿、活血化瘀等。

1. 温经散寒利湿以祛寒湿之邪　难治性盆腔炎性疾病后遗症之所以反复发作，久治不愈，与寒湿瘀血搏结，盘踞胞宫胞脉有关。治疗首先应该去除寒湿邪气，这是"釜底抽薪"之举，因为寒湿既能导致瘀血内生、产生次生邪气，又能与瘀血缠绵，纠结为害；寒湿得去，既不能新生瘀血，旧有瘀血也无以为傍。广安门医院刘新敏主任常用温经散寒法以散透寒邪，用淡渗利湿法以祛湿外出。其中，散寒时用药宜准、宜狠。所谓准，即针对寒湿所居病位及临床表现准确选择温阳散寒药物；所谓狠，即药量宜适当偏大。

具体而言，若寒湿停居下焦，患者表现为小腹隐痛、小腹凉或畏寒喜暖、白带多，多以少腹逐瘀汤为基本方加减，易干姜为炮姜。炮姜的用量根据寒邪轻重进行调整，一般在15～30 g。《本草分经》认为该药能"祛脏腑沉寒痼冷"。刘新敏亦认为该药是去除胞宫寒邪的良药。若寒邪影响下肢，症见腿脚寒凉者，肉桂用量宜适当加大，一般在 10～30 g。若寒湿停居中、下二焦，患者除上述临床表现外，还见胃脘怕冷，四肢不温，可用少腹逐瘀汤合黄芪建中汤加减治疗，其中桂枝用量一般为 20～30 g。中阳亏虚既能导致体质虚弱、无力抗邪，也是造成胃肠道寒湿环境的罪魁祸首，因此不能忽略。若寒湿瘀滞，日久化火，火热循经上灼者，会出现上热下寒的表现。上热的表现多见面部痤疮，手心灼热，口唇干燥，舌质红等，可用《金匮要略》之温经汤加减治疗，在温经散寒的基础上用牡丹皮、赤芍凉血清热。

湿性缠绵，难以速去，可用淡渗利湿法以缓透湿邪，常用药物为茯苓、生薏苡仁。两者皆味甘淡，前者性平，归心、肺、脾、肾经，《用药心法》认为其"淡能利窍，甘以助阳"，为"除湿之圣药也"；后者性凉，归脾、胃、肺经，《本草新编》认为其"最善利水，不至损耗真阴之气，凡湿盛在下身者，最宜用之……阴阳不伤，而湿病易去"。两者用量多用 30 g。若患者见伤阴之象，可以同时应用养阴生津之品，如麦冬等。

2. 活血通经贯穿治疗的始终　寒性凝滞，寒湿之邪盘踞胞宫胞脉，导致气血运行不畅，故起病之初即有瘀血内停。疾病久治不愈，反复发作，寒湿瘀缠绕纠结，经脉郁滞逐渐加重，故久病患者多表现为盆腔组织破坏、广泛粘连、增生及瘢痕形成[16]。治疗宜活血化瘀，通经止痛，并将活血化瘀法贯穿治疗的始终。常用的活血药包括丹参、延胡索、赤芍等，其中丹参味苦，性微寒，《神农本草经》认为其"主心腹邪气"，能"破癥除瘕"，治疗"寒热积聚"；延胡索味辛苦，性温，李时珍在《本草纲目》中认为其有"活血，理气，止痛"之效，推崇延胡索能"行血中气滞，气中血滞，故专治一身上下诸痛"；赤芍味苦，性微寒，能"破瘀血而疗腹痛"（李东垣《用药法象》），"通顺血脉，缓中，散恶血，逐贼血……消痈肿"（《本草别录》）。现代药理学研究发现，丹参、延胡索的有效活性成分均有抗菌、抗炎的作用[17-19]；丹参还有抗纤维化作用[20]；赤芍能抗缺血、改善微循环[21]。

为增强活血之效,亦可配伍理气药、散结药和通络药,如小茴香、川楝子、夏枯草、路路通、皂角刺等。其中,小茴香、川楝子,两者一寒一热,寒热相遇,气机激荡,以雷霆之势破积消滞;夏枯草味苦辛,性寒,苦能泄降,辛能疏化,善"补养厥阴血脉,又能疏通结气"(《本草通玄》),还可"解内热,缓肝火"(《本草纲目》)。现代药理研究表明,小茴香的挥发油能明显抑制和杀灭金黄色葡萄球菌等多种细菌,具有良好的抗炎作用[22];夏枯草也有抗炎、抗菌作用[23-25]。

3. 结合外治法以提高疗效　外治法在难治性盆腔炎性疾病后遗症的治疗中具有非常重要的作用,能提高疗效,缩短疗程。常用的外治法包括直肠给药和中药外敷。从解剖特点来讲,女性内生殖器官与直肠比邻而居。经直肠给药,药物能通过直肠黏膜吸收,直接进入盆腔血液循环,以较高的血药浓度,且直达病变部位,更好地促进炎症的消退。对于有条件灌肠的患者,可嘱患者将中药分为2份,一半早晨口服,另一半晚上保留灌肠。对于没有条件灌肠的患者,予康妇消炎栓2g,纳肛,日2次,同时适当加大口服药中温热药的比例以制约该药的寒凉之性。

中药下腹部热敷亦是另一重要的外治法,该法能加快局部组织血液循环,促进药物吸收,缓解局部组织粘连。可嘱患者中药煎完后,将中药渣装袋,乘热外敷下腹部,每日1~2次,至药渣凉为止,可重复多次应用。

（三）方药举隅

1. 少腹逐瘀汤　少腹逐瘀汤出自《医林改错》,由小茴香、干姜、延胡索、没药、当归、川芎、肉桂、赤芍、蒲黄、五灵脂组成。方中川芎、赤芍、当归为本方的核心,三药均能活血止痛,川芎尚能行气,当归尚能补血;小茴香、干姜、肉桂均有辛香走窜的特性,不仅散寒止痛,还能温阳化饮;五灵脂、没药、延胡索、蒲黄均能化瘀止血,没药活血止痛、消肿生肌,延胡索活血、行气、止痛。各药配伍,使血活气行,是活血化瘀、理气止痛的良方。

2. 温经汤　温经汤出自《金匮要略》,由吴茱萸、麦冬、当归、芍药、川芎、人参、桂枝、阿胶、牡丹皮、生姜、甘草、半夏组成。全方阴阳兼顾,虚实并治,常用于治疗冲任虚寒、瘀血阻滞之证。

3. 当归芍药散　当归芍药散出自《金匮要略》,由当归、芍药、茯苓、白术、泽泻、川芎组成。方中芍药主治拘挛,可缓解腹中急痛;川芎、当归、芍药共用,能和血柔肝,益血补虚;茯苓、白术、泽泻运脾胜湿。此方疏肝健脾,肝疏可行瘀滞之血,脾健可祛郁蓄之水。在治疗时,为增强活血之效,可配伍理气药、散结药和通络药等。

4. 暖宫定痛汤　暖宫定痛汤出自《刘奉五妇科经验》,原方由橘核、荔枝核、小茴香、葫芦巴、延胡索、五灵脂、川楝子、制香附、乌药等药物组成。方中橘核、荔枝核理气通络止痛;小茴香、葫芦巴、乌药暖宫散寒止痛;五灵脂、川楝子、制香附疏肝解郁,活血祛瘀止痛。此方长于散寒暖宫,行气活血,化瘀止痛。

5. 桂枝茯苓丸　桂枝茯苓丸出自《金匮要略》,原方由桂枝、茯苓、牡丹皮、桃仁、芍药等药物组成。方中桂枝温经散寒,活血通络;茯苓利水渗湿,补中运脾;牡丹皮、桃仁、芍药活血化瘀,芍药还能养血和营,祛瘀不伤新血。炼蜜为丸,使其活血祛瘀药力得缓。此方治瘀兼治湿,是活血化瘀消癥的良方。

四、医案举隅

【案1】

张某,女,35岁,2018年6月20日初诊。主诉:反复小腹隐痛5年余。现病史:5年前患者无明显诱因晨起出现小腹疼痛,拒按,伴白带增多,发热、乏力,无恶心呕吐,无腹泻。在当地医院就诊,诊断为急性盆腔炎,经过抗炎治疗后症状好转,之后小腹间断隐痛,疼痛明显时即服用抗生素及金刚藤糖浆等中成药,疼痛消失后方停药,但极易复发。由于病情反复发作,患者精神压力逐渐增大,遂来广安门医院妇科就诊。刻下症:小腹胀痛而凉,得温则舒,遇凉加重,白带多,色白质稀,胃脘怕凉,不敢吃寒凉食物,四肢不温、肢倦乏力,面黄无华,形体消瘦,食欲不振,夜眠欠安,大便稀,日1~2次,舌质淡,苔薄白,脉沉细弦。平素月经规律,5/28~30天,色黯,有血块,有痛经,末次月经2018年6月1日。孕2产2。妇科检查示子宫正常大小,活动受限,轻微压痛,双侧附件增粗、压痛。查B超子宫附件未见异常。

西医诊断:盆腔炎性疾病后遗症。

中医诊断:妇人腹痛。

中医证型:中阳不振,寒湿瘀结,经脉不通。

处方:黄芪建中汤加减。炙黄芪30 g,桂枝30 g,白芍15 g,甘草10 g,炮姜20 g,柴胡10 g,夏枯草30 g,丹参30 g,延胡索30 g,小茴香15 g,川楝子9 g,茯苓30 g,7剂,水煎服,日1剂。另嘱患者用药渣热敷小腹,日1~2次。

二诊(2018年6月29日):患者遵医嘱服药并药渣热敷,现小腹疼痛明显减轻,胃脘已有温热感,手足转温,精神、体力、纳食明显好转,睡眠正常,大便略稀,舌质淡,苔薄白,脉沉细弦。患者中阳已复,但寒湿瘀仍在,处方:上方改桂枝为20 g,继服7剂,并嘱患者继续用药渣外敷。

三诊(2018年7月30日):患者述二诊后即离京回家,遵医嘱用药7日后小腹疼痛完全消失,精力充沛,行经1次,血色正常,痛经未作。因来京不方便,遂自行于当地医院再开二诊方14剂,全部服完,已停药近10日,腹痛未发作,周身无不适。因惧怕日后复发,遂来复诊。行妇科检查,子宫附件均无压痛。告之疾病已愈,嘱其慎起居,避寒凉,注意经期卫生。

按:患者小腹凉,得温则舒,白带色白质稀,寒湿内蕴之象明显;乏力,面黄,食欲不振,不敢吃寒凉食物,可见脾阳不足。寒性凝滞,则见气滞血瘀、经脉不通。故与炙黄芪、白芍、甘草补气健脾;桂枝、炮姜、小茴香温中散寒,温阳通脉;夏枯草、丹参、延胡索、川楝子行气活血,散结止痛;茯苓健脾利湿。全方既能温经散寒、行气活血,又健脾益气。

【案2】

高某,女,46岁,2018年11月30日初诊。主诉:间断性小腹隐痛半年。现病史:近半年来患者小腹隐痛时作时止,多于性生活后发作,程度轻微,带下量略多。2018年9月曾就诊于当地医院,查盆腔 B 超示子宫肌壁回声不均;查宫颈 TCT 示慢性宫颈炎;查血常规示中性粒细胞比值 71.3％,余均正常,未行特殊治疗。因患者腹痛反复发作,遂来广安门医院妇科就诊。刻下症:小腹疼痛,脐周凉如冰,腰酸疼,白带多,色白质稠,性急易怒,纳眠可,二便调。舌苔白厚,有瘀点,脉沉弦。平素月经规律,3～4 日/30～35 日,量中等,色深红,有血块,经期小腹坠痛,末次月经 2018 年 11 月 13 日。孕 2 产 1,现工具避孕,否认妊娠可能。妇科检查:子宫后壁不平,孕 6 周大,轻微压痛,双侧附件增粗、压痛。

西医诊断:盆腔炎性疾病后遗症。

中医诊断:妇人腹痛。

中医证型:寒凝血瘀。

处方:少腹逐瘀汤加减。小茴香 15 g,延胡索 30 g,川楝子 9 g,炮姜 30 g,黑附片 15 g(先煎 2 h),桂枝 15 g,柴胡 10 g,丹参 30 g,夏枯草 15 g,茯苓 30 g,泽泻 15 g,生白术 20 g,怀牛膝 15 g,水煎服,日 1 剂。另嘱用药渣热敷小腹,日 1～2 次。

二诊(2018 年 12 月 14 日):患者共服上方 14 剂。月经于 2018 年 12 月 9 日来潮,周期 26 日,量中等,少许小血块,痛经未作,经前乳胀,现月经已净,白带不多,小腹疼痛已消失,轻微腰酸,性急易怒,眼干涩,纳眠可,二便调,苔薄白,有瘀点,脉弦滑。患者寒湿之邪已大部祛除,复显肝肾亏虚之象,故以"扶正祛邪"法善后。处方:上方去附子、桂枝、泽泻,改炮姜为 20 g,减少散寒利湿之品的应用以防止药性过热伤阴,加山茱萸 15 g、杜仲 30 g 以补肾壮腰,加石决明 30 g(先煎)以潜阳明目,日 1 剂,并嘱继续用药渣外敷。

随访:2019 年 1 月 14 日来医院复诊,诉服二诊方 14 剂后,小腹疼痛未再发作,行妇科检查子宫附件均无压痛。

按:患者小腹、脐周极凉,白带量多色白,月经有血块,舌有瘀点,故辨证为寒凝血瘀。予小茴香、炮姜、黑附片、桂枝温阳散寒,温经止痛;延胡索、川楝子、丹参、夏枯草行气止痛,活血祛瘀;茯苓、泽泻、生白术健脾祛湿;怀牛膝补肝肾,益筋骨。一诊方以祛邪为主,有温经止痛,散寒利湿的作用。患者在二诊时寒湿之象已去,而肝肾阴亏之候外显,故加山茱萸、杜仲以补肾壮腰,加石决明以潜阳明目。终以扶正祛邪而收功。

【案3】

张某,女,50 岁,2018 年 5 月 19 日初诊。患者主因"间断性小腹疼痛 2 年"来诊。2 年前患者在医院照顾家人,感觉室温较低,有凉气从脚上冲小腹,随后小腹疼痛,逐渐加重,伴外阴、肛门坠疼,无发热。于当地医院就诊,诊为"盆腔炎",给予阿莫西林等药治疗后腹痛消失,但停药后间断性出现小腹疼痛,遂来就诊。刻下症:外阴、肛门坠疼,小腹隐痛,腹胀,腰凉、双下肢凉,双侧脚后跟凉,纳眠可,大便正常。舌体胖,苔白厚,脉弦,右关尺弱。6 年前因"子宫肌瘤"行子宫全切术。行妇科检查:外阴:老年型;阴道:分泌物量多,色白质稠;宫颈、子宫缺如;附件:右侧增粗,轻压痛,左侧:(-)。查 B 超示:子宫切除术后盆腔表现。

西医诊断:盆腔炎性疾病后遗症。

中医诊断:妇人腹痛。

中医证型：脾肾两虚，寒湿内结，中气下陷。

方药：补中益气汤合四逆汤加减。党参 15 g，甘草 10 g，炒白术 30 g，茯苓 30 g，当归 10 g，陈皮 12 g，生黄芪 30 g，升麻 6 g，柴胡 10 g，干姜 15 g，附子 15 g，厚朴 15 g。7 剂，水煎服，日 1 剂。

二诊（2018 年 5 月 29 日）：患者小腹疼痛、小腹及会阴下坠已消失，偶有不适，肛门轻微下坠，肚脐以下凉，受凉腹胀，矢气则舒，乏力，口干喜热饮，偶有心烦，近期潮热汗出，日 6～7 次，大便溏，日 1～2 次，舌体胖，苔白厚，脉弦、右关尺弱。患者症状减轻，说明药证相符，应前方继服以巩固疗效，近期潮热汗出，考虑患者年越七七，肾阴阳失调，阴不敛阳，虚阳上越所致，治疗宜加滋阴潜阳之品，故予上方加生牡蛎 30 g，7 剂，水煎服，日 1 剂。

随访（2018 年 6 月 5 日）：患者小腹疼痛未再发作，下半身凉消失，受凉腹胀较前减轻，白带多，色白质稠，仍潮热汗出，较以往有所好转。

按：患者曾行子宫全切术，术后身体虚弱，发病前在医院连续照顾其他患者，过度劳累，致脾肾亏虚，复不慎受寒，寒性收引，经脉拘急，故见小腹疼痛。脾虚中气下陷，故见外阴、肛门坠痛；寒邪停滞，经脉失于温煦，故见腰凉、双下肢凉，双侧脚后跟凉；舌体胖，苔白厚，脉弦、右关尺弱，是为脾肾阳虚挟寒之象。故治以温肾健脾，益气升提，予补中益气汤加味，药用党参、甘草、炒白术、茯苓、生黄芪健脾益气，当归补血，陈皮、厚朴理气燥湿，升麻、柴胡升提阳气，干姜、附子温经散寒。药后患者小腹疼痛、小腹及会阴下坠消失，考虑患者身体亏虚已久，症状虽消失，但亏虚尚未完全纠正，且出现潮热汗出，此乃即将绝经，肾阴阳失调、阴不敛阳、虚阳上越所致，故在原方基础上加牡蛎以巩固疗效并滋阴潜阳，药后患者腹痛症状未再发作，潮热减轻能耐受。

参考文献：

[1] 仝小林，刘文科，田佳星. 论脏腑风湿[J]. 中医杂志，2013，4，(54)：547－550.

[2] 明·张景岳. 类经图翼类经附翼质疑录[M]. 太原：山西科学技术出版社，2013：05.

[3] 丰有吉，沈铿. 妇产科学 2 版[M]. 北京：人民卫生出版社，2010：249.

[4] 马宝璋. 中医妇科学[M]. 北京：中国中医药出版社，2012：66－75.

[5] 杨映映，张海宇，沈仕伟，等. 仝小林"脏腑风湿论"述要[J]. 北京中医药，2018，37(06)：519－524.

[6] 杨映映，邸莎，张海宇，等. "脏腑风湿"与"中焦胃系"关系探讨[J]. 北京中医药，2018(7)：672－675.

[7] 张莉莉，马将，沈仕伟，等. 论胞宫风湿病[J]. 北京中医药，2018(7)：676－679.

[8] 牛学恩，李振华，高希言. 扶阳法在消化痰病中的临证应用[J]. 中华中医药杂志，2015(3)：776－778.

[9] 刘小花，杜惠兰，成秀梅，等. 月经病实寒证患者卵巢子宫血流动力学变化及对生殖激素的影响[J]. 北京中医药大学学报，2014，37(8)：568－571.

[10] Ness RB, Soper DE, Holley RL, et al. Effectiveness of inpatient and outpatient treatment strategies for women with pelvic inflammatory disease: results from the Pelvic Inflammatory Disease Evaluation and Clinical Health(PGAGH) Randomized Trial[J]. American Journal of Obstetrics & Gynecology, 2002, 186(5)：929－937.

[11] Kamwendo F, Forsli L, Bodin L, et al. Epidemiology of ectopic pregnancy during a 28 year period

and the role of pelvic inflammatory disease[J]. Sexually Transmitted Infections，2000，76（1）：28－32.

［12］Westr ML. Incidence，prevalence，and trends of acute pelvic inflammatory disease and its consequences in industrialized on tries［J］. American Journal of Obstetrics & Gynecology，1980，138(7Pt2)：880－892.

［13］Patton DL，Halbert S A，Kuo C C，et al. Host response to primary Chlamydia trachomatis infection of the fallopian tube in pig-tailed monkeys［J］. Fertility & Sterility，1983，40（6）：829－840.

［14］Moller BR，Kristiansen FV，Thorsen P，et al. Sterility of the uterine cavity［J］. Acta Obstetricia Et Gynecologic a Scandinavica，1995，74(3)：216－219.

［15］中华中医药学会. 中医妇科常见病诊疗指南［M］. 北京：中国中医药出版社,2012：114.

［16］曹泽毅. 中华妇产科学(临床版)［M］. 北京：人民卫生出版社,2010：357.

［17］孙海林,刘小莉,王皎,等. 云南滇丹参药材全株中4种脂溶性成分的含量测定［J］. 中药材,2017,40（5）：1075－1077.

［18］何治,潘志红,詹文红,等. 丹参酮ⅡA对血管性痴呆大鼠的神经保护作用机制［J］. 中国中药杂志,2010,35(4)：1883－1886.

［19］王红,田明,王淼,等. 延胡索现代药理及临床研究进展［J］. 中医药学报,2010,38(6)：108－111.

［20］穆娟,赵明峰,李玉明. 丹参在药理作用的研究现况［J］. 当代医学,2017,23(27)：182－184.

［21］莫玉兰. 赤芍总苷药理作用研究概况［J］. 光明中医,2009,24(4)：782－784.

［22］高莉. 小茴香挥发油化学成分及抑菌作用的研究［J］. 中国民族医药杂志,2007.12(12)：67－68.

［23］盛丽,高农,张晓菲. 19味中药对淋球菌流行株的敏感性向研究［J］. 中国中医药信息杂志,2003,10（4）：48.

［24］肖丽英,黄焯坡. 23种中草药对耐药金葡菌的敏感性探讨［J］. 时珍国医国药,2000,12(10)：878.

［25］Ryu SY，Oak MH，Yoon SK，et al. Anti-allergic and anti-inflammatory triterpenes from the herb of *Prunella vulgaris*. Planta Med，2000，66(4)：358－360.

溲系风湿病

总　论

　　"溲系"位于盆腔，归属下焦。《灵枢·营卫生会》云："别回肠，注于膀胱，而渗入焉……渗而俱下，济泌别汁，循下焦而渗入膀胱焉"，又云"下焦如渎"，这分别论述了下焦的解剖位置及其灌渗水液、泌别清浊，如同沟渠排水，决渎流通的水液代谢功能。全氏根据解剖位置及功能，将膀胱、输尿管、肾脏、尿道等与水液代谢相关的脏腑称为"溲系"。结合"脏腑风湿"的相关概念，又将发生于溲系的脏腑风湿病称为"溲系风湿病"，即风寒湿邪或通过五体而内传，或通过官窍而直中，留而不去，伏于下焦肾脏、膀胱、输尿管、尿道等处而成沉疴痼疾，又因复感风寒湿邪，内外合邪，同气相引，而诱发或加重的一类疾病。"脏腑风湿"论治范围广泛，包括一些过敏性疾病、自身免疫性疾病以及疑难顽症[1]，就溲系而言，则如 IgA 肾病、过敏性紫癜性肾炎、ANCA 相关性小血管炎肾损害、狼疮性肾炎等。其致病特点是：反复发作，缠绵难愈；越至后期，病因越晦；久病入络，可成积、成瘤、成癌。

一、病因病机

（一）外感风寒湿邪是必要外因

　　《素问·太阴阳明论》有云："伤于湿者，下先受之。"溲系位于下焦，通过前阴与外界相通，因而易招外邪侵袭。而湿邪尤易侵犯致病，究其原因，一是因为湿性趋下，易袭阴位，其乃重浊有质之邪，类水属阴而有趋下之势，而溲系因位居下，亦属阴，同类相求，故湿邪易使溲系为患，其病理表现为小便混浊色白，淋漓不尽，阴部潮湿瘙痒等。二是湿性黏滞，主要表现在病程缠绵难愈，迁延时日，难以速除，若未能及时祛除湿邪，极易伏留体内，至下次感邪而发病。

　　寒为阴邪，易伤阳气，戴起宗在《脉诀刊误·诊诸杂病生死脉候歌》[2]中提到："暴冷伤阳，脉细欲绝"，明确指出寒邪伤阳，可致阳气推动、温煦等功能下降，鼓动血脉无力，故脉细欲绝。而下焦溲系为命门之火所寄之所，故而更易受到寒邪侵袭，《素问·阴阳应象大论》云:"阴盛则阳病",其病理在溲系则表现为小便清长,夜尿多,畏寒肢冷,腰膝酸冷等症状。寒性凝滞,可使机体运行的气血凝结阻滞,气机不通而引发疼痛,主要表现为下焦小腹、后腰、膝部疼痛,得温则减,遇寒加重。

风为百病之长,六淫之首,为外感病因的先导,常常兼夹寒邪、湿邪而发病。其善行而数变,发病急骤,而风邪一旦兼夹寒、湿之邪侵犯人体,引动伏邪,即可引发溲系痼疾的急性发作。受病后,无论是急性病,还是慢性病急性发作,临床所见常有表证而无表邪[3]。可见尿频、尿急、尿痛、血尿、尿浊、尿中沙石、排尿困难甚或尿闭,可伴随高热、寒战、腰痛等。现代疾病中的泌尿系疾病如尿路感染、尿路结石、前列腺炎、慢性肾盂肾炎、慢性肾衰竭等,均可归为溲系疾病。由于下焦以肾为核心,肾阴肾阳为一身阴阳之根本,下焦疾患多是肾中精气阴阳失衡所致,故辨证当以阴阳为主。

(二) 溲系功能不足是发病基础

《黄帝内经》有云:"正气存内,邪不可干""邪之所凑,其气必虚"。又云:"风雨寒热,不得虚,邪不能独伤人。"这说明如果体内正气旺盛,邪气就不容易侵犯,而邪气之所以能够侵犯人体,必定是由于正气虚弱。众所周知,肾藏精,肾中精气充足,则抵御外邪的能力就强。正如《冯氏锦囊秘录》[4]所云:"足于精者,百病不生,穷于精者,万邪蜂起。"精充则生命力强,卫外固密,适应力强,邪不易侵。反之,则易受邪侵袭而致病。因表里属络关系,膀胱的气化功能亦取决于肾之功能是否正常。由此可见,肾之功能不足是下焦"溲系风湿病"发生的基础。

(三) 邪气伏留,外感而发

因吹风受寒、贪凉饮冷、冒雨涉水、久居寒湿之地等因素,外感风、寒、湿邪,或已发病但邪气未能尽去,或未立即发病,而邪气伏留于体内,形成伏邪,其状态是潜伏隐匿,所处病程是致病前,而当复感风、寒、湿邪,外邪引动体内伏邪,同气相求,就会诱发或加重疾病。如"肾风"(即慢性肾小球肾炎,以 IgA 肾病为代表),有医家认同其中医病因是"风湿病邪"[5],发病机制为风、寒、湿邪伏留体内,加上先天禀赋有异或先天不足,在此基础上感受外邪[6](风、寒、湿邪)而发病。

二、"溲系风湿病"治则治法

(一) 治则

发作期以祛邪外出为主。发作期乃复感外邪之时,为匡扶脏器的最佳战机,治疗当以积极透邪为要,使内伏之邪还从表出,正如《碣塘医话》所云:"凡属有病,必有留邪,须放出路,方不成痼疾。"

缓解期以扶正固本为要。缓解期应当辅佐正气,积极备战,使外邪无由攻其内脏,攘外必先安内,此脏腑风湿治疗之大要也。正如《素问·生气通天论》曰:"凡阴阳之要,阳密乃固,两者不和,若春无秋,若冬无夏,因而和之,是谓圣度。"

(二) 治法

1. 开表透邪　"风药"性味多是辛温,其气轻、其味薄,具有升发清阳、芳化湿浊、发散郁火、调达郁愁、扶正解表的作用[7]。李东垣在《脾胃论》[8]有云："风药下者举之,阳气升腾而湿浊自去。"刘渡舟老先生曾用荆防败毒散治疗难治性"肾炎病"[9],意取风药可以胜湿、可以枢转肾脏气机的作用,所谓"大气一转,其气乃散",全方开上导下,升清降浊,推陈而致新。上海中医学院[10]制定的慢性肾炎分型中有"风邪袭肾"这一类型,其特点为易受外感或有变态反应性病变,并拟订祛风胜湿方(羌活、防风、川乌、草乌、豨莶草、菝葜、淫羊藿、茜草、扦扦活)和草药方(党参、金雀根、徐长卿、鹿衔草、平地木、扦扦活、玉米须、淫羊藿)来治疗。

2. 散寒祛湿 《素问·至真要大论》有云："诸湿肿满,皆属于脾,诸寒收引,皆属于肾。"由是可知,湿邪困脾,寒邪入肾。故对于溲系寒湿证的治疗,当温中散寒,兼以除湿。寒湿之邪内侵溲系,使经络气血运行不畅,临床表现为腰部冷痛重着,遇阴雨天疼痛加剧,口不渴,小便自利或不利,苔白腻,脉沉迟者。常用处方包括肾着汤、苓桂术甘汤、实脾饮等,常用药物包括干姜、附子、桂枝、茯苓、白术、木瓜等。

3. 清热利湿 本文的"溲系风湿病"虽为风寒湿邪伏留并引触所致,似与热邪关系不大,然伏邪居于体内,日久亦可化热,金代刘元素首先提出"积湿成热"[11]的理论,认为湿邪不去,蕴郁积聚,即可化热,此时清热利湿势在必行。然湿热二邪性质相反,湿为阴邪,宜芳香温化;热为阳邪,宜苦寒清解。湿热相合,温化则恐助热,清解则碍化湿。在治疗中二邪易左右牵制,难于速解。叶天士在《外感温热篇》中云："或渗湿于热下,不与热搏,势必孤矣。"故湿热证治疗的关键在于使湿热两分。病属初发体质强健时,可用苦寒清热药力挫病势,如紫花地丁、半枝莲、连翘、萹蓄、瞿麦、木通等;如属慢性迁延期,多予甘寒清利之品,如白花蛇舌草、白茅根、猪苓、车前子等。同时也要注意具体病机,或清热为主,或利湿为主,总以利湿勿伤阴液,清热勿伤脾阳为原则[12]。

4. 活血化瘀 久病入络,痼病必瘀。任何一个疾病,日久必显瘀象。溲系风湿病之瘀,产生乃因感受风寒湿邪或久病正虚,影响气血的正常运行所致。另一方面,溲系的主要器官——肾,除了中医肾的生理特点外,还是一个由微血管组成的器官,因此活血化瘀显得尤为重要。现代研究表明,活血化瘀之法能防止和改善肾小球硬化、肾小管的纤维化,促进血液运行,减缓肾功能不全进程。著名肾病专家叶任高[13]认为,血瘀证存在于大多数肾病的所有过程,包括急性肾病、慢性肾病、原发性肾病、继发性肾病、肾小球疾病、非肾小球疾病等,叶老还创立了针对血瘀证的活血化瘀方(川芎 6 g,桃仁 9 g,红花 6 g,地龙 9 g,赤芍 9 g,丹参 12 g),临床收效显著。

5. 扶正培本 久病必虚,对于迁延难愈的慢性疾病,正虚是必然的结局,同时其又可以作为致病因素,因正虚无力抗邪而诱发疾病,轻者尚有偏阴虚、偏阳虚之别,重则阴阳俱虚。正虚在溲系则表现为肾虚,治疗时或滋补肾阴,或温补肾阳,或阴阳兼顾。补肾阴药如黄精、枸杞子、女贞子、墨旱莲、桑椹等,补肾阳药如淫羊藿、巴戟天、仙茅、补骨脂、菟丝子等,应用时应注意当邪实与正虚并存时,应当分清主次,勿犯虚虚实实之训诫,同时也要配伍行气或消食药,补而兼行,使补而不滞。

三、常用方药举隅

(一) 升降散

仝氏常用升降散加减治疗 IgA 肾病证属"风湿伏肾"者[14]。IgA 肾病之蛋白尿、血尿，常因外感而加重，此因邪伏于肾，外感引动伏邪所致，当从脏腑风湿辨治，治疗当以升降散通邪透络。该方出自《伤寒温疫条辨》[15]，方中僵蚕味辛苦气薄，喜燥恶湿，得天地清化之气，轻浮而升阳中之阳，故能胜风除湿，清热解郁；蝉蜕气寒无毒，味咸且甘，为清虚之品，能祛风而胜湿，涤热而解毒；姜黄行气散郁，大黄荡积行瘀、清邪热，降阴中之浊阴。两两相伍，一升一降，可使阳升阴降，内外通和，使杂气、流毒顿消矣。原方还以米酒为引，引药力上达头面，下至足膝，外透毛孔，内通脏腑，此所谓透出一分邪气，便有一分胜算。

(二) 仝氏芪丹军蛭汤

仝氏自拟经验方——仝氏芪丹军蛭汤[16]，以黄芪、丹参、大黄、水蛭为主方，用以补气通络，化瘀泄浊，常用于治疗慢性肾脏疾病临床蛋白尿期之"正虚血瘀"证。方中丹参味苦，性微寒，可祛瘀生新，行而不破，前人有"丹参一味，功同四物"之说。《本草纲目》谓之能"养血"。黄芪味甘，性微温，可补气养血以扶正，利水消肿以降浊，黄芪、丹参二药相须为用，攻补兼施。仝氏认为，大黄乃肾脏引经药，其性寒味苦，可泻下逐瘀，给浊邪以出路。水蛭味咸性平，有破血、逐瘀、通经之功，二药相伍，可早期治络，全程通络，减轻损害，保护肾脏。

(三) 加味黄芪赤风汤

此方由王清任的黄芪赤风汤加味而来，是张昱治疗慢性肾小球肾炎之虚瘀并见证的常用方剂[17]，其组成为生黄芪、赤芍、防风、金樱子、芡实、穿山龙、地龙、白花蛇舌草。方中生黄芪益气补虚，且能利水；芡实、山药健脾补肾涩精；赤芍、地龙活血化瘀；白花蛇舌草清热利湿解毒；穿山龙、防风剔除肾络风邪，使邪去正安。诸药相伍，既能健脾补肾，又可祛风利水，活血解毒。全方虚实并重，攻补兼施，临床疗效显著。

各　论

肾病综合征

一、肾病综合征概述

肾病综合征(nephrotic syndrome，NS)是以大量蛋白尿、水肿、血脂升高及低蛋白血症为主要表现的综合征，主要由狼疮肾炎、过敏性紫癜肾炎、糖尿病肾病等继发性肾小球疾病及慢性肾小球肾炎引发。其主要病理改变为多种原因致肾小球滤过膜屏障受损，使大量蛋白随尿液排出，引起血液中蛋白含量降低，导致水电解质紊乱及渗透压失衡[18]。目前临床主要治疗措施为抑制免疫与炎症反应，使用糖皮质激素、细胞毒药物等发挥利尿、消除尿蛋白作用。短期控制效果较好，但长期疗效难以巩固，且易导致免疫功能低下、骨质疏松等不良反应。多项研究[19-21]证实中药具有改善症状、降低尿蛋白、缓解激素不良反应等多种作用。

二、肾病综合征的历史沿革

肾病综合征根据其典型表现，目前多归属于中医"水肿"范畴，《黄帝内经》中将"水肿"称为"水"，并根据症状不同分为了风水、石水、涌水，并提出风邪或风挟他邪为水肿之主要致病外邪，如"肾风"；内伤则多由肺、脾胃、肾等脏腑失调所致。《内经》首次将风邪与水肿相关联，并在《素问·汤液醪醴论》中系统论述了其治法为"开鬼门、洁净府、去菀陈莝"，该治法为后世医家治疗水肿之总纲。到汉代张仲景，将其进一步分为风水、皮水、正水、石水、黄汗，又以五脏证候分为心水、肺水、肝水、脾水、肾水，并创立苓桂剂为治疗水肿之主方。至元代朱丹溪将水肿归纳为"阳水"和"阴水"两大类，从而使水肿的证候及病因病机学说得到完善。结合诸家学说，普遍认为外邪中之风邪为致水肿之首要原因，又常夹杂寒湿等其他邪气；而内伤多因脾肾阳气不足，难以推动肾络中气血的正常运行，因而造成局部"寒湿"的环境，久则瘀血痰浊内生。然历代医家所论之水肿与今之肾病综合征不可完全等同，对于 NS 所表现的大量蛋白尿等缺乏相应理论对应，且现代 NS 患者多服激素等西药控制，致使病情复杂多变，需要重新构建理论体系与现代 NS 相对应。

三、肾病综合征与脏腑风湿

（一）肾病综合征的病因病机

1. 风寒湿邪内伏为发病始动因素 痹病包括五体痹和脏腑痹，外感风寒湿邪和脏腑功能不足是发病的主要原因[14]。如《黄帝内经》言："邪之所凑，其气必虚""风雨寒热不得虚，邪不能独伤人。卒然逢疾风暴雨而不病者，盖无虚"。若人体正气不足，脏腑功能低下，复又外感风寒湿邪，不能御邪于外，邪气趁虚而入，由五体进至脏腑，客于脏腑经络之间，久则影响气血运行，形成"痹证"。继发性的 NS 多由狼疮肾炎、过敏性紫癜肾炎等继发性肾小球疾病损伤肾小球滤过屏障，致大量蛋白流失所致，正合脏腑风湿之"伏邪致病"论。因此，邪气伏留是 NS 发病的始动因素，邪气或留于肌肤久而不去，内舍脏腑，或直伤脏腑而不见表证。因邪气潜伏，发病特点为"徐以迟"，故表现为证势缠绵、反复出现，肾络损伤进行性加重，损伤肾气而致精微不固，体内营养物质随尿液流失，发为蛋白尿、低蛋白血症；水液的输布有赖于肾阳的推动，临床所见 NS 患者多面容虚浮、㿠白无华，舌淡而胖大，双下肢水肿，其症类似"肾着"，为寒湿阻肾，伤及肾阳，致下焦失于温煦，水液停聚。

2. 寒湿伏久化热为发病中心环节 风寒湿邪久客肾络，影响气血运行，不仅造成肾络失养，肾气失充；邪气郁于络中，隐而不发，亦可造成局部气滞血瘀，久则化热。因邪气以风寒湿为本，故热势不甚，表现为局部慢性炎症；又因湿与热结，故热势缠绵，反复发作；因热为邪所致，邪气未出则热势不退，仅予局部抗炎、抑制免疫治疗后可控制炎症，然随后即余灰复燃，热势持续燔灼经络，更伤肾脏，进一步加重病情。NS 患者每于炎症发作时尿蛋白量则激增难控，对于炎症控制不佳患者，其尿蛋白亦居高不下，甚者病情迅速加重，发为衰竭。

3. 外感引动伏邪为发病关键因素 邪气因外感入里，隐而不发，乃因机体正气尚充，可围邪于一隅。若此时复感外邪，正气无力抵抗，易致外邪引动内火，形成表里同病、气血两燔之势。NS 患者每当患有上呼吸道感染、扁桃体炎等外感病时，肾病则同时加重，故医者每每嘱咐患者谨防感冒，甚至摘除扁桃体以防炎症发生，这印证了伏邪致病论，其特点为外感加重病情。

（二）治疗原则

脏腑风湿病首要治则为祛邪外出。对于 NS 来说，祛邪出肾络为治病之本，其病位在肾与膀胱，病性为虚实夹杂，实者为风寒湿邪客于肾脏；虚者为肾气不充，精微不固。逐邪当温阳散寒、利水渗湿；寒湿所聚之地，需阳气充盛方能驱散邪气，治湿当利小便，给邪以出路。因邪气伏于肾络，当活血通络，使经络通，气血复，则邪无所附，肾得气血濡养；又因邪气由表入里，当复由表出，需从风论治，祛风散邪，使邪气透散而出。补虚主张"塞因塞用"，NS 患者水肿因蛋白漏出过多，体内渗透压失衡，水液停于肌腠之间所致，非为实肿，因此治疗不应过度利水，而应注重扶助肾气，使用收敛固涩药固护精微，防其外出，是为"塞因塞用"。此外，NS 病情复杂，加之使用激素抑制免疫功能，使患者产生代谢功能障碍、感染、贫血、骨质疏松等合并症及并发症。

（三）治法与方药

1. 针对"三高一低"症状的靶向治疗　NS"三高一低"症状：大量蛋白尿、高度水肿、高脂血症及低蛋白血症，是该病面临的首要问题。治病求本，逐邪外出，首当温阳利湿，常用仙茅、淫羊藿、桂枝温阳，肾阳得复则局部的寒湿"环境"得以改变，邪气失去滋生环境则邪退正安；利湿给邪以出路，湿在则邪恋，湿去则邪散。对于水液代谢失常患者，可选用当归芍药散，血水同治，药理研究[22-23]表明当归芍药散水煎剂有明显的抗炎作用，同时可改善微循环。次当通络祛邪，用生大黄、丹参、水蛭粉通肾络，此三药由抵当汤化裁而来，《神农本草经》载大黄可"下瘀血，血闭，寒热，破癥瘕积聚……推陈致新"，其走肾络，下瘀血，不仅可通络逐痹，还有推陈致新之功，长期应用对保护肾脏有益无害，对晚期肾功能损伤严重者可加大剂量，使用时注意患者排便情况即可；水蛭亦走下焦，辅助大黄更增通络逐邪之功；丹参活血通络，活血而不伤血。药理研究表明，大黄可抑制慢性肾功能不全患者的肾脏代偿性肥大并降低高代谢状态，可降低尿蛋白及血肌酐[24]；水蛭可减少尿蛋白，减轻肾损害[25]；丹参对肾功能损伤有保护作用，增加肌酐清除率，使肾脏滤过率和肾血流量增加[26]。水蛭煎煮后其有效成分会失活，临床用煎煮后的水蛭其药力远不及研粉吞服，因此建议服用水蛭粉，方对肾有裨益。

在温阳利水、通络逐邪的基础上，再加用祛风湿解表药（如雷公藤、防风等）引邪出表。雷公藤祛风通络，药理研究表明其主要成分雷公藤多苷可抑制免疫，对肾脏病尤益[27-28]。防风既可祛风解表，又可协助黄芪益气固表，预防感染，近代医家亦多有用风药治肾病的经验[2,30]。

针对水肿及蛋白尿，当补肾固涩、利水消肿，常用药为黄芪、菟丝子、女贞子、蛇床子等。其中黄芪补肾固表，药理研究表明，黄芪有保护肾脏、降低尿蛋白的作用[31-32]，当重用；菟丝子、蛇床子补肾阳，女贞子滋肾阴，三子又有固涩精微之功，再添茯苓、泽泻利水消肿治其标，则水肿得退。对于合并血尿者加益母草血水同治；低蛋白血症、免疫力低下者重用黄芪、淫羊藿，加巴戟天补阳气，同时有升高白蛋白的作用；胆固醇升高加红曲降脂，肾性贫血者加黄芪、当归、红参、巴戟天；肾性高血压可合用茺蔚子、泽泻。诸药合用，可达病证结合，标靶同治之效。

2. 透邪利咽，控制感染　NS患者因药物及疾病本身的原因，使机体免疫低下而易合并感染，主要为呼吸道感染及尿路感染，使NS的症状加重，因此防控感染是治疗该病的重要因素。咽部感染者，加用升降散以透邪利咽，其主用为透邪，次为利咽，凡脏腑风湿病，必给邪以出路，升降散清上泻下。僵蚕、蝉蜕走上焦，鼓邪外出；大黄走下焦，攻下逐邪；姜黄走气血，活血通络。方仅4味，然各行其是，于上下同感患者尤为适宜。若咽喉不适症状很重，扁桃体发炎，则加用锦灯笼、冬凌草、木蝴蝶、金银花、桔梗、甘草等。泌尿系感染者，其肾阳本虚，又生湿热，选薏苡附子败酱散标本同治，加仙茅、淫羊藿增强补阳之力；若见血尿，加仙鹤草。

3. 清火毒、调阴阳，防激素副作用　中医学认为激素为火毒燥烈之品，易伤津液（细胞内液），大剂量激素的不良反应为水钠潴留（细胞外液），临床可见舌暗红，苔少津，或因津

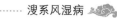

液不足而舌质暗红苔干,为伤津之象。初用激素者燥热伤阴,后阴损及阳,治当清火毒补肾阴,以知母、黄柏、生地黄为主滋阴降火,见水肿或"库欣"表现者加用荷叶、苍术以增强化湿之力。当疾病控制后,激素逐渐减量。随着阳热药物的减量,机体本身阳虚之象逐渐显露,证属阴阳两虚,此时当阴阳并补,在知母、黄柏、生地黄的基础上合用仙茅、淫羊藿。若使用激素后出现骨质疏松,则加用补骨脂、骨碎补益精填髓,补肾壮骨。

四、医案举隅

【案1】

患者,女,47 岁,2015 年 7 月 13 日初诊。患者以"双下肢水肿 1 年,加重 3 个月"就诊。患者2015 年 4 月 28 日因下肢水肿加重于当地医院住院治疗,诊断为 NS,24 h 尿蛋白(24 h Pro)9.8 g。自 5 月 6 日开始服用醋酸泼尼松片 60 mg,每日 1 次;双嘧达莫片50 mg,每日 2 次;复方环磷酰胺片 10 mg,每日 1 次。7 月 13 日复测 24 h Pro 4.6 g。刻下症:面部水肿,眼周青暗,唇上汗毛重,下肢重度水肿,腰酸痛,怕热,头颈部汗多,头晕头沉,纳可,眠可。大便日 1~2 次,不成形;小便黄,有泡沫,夜尿 1~2 次。既往高血压病 5 年。舌细颤,苔白腻,舌下络脉青紫。尺肤有汗,脉细弦硬。BP 140/90 mmHg。现用药:醋酸泼尼松片 60 mg,每日 1 次;双嘧达莫片 50 mg,每日 2 次;复方环磷酰胺片 10 mg,每日 1次;叶酸片 0.8 mg,每日 2 次;盐酸贝那普利片 10 mg,每日 2 次;心肝宝胶囊 2 粒,每日 2次;阿托伐他汀钙片 10 mg,每日 1 次。实验室检查:24 h Pro 1.8 g,UA 452 μmol/L,β_2-MG 4.21 g/L,TG 1.93 mmol/L,Cr 80.1 μmol/L,HGB 111 g/L,尿红细胞 92.7 个/L,尿细菌 313 个/L。

西医诊断:肾病综合征,肾性贫血,高尿酸血症,泌尿系感染,高血压。

中医诊断:水肿。

中医证型:肾气不固,血瘀水停。

处方:当归芍药散加减。当归 15 g,川芎 15 g,白芍 15 g,泽泻 15 g,生白术 15 g,云茯苓 30 g,淫羊藿 15 g,黄芪 30 g,水蛭粉 3 g(冲服),生大黄 6 g,金樱子 15 g,蛇床子 15 g,知母 15 g,盐黄柏 15 g,生地黄 30 g。水煎服,日 1 剂,早晚分服。

二诊(2015 年 12 月 10 日):双下肢水肿消失,满月脸,偶有腰酸痛,怕热,汗多,头晕,自测血压 150~170/90~100 mmHg,纳眠均可,大便日 1~2 次,不成形,不黏,小便量偏少,小便痛,咽痛 5 日,舌暗红,苔黄腻,脉弦滑数。醋酸泼尼松片减至 5 片,停环磷酰胺片,余不变。辅助检查:24 h Pro 1 630.08 mg,RBC 4.42×10^{12}/L,UA 313 μmol/L,尿红细胞 49.8 个/L。处方:上方将知母、黄柏加至 30 g,生地黄加至 60 g,加菟丝子 15 g、蝉蜕6 g、僵蚕 6 g。水煎服,日 1 剂,早晚分服。

三诊(2016 年 1 月 12 日):双下肢水肿消失,咽痛消失,满月脸,胃部偶有胀感,嗳气,左腰臀部酸痛缓解,易出汗,视物较前清晰,血压可,纳眠可,小便量多有泡沫,大便可,舌苔黄白相兼,腻较前缓解,细颤齿痕,底瘀,脉沉滑。醋酸泼尼松片减至 4 片,停双嘧达莫片,余不变。24 h Pro 1.5 g,HBG 125 g/L,UA 277 μmol/L,尿红细胞 3~4 个/L,BP

130/80 mmHg。处方：上方茯苓至 45 g，黄芪加至 45 g，加煅龙骨、煅牡蛎各 30 g，煎服法同前。

再诊(2016 年 11 月 9 日)：诉有尿频、尿急、尿痛症状，查尿细菌阳性、尿红细胞 84 个/L，诊为尿路感染。处方：上方加败酱草 30 g 清热解毒，加益母草 15 g，仙鹤草 15 g 活血止血，服药 1 个月后症状消失。复查尿常规正常。此后患者病情控制稳定，在我院就诊现已 2.5 年，激素于 2017 年 8 月停用，24 h Pro 逐渐降至 0.22 g 左右，血尿酸控制在正常值内。

按：患者首诊时水肿明显，大量蛋白尿，舌底瘀滞明显，为风寒湿邪伏于肾络，肾气不足，精微不固所致。治疗重在逐邪，以当归芍药散血水同治，既活血化瘀，又利水消肿；加入淫羊藿扶助肾阳，改变体内寒湿环境。因患者正服用激素，体内燥热，暂不用其他温阳药以免伤及阴液；同时注重通肾络，引邪外出，用水蛭粉、大黄推陈致新。对于重度水肿症状，此时治水当塞因塞用，通利与固涩并重，加用女贞子、蛇床子固护肾气。患者服大量激素数月，见脉细、眼眶发黑而头颈多汗、怕热，为燥热伤阴，水火不济之证，以知母、黄柏、生地黄调其阴阳，减轻激素副作用，同时嘱患者逐渐减少激素用量，后期用淫羊藿、黄芪益气温阳代替之。

二诊时诸症好转，效不更方，激素撤减过程中，体内激素水平不稳定，知母、黄柏、生地黄的剂量加倍。患者有咽痛表现当格外注意，呼吸道感染常会加重 NS 病情，为外邪引动内邪，加用升降散清上泻下，鼓邪外出。

三诊时水肿已不明显，激素量逐渐减低，中药需更进一步替代激素，加重黄芪、茯苓的用量以增强补脾利湿之力，自汗多加入煅龙牡收敛固涩止汗。此后患者因尿路感染出现尿血，故加用靶药——败酱草清下焦湿热，仙鹤草、益母草止血止淋。加减调服 2 年，已停用激素，且病情控制稳定。

纵观该病例，通络逐邪贯穿始终，推陈方能出新，因而抵当汤的使用贯穿疾病全程。当归芍药散血水同治，升降散可清上泻下，一举两得。其次，根据患者激素用量及临床表现，使用坎离既济汤和"二仙"调节方中补阴补阳之比，使患者平稳撤减激素而病情不致波动。

【案 2】

患者，女，15 岁，2010 年 10 月因"双下肢水肿"就诊于当地医院，诊断为"肾病综合征"，开始使用激素治疗，具体剂量不详。2011 年 8 月 5 日于山东大学医学院行肾穿刺检查，病理结果示：微小病变型肾病。其后 2 年长期服用环孢素(25～50 mg)＋醋酸泼尼松(2～12 片)治疗，每次撤减激素至 2 片时，即发作大量蛋白尿，重度水肿，2 年内反复发作 4 次。2013 年 1 月 24 日再次出现尿中泡沫，水肿。查 24 h 尿蛋白 10 g/24 h，白蛋白 26 g/L，口服醋酸泼尼松从 8 片逐渐加至负荷量＋利尿剂治疗效果不佳，2 月 16 日开始静滴甲泼尼龙 40 mg 每日 1 次控制。2013 年 2 月 18 日来我处就诊，时服用醋酸泼尼松 12 片(50 mg)每日 1 次＋环孢素 100 mg 每日 2 次，双嘧达莫 3 片每日 3 次。仍见小便泡沫多，双下肢重度水肿，晨起眼睑肿。时测：总蛋白 37.9 g/L(64～82 g/L)，白蛋白 14.7 g/L

(34～50 g/L),胆固醇 13.08 mmol/L,三酰甘油 2.22 mmol/L,低密度脂蛋白 7.45 mmol/L,24 h 尿蛋白 8.9 g。

西医诊断:肾病综合征,微小病变型肾病,高脂血症。

中医诊断:水肿。

中医证型:肾气不固,血瘀水停。

处方:仝氏芪丹军蛭汤加减。黄芪 60 g,丹参 30 g,生大黄 6 g,水蛭粉 3 g(冲服),红曲 15 g,荷叶 30 g,泽兰 15 g,泽泻 15 g,补骨脂 15 g,骨碎补 15 g。水煎服,日 1 剂,早晚分服。

复诊(2013 年 3 月 29 日):醋酸泼尼松减至 10 片。其后服用中药并逐步撤减激素,尿蛋白消失,改用水丸长期调服。至 2014 年 1 月 28 日复诊时,尿蛋白降至 0.06 g/24 h。1 年后醋酸泼尼松减至 1/4 片每日,嘱患者停用激素,每隔 6 月复诊,服水丸调服。停用激素至今蛋白尿未在复发。

按:患者年幼起病,激素控制不佳,主因邪阻肾络,气血不通,致肾气不足,血瘀水停。治以芪丹军蛭补气通络,加用利水剂以急治其标。且患者正直青春期发育,服大量激素恐有碍身体生长发育,故以补骨脂、骨碎补补骨生髓,兼防激素之副作用。

【案 3】[33]

患者,女,59 岁,2013 年 4 月 17 日初诊。主诉:颜面及双下肢浮肿半月余。刻下症:面色萎黄,倦怠乏力,颜面浮肿,双下肢重度浮肿,腰部酸痛,食纳、睡眠可,小便有大量泡沫,消失较慢,大便稀软,每日 2～3 次,舌质淡,苔薄白,脉沉细。既往有慢性浅表性胃炎病史 3 年,冠心病病史 5 年。体格检查:体温 36.3℃,脉搏 68 次/min,呼吸 20 次/min,血压 122/69 mmHg。颜面浮肿,皮肤温度正常,弹性减退,眼睑水肿,鼻通气良好,心肺征阴性,双肾区叩击痛呈弱阳性,腹水征阴性,双下肢重度凹陷性浮肿。实验室检查尿常规示:尿红细胞 50 个/μl,尿蛋白(＋＋＋)。24 h 尿蛋白定量 6 494.42 mg。

西医诊断:肾病综合征。

中医诊断:水肿。

中医证型:脾肾不足,寒湿瘀滞。

处方:真武汤加减。生黄芪 50 g,茯苓 30 g,猪苓 15 g,泽泻 10 g,白术 15 g,桂枝 20 g,黑附片 12 g(先煎),生大黄 10 g(后下),川芎 12 g,泽兰 10 g,金樱子 50 g,芡实 30 g,山茱萸 15 g,当归 15 g,煅牡蛎 30 g,苍术 15 g。30 剂,水煎服,每次 200 ml,每日 2 次。

二诊(2013 年 5 月 22 日):患者颜面及双下肢浮肿消退,仍有轻度腰部酸痛不适。复查 24 h 尿蛋白定量 2 276.32 mg,遂在上方基础上减健脾利水药物,加用祛风通络中药等治疗,处方:生黄芪 50 g,黑附片 12 g(先煎),生大黄 10 g(后下),泽兰 10 g,金樱子 50 g,芡实 30 g,当归 15 g,川芎 12 g,山茱萸 15 g,僵蚕 12 g,蝉蜕 10 g,煅牡蛎 30 g,桑螵蛸 15 g。30 剂,水煎服,每次 200 ml,每日 2 次。

三诊(2013 年 6 月 25 日):患者病情平稳,无明显不适,查 24 h 尿蛋白定量 1 072.01 mg,继续服用上方 2 个月。本病案见效,主要是辨证明确,坚持守方施治的结果。

嘱患者少食豆制品,低盐、低脂优质蛋白饮食;注意休息,避免剧烈运动;避风寒,若出现感冒症状及其他不适及时就诊,并嘱患者按时门诊复诊。

按:本例患者本虚标实,以脾肾不足为主,治疗当补益脾肾,温肾阳,固肾气,使精微不泻。同时肾病日久,必有寒湿瘀邪阻于肾络,当用大黄、川芎等药通肾络逐邪气。后复诊时水肿大为好转,故减利水药剂量,加强通络逐邪之力。使风寒湿邪得去,则疾病向安。

【案4】[33]

患者,男,35 岁,2013 年 6 月 17 日初诊。主诉:颜面、双下肢浮肿伴肾功能异常50 日。既往患者有高血压病史 4 年,口服贝那普利片 20 mg,每日 1 次,血压控制平稳。刻下症:体形肥胖,面色黧黑,倦怠乏力,颜面及双下肢浮肿,腰部酸困不适,怕冷,食纳、睡眠可,二便正常,舌质淡,胖大有齿痕,舌下静脉迂曲,苔白厚腻,脉沉弦细。血压124/83 mmHg。查体:慢性肾病病容,颜面及眼睑浮肿,双肾区无叩击痛(一),双下肢中度凹陷性水肿。辅助检查:① 肾功能及血脂:尿素氮 15.53 mmol/L,肌酐 360.9 μmol/L,胱抑素 C 4.02 mg/L,尿酸 554.2 μmol/L,三酰甘油 4.91 mmol/L;② 尿常规:白细胞37.8 个/μl,尿蛋白(+++),隐血(++);24 h 尿蛋白定量 6 870.33 mg。

西医诊断:肾病综合征,慢性肾衰竭。

中医诊断:水肿。

中医证候:脾肾阳虚,寒湿瘀阻。

处方:真武汤加减。黑附片 12 g(先煎),生大黄 10 g(后下),川芎 12 g,山茱萸 15 g,金樱子 50 g,芡实 30 g,泽泻 12 g,生黄芪 50 g,茯苓 30 g,猪苓 15 g,白术 10 g,煅牡蛎30 g,桂枝 20 g,白蒺藜 15 g,车前子 20 g(包煎)。水煎服,日 1 剂,早晚分服。

二诊(2013 年 7 月 3 日):患者颜面及双下肢无明显浮肿,倦怠乏力及怕冷症状较前好转,腰部酸困不适改善不明显,舌下静脉迂曲较前好转,舌质胖大,无明显齿痕,舌苔白腻较前消退,脉沉弦有力。复查:① 肾功能检查示:尿素 10.26 mmol/L,血肌酐238.90 μmol/L,胱抑素 C 2.46 mg/L;② 24 h 尿蛋白定量 4 415.46 mg。继续以上方化裁施治,服 30 剂后,继续门诊治疗。处方:黑附片 12 g(先煎),生大黄 10 g(后下),川芎15 g,山茱萸 15 g,金樱子 50 g,芡实 30 g,生黄芪 50 g,茯苓 30 g,白术 15 g,煅牡蛎 30 g,桂枝 20 g,白蒺藜 15 g,车前子 30 g(包煎),焦杜仲 15 g,续断 15 g,30 剂,水煎服,每次200 ml,每日 2 次。嘱患者禁食豆制品,低盐低脂优质蛋白质饮食;注意休息,避免剧烈运动;避风寒,若出现感冒症状及其他不适,及时就诊。

按:患者面色黧黑、乏力、水肿,可见其肾阳不足;舌质淡,胖大有齿痕,舌下静脉迂曲,为气虚血瘀之象;腰部酸困不适,怕冷,苔白厚,脉沉弦,呈一派寒湿内蕴之象。故方中用附子、桂枝温肾之阳,阳气得复则寒湿自散,重用生黄芪、白术补益中气,合金樱子、芡实、煅牡蛎等补肾固涩之品以防精微外泄,从因论治。因寒湿日久,瘀血内生,用大黄、续断等活血化瘀,肾络得通则寒湿之邪自散。全方以温肾散寒为本,兼顾精微外泄之因,并调其虚、瘀而取效。

慢性肾小球肾炎

一、慢性肾小球肾炎概述

慢性肾小球肾炎(chronic glomerulonephritis，CGN)即由多种原因引起的肾小球固有细胞增殖、活化及肾小球细胞成分增多导致的肾小球滤过膜损坏、基底膜断裂，从而形成血浆蛋白漏出、红细胞被挤压受损、水钠潴留、内分泌障碍等病理改变，临床以蛋白尿、血尿、水肿、高血压，并可伴有不同程度的肾功能减退为主要表现的一类疾病[34]。

二、慢性肾小球肾炎病机的历史沿革

中医无"慢性肾小球肾炎"病名的记载，根据其临床表现、理化检查特点及本病的发展规律，可将其归属于中医的"水肿""尿血""风水""虚劳"等范畴。历代医家关于该病病机的论述颇多：《黄帝内经》对其的主要认识为虚劳而汗出遇风，风邪袭客于肾经，从而导致脾肾功能失司，水液代谢障碍，内蕴成浊毒而为病，如《素问·水热穴论》言："勇而劳甚则肾汗出，肾汗出逢于风，内不得入于脏腑，外不得越于皮肤，客于玄府，行于皮里传为胕肿，本之于肾，名曰风水。"《景岳全书·肿胀》指出脾肾亏虚是本病的一个重要病机："凡水肿等证，乃肺脾肾三脏相干之病，盖水为至阴，故其本在肾；水化于气，故其标在肺；水唯畏土，故其制在脾。今肺虚则气不化精而化水，脾虚则土不制水而反克，肾虚则水无所主而妄行。"《金匮要略》指出瘀血亦是本病不可忽视的病机："血不利则为水。"瘀血又可因痰阻而生，如《读医随笔·虚实补泻论》言："叶天士谓久病必治络，其所谓病久气血推行不利，血络之中必有瘀凝，故致病气缠延不去，疏其血络而病气可尽也。"亦可因寒凝而成，如《灵枢·痈疽》言："寒邪客于经络之中，则血泣，血泣则不通。"由此可见，慢性肾小球肾炎多因外感风寒湿邪侵袭，导致肺脾肾功能失调，机体出现气血运行障碍，产生水湿、瘀血，影响机体正常运化，发为本病。

三、慢性肾小球肾炎与脏腑风湿

"脏腑风湿"指出风寒湿邪侵袭机体，因正气无力抗邪，使邪留于筋骨肌表，若治之不当，或反复感邪，则邪气盘踞不去，痹阻血脉，导致机体气血运行受阻，津液代谢停滞，进而使脏腑功能失调，杂病丛生[1]。CGN 的发病以风寒湿等外邪侵袭为主要病因，以邪气内伏为主要病机，以痰湿瘀浊毒等病理产物与伏邪胶着互结为致病关键。这符合"脏腑风湿"学说的特点。

（一）病因病机

风寒湿侵袭为本病的主要病因。《素问·风论》曰："以冬壬癸中于邪者为肾风。"风者,百病之长也,常兼他邪为病。CGN的发病多因先天禀赋不足,或后天调摄失宜,使机体正气不足,若遇外感风邪夹寒、夹湿侵袭机体,正气难以驱邪外出,使脏腑司用受损,致水液失于气化,水邪蓄积泛溢肌表而成水肿,精微失于封藏固摄,外泄而成蛋白尿。

邪气内伏为本病的基本病机特点。《伏邪新书》云:"感六淫而不即病,过后方发者,总谓之曰伏邪。已发者而治不得法,病情隐伏,亦谓之曰伏邪。有初感治不得法,正气内伤,邪气内陷,暂时假愈,后仍复作者,亦谓之曰伏邪。有已发治愈,而未能除尽病根,遗邪内伏,后又复发,亦谓之曰伏邪。"伏邪可由外感而生,亦可内生。CGN的病因为外感风、寒、湿邪,伏于机体,内舍于肾,每遇外邪引动而发,属外感伏邪,或因机体脏腑功能失调,致气血津液化生失常,形成痰饮、湿浊、瘀毒等病理产物,因正气无以运化,致痰浊湿瘀毒内藏于机体,每因正气见虚,遂即发病,属内生伏邪。《素问·营卫生会》指出:"营行脉中,卫行脉外。"营卫为伏邪之载体,若机体正气不足,营卫两虚,则伏邪随营卫运行至五脏六腑之络,伏于肾络则病肾。

伏邪痹阻贯穿疾病始终。外感风寒湿邪伏稽于肾,影响机体气血水液代谢,形成湿痰瘀浊毒等病理产物,湿痰瘀浊毒与风寒湿邪两相胶搏,使机体气机痹阻,脏腑功能更损,正气渐伤,更易感受外邪,若遇外邪引动,则湿痰瘀浊毒渐深,故外感伏邪与内生伏邪相互搏结,互为因果,相互影响。

(二) 论治依据

CGN的临床表现与"脏腑风湿"的致病特点相似。① 外邪侵袭的临床表现:CGN以风寒湿邪外侵为始动因素,风邪为病,其性开泄,中于肾,则使肾失封藏;行于脾,则使脾失升清,均可使蛋白精微物质不固,而成蛋白尿;风入于肝,则内外风互为引动,而成高血压;风寒湿邪侵袭,使肺脾肾失于气化输布之用,水液输布受阻,溢于皮肤而为水肿,停于胸腹则为胸腹水;外邪入里化热,灼于肾络,使血溢而出,是为血尿;外邪侵袭,导致脏腑功能失调,正气不足,故而遇劳加重。② 伏邪致病的临床表现:伏邪为病多具有隐蔽的特点,表现为病因隐秘,难于辨别,起病方式隐匿,多数难以及早发现,而CGN起病较为隐匿,多数CGN在病变早期没有任何症状。CGN病程缠绵,反复不愈,预后多样,多与风湿伏留机体有关。③ 伏邪痹阻的病理特征:风寒湿之外感伏邪与痰湿瘀浊毒内生之伏邪,两相搏结,痹阻经脉,使气血流行不通,故面色无华,舌质暗,脉细涩或细滑;实验室检查可见血液流变学改变及血脂异常,如全血黏度增高、血沉加快、红细胞聚集指数增高、血脂异常等高黏滞、高聚集、高浓缩状态等,这亦与内生痰湿瘀浊毒的内蕴有关。④ CGN的肾活检组织病理特点与"脏腑风湿"病机特点吻合:CGN多是由于C3补体下降,引起的以免疫介导炎症为主的循环免疫复合物或原位免疫复合物沉积导致肾小球细胞增生,肾小球基底膜增厚,系膜基质增多甚至肾小球毛细血管毛玻璃样变性为主的病理改变[35]。中医"微观辨证"认为,肾小球固有细胞的增生,免疫复合物的沉积及新月体的形成,与中医"外感风邪、蕴湿成毒"有关[36];肾小球的硬化及肾间质的纤维化多与中医"痰湿瘀浊毒"的致病特点相似[37];肾小球毛细血管襻管腔狭窄或闭塞,属中医"肾络瘀阻"范畴[38]。

（三）临床治法

伏邪发病的关键为正邪相衡的动静变化，正气盈则邪静而内伏，正气虚则邪动而外发，故 CGN 的治疗总以扶正祛邪为基本原则。针对"伏邪痹阻"贯穿始终的病机特点，CGN 的基本治法为透散伏邪、通痹活络。根据所伏之邪的不同，"透伏通痹"又有宣、除、通、蠲、消等多种治法。CGN 的病机特点为本虚标实、虚实夹杂，本虚以肺脾肾亏虚为主，标实则为外邪、痰饮、水湿、瘀毒等。虚实标本又有主次之分，故治当相应兼顾，结合八纲与脏腑辨证，标实者当治以祛风散邪、清热利湿、化痰散结、活血化瘀；本虚者，则应健脾益肾，兼以调和脾肺心肝。从"脏腑风湿"论治慢性肾小球肾炎的常用治法有以下几种。

1. 祛风宣痹法　常用药物：荆芥、防风、前胡、白芷等。主要用于素体气虚而感外邪，正气无力驱邪，使外邪痹阻于肾。临床症见：气短乏力，易感冒，自汗出，舌质淡暗，脉弦细。外邪侵袭总因正气不足，卫气无以固表驱邪，元气无以助化脏腑之能，致使脏腑功能失调，气血乖滞，无力鼓动外邪，邪遂伏于气血经络之中，遇感而发，愈发愈深。故当治以益气散风为主。《脾胃论·分经随病制方》中引经云："肝肾之病同一治，为俱在下焦，非风药行经不可也。"风药不仅可散在表之风邪，又能透在里之伏邪。赵绍琴[39]治疗 CGN 善用荆芥、防风、白芷等风药，赵氏认为 CGN 多因外邪侵袭，深入血分，致络脉瘀阻，故应以凉血化瘀为基础，兼用风药。风药可透散营血中之伏热，又善宣肺气而通利水道，不仅能宣畅气机，还可通行药力，引药入肾经。叶传蕙[40]认为风邪在 CGN 起病中具有重要致病意义，风邪鼓动，易使三焦气化不利，风气盘踞不散，日久入络，而致络脉瘀痹，故以祛风解表为主，强调内外风合治，外风宜祛，内风宜搜，兼以活血化瘀。

2. 利湿除痹法　常用药物：雷公藤、青风藤、防己、威灵仙、秦艽等，主要用于风邪夹湿外袭，或内生之湿与外感之邪相合，使风湿痹阻于肾。临床症见：身体困重，肢倦乏力，面色如油，舌质暗，脉细滑。风邪夹寒夹湿，袭扰于肾，以风性开泄，寒邪凝滞与湿性黏腻，三邪相合胶着难除，日久而成痹阻，使肾之封藏不用，气化失司，进而影响机体气血津液的代谢。治风寒湿痹，单清利则易伤阳，单温散则易助热，当以祛风散寒除湿为要。1977 年黎磊石院士首次提出将雷公藤作为免疫抑制剂引入 CGN 的治疗[41]，之后祛风除湿类药物治疗 CGN 逐渐被重视。王永钧认为 CGN 的主要病机为"风湿"内扰，蛋白尿与水肿皆因"风"的作用，故提出从"肾风"论治 CGN，选用加减防己黄芪汤治疗 CGN，疗效满意[5]。赵纪生认为风湿二邪是 CGN 发病及迁延不愈的重要病因，故以青风藤、威灵仙、徐长卿、羌活等祛风除湿药为主，兼顾健脾补肾、活血化瘀以治疗 CGN，疗效卓著[42]。胡伟新[43]等人研究发现：雷公藤多苷可以减少肾病综合征患者的蛋白尿，尤其以系膜增生性肾小球肾炎疗效最好。邱赛红[44]等人研究发现，青藤碱能够使家兔肾炎模型的尿蛋白和血肌酐明显降低，并且具有保护肾功能的作用；邹新蓉[45]等人研究发现威灵仙提取物可以抑制糖尿病肾病引起的损伤。

3. 活血通痹法　常用药物：僵蚕、蝉蜕、地龙、穿山甲、乌梢蛇等，主要用于瘀血日久痹阻于肾。临床症见：面色黧黑，肌肤甲错，口唇紫暗，舌质暗，脉弦或涩。《医林改错》载有"痹症有瘀血说"，故不仅风寒湿可以杂合为痹，瘀血亦可痹阻经脉，导致气血津液流行不通,肾脏司用失职,故当治以活血化瘀通络为主。赵玉庸[46]认为"肾络瘀阻"为CGN的共有病机,故选用虫类通络药物为主,组成"肾络通"经验方,在临床中均取得满意疗效,并在实验研究中发现"化瘀通络法"可以改善肾脏病理结构,抑制缩血管物质和炎性介质的分泌,抑制细胞外基质的异常分泌,可以从多种途径减轻高糖、血管紧张素诱导的细胞损伤[47]。

4. 益肾蠲痹法　常用药物:龟甲、熟地黄、淫羊藿、菟丝子等,主要用于脾肾亏虚,运化与气化功能失调,气血津液滞留瘀肾。临床症见:腰膝酸软,纳呆,饮食无味,头昏沉,舌质淡,脉细弱。"蠲"即治愈的意思,如宋代邵雍《清风长吟》云:"与时蠲疾病,为岁造丰穰。"CGN的病机特点为本虚标实,因脾肾亏虚,通调水道失司,升清固精无权,故当以扶正为主,扶正又当以健脾益肾为主。沈自尹等人[48]研究发现,淫羊藿及其提取物具有激发下丘脑-垂体-肾上腺轴和多类促生长因子、提高干细胞活力的作用。骆继杰[49]认为CGN的基本病机为本虚标实,而肾虚为本虚之根,故以补肾法为基础,以六味地黄汤加益母草、黄芪、半边莲等为主,紧扣病机,随症加减,疗效显著。

5. 散结消痹法　常用药物:三棱、莪术、贝母、鳖甲等。主要用于伏邪痹阻,日久化热,煎津灼液而成痰浊,结聚于肾。临床症见:咳嗽有痰,胸闷脘痞,形体肥胖,舌质暗,苔腻,脉弦滑。《诸病源候论》曰:"诸痰者,此由血脉壅塞,饮水结聚不消散,故成痰也。"气虚、气滞、瘀血、外邪内伤皆可使津液停滞,而成痰饮,痰饮阻滞于肾,使肾失于气化和封藏,故当治以活血化痰、散结通痹为主。吴康衡[50]认为肺失通调、脾失健运、肾失气化导致水湿凝滞而为痰,而痰具有阻滞气血运行,聚散无常,且易夹杂他邪而形成顽固"宿根"的特性。湿热痰浊可导致瘀血的形成,瘀血的停滞又使津液代谢受阻而形成痰湿,故吴氏以三棱、莪术、王不留行、白芥子、瓦楞子等药制定"软坚散结胶囊"来治疗慢性肾小球肾炎,该方可明显缓解尿蛋白流失、改善低蛋白血症、提高肾功能,在临床应用中取得较好的疗效。有研究表明莪术可降低成纤维细胞的活性从而延缓肾间质纤维化进程[51]。

四、医案举隅

【案1】

患者,女,65岁,退休职工,因"双下肢间断水肿2年,加重2周"于2017年6月26日来广安门医院肾病科门诊就诊。患者2年前无明显诱因出现双下肢水肿,无胸闷、喘憋,遂于当地医院住院治疗,诊断为"慢性肾小球肾炎",经中西医治疗后症状减轻出院。2年来,患者每因劳累后出现下肢水肿,2周前复因劳累出现双下肢水肿加重,为求进一步系统诊治遂来求诊。刻下症:双下肢水肿,皮肤紧绷,皮色鲜亮,无喘憋,夜间可平卧,运动后加重,腰酸,乏力,小便泡沫多,纳食少,大便偏稀2～3次/日,夜尿3～4次/夜,夜寐可。自述近期体重增加,具体不详。舌淡暗,苔白滑,脉沉细弱。常规检查:尿比重(SG)1.020,尿蛋白(++),尿潜血(-),血浆白蛋白(ALB)42.4 g/L。

西医诊断:慢性肾小球肾炎。

中医诊断:水肿。

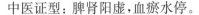

中医证型：脾肾阳虚，血瘀水停。

处方：真武汤加减。生黄芪30 g，麸炒白术10 g，茯苓20 g，黑附子10 g，菟丝子30 g，肉苁蓉15 g，桃仁10 g，当归20 g，川芎12 g，赤芍20 g，白花蛇舌草30 g，半边莲30 g，车前草30 g，泽泻20 g，穿山龙20 g。水煎服，日1剂。

二诊：水肿见轻，诸证向愈，偶有口干，无口苦，干咳，无痰。舌淡暗，苔白略滑，脉沉细弱。处方：上方加麦冬10 g，醋五味子10 g，北沙参20 g。水煎服，日1剂。

三诊：水肿已消，偶可见腰酸乏力，舌淡暗，苔薄白，脉细弱，常规检查：SG 1.015，PRO(±)，ALB 45.6 g/L。以上方加减调理6个月，嘱患者谨饮食，慎起居，规律作息。随访至今病情控制满意。

按：本案患者为典型的脾肾亏虚日久，阳气不足，导致气血津液运行不畅，而成血瘀水停之证，故以生黄芪、麸炒白术、茯苓健脾以运化水液，黑附子、菟丝子、肉苁蓉温肾以助蒸化，桃仁、当归、川芎、赤芍活血，白花蛇舌草、半边莲解毒而降蛋白，车前草、泽泻、穿山龙通络利水，诸药合用共奏温肾健脾，活血利水之功。二诊诸证见轻，说明药到病所，切合病机，故守方略作进退，因既病日久，津液不得布散濡润，故略加养阴之药，以求阴中求阳之妙。水肿既病，当据求病机以防变于未然；又需重视病愈善后，《备急千金要方》指出："大凡水病难治，瘥后特须慎于口味，又复病水人多嗜食不廉，所以此病难愈也。"故嘱患者当以淡泊饮食，勿为厚腻辛辣，方可完痊。

【案2】

患者，女，38岁，职员，因"双下肢水肿3个月，加重7日"于2016年8月3日来广安门医院就诊。患者5月初于劳累后出现双下肢水肿，遂就诊于北京某医院，经肾穿示：Ⅱ期膜性肾病。由中西药治疗后水肿减轻出院。1周前因外出旅游，出现下肢水肿加重，遂来求诊。否认高血压、糖尿病、冠心病病史。刻下症：小便泡沫多，双下肢浮肿，乏力，自觉全身困重，咽部不适，纳可，夜尿1~2次，大便便溏，每日3~4次，舌淡苔白腻质暗，脉细滑小弦。常规检查：尿比重(SG) 1.015，尿蛋白(PRO)(+++)，潜血(ERY)(++)，红细胞(RBC) 123.5个/μL，血浆白蛋白(ALB)22.1 g/L。

西医诊断：Ⅱ期膜性肾病。

中医诊断：水肿。

中医证型：气虚血瘀，脾虚湿困。

处方：四君子汤加减。黄芪30 g，党参15 g，白术15 g，茯苓15 g，薏苡仁15 g，巴戟天15 g，防风9 g，当归12 g，川芎10 g，泽泻3 g，白花蛇舌草30 g，车前草30 g，穿山龙15 g，金银花15 g，玄参10 g。水煎服，日1剂。

二诊：上述诸症减轻，咽痛已无，仍稍有水肿，双下肢偶尔抽筋，舌淡苔薄黄腻，质暗，脉细滑。常规检查：SG 1.013，PRO(++)，ERY(++)，RBC 105.3个/μL，ALB 30.2 g/L。处方：上方去玄参，加豨莶草30 g，白芍10 g，猪苓15 g。水煎服，日1剂。

三诊：上述诸证平稳，偶有水肿，较前减轻，舌淡苔薄黄腻，质淡暗，脉细略滑，常规检查：SG 1.011，PRO(++)，ERY(+)，RBC 50.1个/μL，ALB 33.2 g/L。上方黄芪改

45 g,加僵蚕 6 g。水煎服,日 1 剂。

四诊:水肿已消,余无不适,舌淡苔薄黄腻,质淡暗,脉细缓。常规检查:SG 1.013,PRO(＋),ERY(±),RBC 43.5 个/μL,ALB 38.2 g/L。上方去猪苓、豨莶草、白芍,加焦白术 10 g,神曲 10 g。水煎服,日 1 剂。

五诊:未诉明显不适,化验指标也均见好转。继服上方调理半年,随访未见复发,病情稳定。

按:本案患者因劳而致机体气虚,病久不愈而出现气虚血瘀、湿阻化热的病理状态,进而致使肺脾肾功能失常,从而形成膜性肾病。故以"气血水膜肾方"益气活血、清热利湿以治疗,患者因有咽痛不适故加玄参、麦冬滋阴以利咽,又加薏苡仁加强清化湿热之力。二诊患者诸症见轻,说明施药对证,故守方不变,加减进退再治。三诊黄芪改 45 g,以增强益气之力,又加僵蚕以活血降蛋白。四诊患者几近恢复,故去渗利伤阴之品,加焦白术、神曲以顾护中焦脾胃之运化,以图正气缓增。五诊患者已基本痊愈,各项指标也均接近正常,故嘱其注意饮食和休息,继服中药调理以巩固疗效。

【案 3】

何某,女,38 岁,职员,2015 年 4 月 28 日初诊。主诉:神疲乏力半年余,加重 1 周。患者 2012 年 3 月 14 日因下肢水肿入北京某医院治疗,肾穿刺检查示:Ⅰ期膜性肾病,经相关治疗后水肿消失。刻下症:脘痞不适,神疲,乏力,怕冷,纳可,眠可,大便质稀,每日 3～4 次,小便有泡沫,舌质淡,苔薄白腻,脉沉弦,血压 144/96 mmHg,24 h 尿蛋白定量 1 298 mg/24 h;尿常规:尿蛋白(＋＋＋),红细胞(－);尿酸 570 μmol/L,血肌酐 75 μmol/L。

西医诊断:Ⅰ期膜性肾病。

中医诊断:肾劳。

中医证型:脾肾亏虚,寒湿困阻。

处方:实脾饮加减。党参 10 g,茯苓 15 g,厚朴 6 g,木瓜 6 g,木香 3 g,黑附子 6 g,法半夏 5 g,干姜 5 g,大枣 5 g,白术 15 g,防风 5 g,甘草 3 g。水煎服,日 1 剂。

二诊:脘痞不适减轻,稍有神疲乏力,小便有泡沫,大便质稀,每日 2～3 次,偶有溏泻,舌质淡,苔薄腻,脉细弦滑。BP 136/86 mmHg,24 h 尿蛋白定量 437 mg/24 h,Pro(＋＋);UA 369 μmol/L。效不更方,处方:上方加五味子 5 g,肉豆蔻 10 g。水煎服,日 1 剂。

三诊:症状平稳,小便少许泡沫,大便 1～2 次,舌质淡红,苔白,脉细滑。BP 131/80 mmHg,24 h 尿蛋白定量 188.5 mg/24 h,Pro(＋),UA 369 μmol/L。处方:上方加黄芪 10 g,茯苓 10 g。水煎服,日 1 剂。

四诊:症状平稳,未诉明显不适,二便可,纳寐可,舌质淡红,苔白,脉细缓,BP 128/82 mmHg,24 h 尿蛋白定量 115 mg/24 h,Pro(－),UA 369 μmol/L。继服上方调理以固效,随访半年未有复发。

按:实脾饮为内科常用方剂,在肾系疾病中亦有广泛的应用,慢性肾小球肾炎多因脾肾亏虚,寒湿困阻,上下不得交通而成。多为寒热错杂,虚实夹杂之证。实脾饮可温阳健脾,行气利水,有补虚泻实之效。对于因脾肾亏虚,寒湿阻滞,导致机体气机升降失常,机体脏腑功能失调、脾不升清、肾失封藏、肺脾肾失于通调水道所致之慢性肾小球肾炎,证机颇为相合。故临床效佳,守方进退,方见全效。

IgA 肾病

一、IgA 肾病概述

IgA 肾病是以 IgA 为主的免疫复合物在肾小球系膜区沉积,引起系膜增生性病变为病理特征的一种常见的原发性肾小球疾病[35]。临床多以镜下或肉眼血尿、不同程度的蛋白尿为主要表现,常伴有肾功能损害和高血压。IgA 肾病病情轻重差距悬殊,且多呈持续缓慢进展。不良的生活习惯和代谢紊乱是 IgA 肾病发生和进展的主要危险因素。

二、IgA 肾病病机的历史沿革

根据 IgA 肾病以反复发作肉眼血尿或镜下血尿等为主要临床表现,中医多将其归于"尿血""水肿""肾风""腰痛""虚劳"等范畴。《金匮要略·五脏风寒积聚病脉证并治》中认为本病多与下焦脏腑热盛有关,如:"热在下焦者,则尿血。"《诸病源候论》指出风邪为本病发生的重要因素:"风邪入于少阴,则尿血。"《证治准绳》指出脏腑虚损亦是本病的重要病机:"脾土者,胜水之贼邪也,水精不布则壅成湿热,湿热必陷下,伤于水道,肾与膀胱俱受其害,害则阴络伤,伤则血散入胞中矣。"《景岳全书》指出虚劳亦可导致本病:"凡劳伤五脏,或五志之火致令冲任动血者,多从精道而出。"《杂病源流犀烛》指出阳虚也是本病发生不可忽视的因素:"溺血者,一因下元虚冷,即尿血,溺出不痛。"由此可见,IgA 肾病的发生与进展与风、湿、热、寒、虚等因素有关。

三、IgA 肾病与脏腑风湿

脏腑风湿病具有以脏腑虚损为发病基础、以风寒湿侵袭为致病因素、以伏邪内留为致病关键的特点,是多数风湿免疫类疾病的共有病机。IgA 肾病的特点为本虚标实,本虚以肺脾肾亏虚、阳气无以温化为主;标实以风寒湿等外邪侵袭为主。因正气无力驱邪,致风寒湿内伏,久蕴不去,怫而化热。这符合"脏腑风湿病"遇外感则脏腑病加重,通过治表、透表则脏腑病情减轻或指标改善的特点[14]。

（一）病因病机

1. 脏腑虚损是发病基础 正气存内,邪不可干。脏腑虚损是 IgA 肾病发生和发展的重要基础。因先天禀赋异常,或后天调摄不足致使机体肺脾肾功能失调。肺气不足,卫外不利,则外邪易于侵袭;脾肾阳虚,运化无力,气化不足,致使机体水液代谢障碍,水液泛溢肌肤,则成水肿;蓄积胸腹,乃成胸腹水;脾失统摄,血不循经,出于下焦,则为血尿;肾失封固,精微下泄,则成蛋白尿。本虚日久,疴症难复,发为本病。有临床研究发现[52],IgA 肾病发病有一定的遗传易感性,因此先天禀赋异常亦是 IgA 肾病不可忽视的致病因素。

2. 风寒湿邪侵袭是重要的致病因素 《素问·风论》言:"以冬壬癸中于邪者为肾风。"外感风寒湿邪是 IgA 肾病发病的重要诱因,尤其是急性发作期的病机重心更以邪实为主。《诸病源候论·血病诸候》云:"风邪入于少阴则尿血。"风邪作为 IgA 肾病的关键致病因素,逐渐被重视[5]。风性开泄,使肾失于开阖,精微不固,乃成蛋白尿;风邪主动,随肝风上攻,则成高血压;风为百病之长,风邪夹寒、夹湿经皮毛或咽喉侵袭,因机体正气不足,阳气不得温煦,或久食生冷,寒自内生,致使风寒湿邪内伏,久郁不出,则蕴而化热,初则热在上焦,若热气不散,煎灼津液,乃成痰湿,热与痰湿相合,怫着难解,乃成中下焦痰热、湿热,热与湿相合,随湿性趋下,灼损肾络,使血不循经,随溲而出则成尿血。湿热难去,久汩乃成浊毒,蓄于肾间,乃成顽疾,使 IgA 肾病久治难愈。

3. 邪气伏留是 IgA 肾病致病的关键 《伏邪新书》云:"感六淫而不即病,过后方发者,总谓之曰伏邪。"伏邪有内外之别,外感伏邪因机体正气不足,致使风寒湿邪感体,久稽不去,伏于肾络,每遇外感而发病;内生伏邪则因气血无力推动,使机体津液代谢障碍,酿生痰浊瘀毒,滞于脏腑经络之间,每因正气不足,内生伏邪加重而发病。有临床研究发现,瘀血是炎性增殖性肾脏病普遍存在的现象,瘀血在一定程度上与 IgA 肾病的活跃、严重程度及不良预后有关,痰湿浊毒致瘀或外邪内伏致瘀贯穿 IgA 肾病发生和发展始终[53]。外感伏邪与内生伏邪并非两相独立,外感伏邪可影响机体气血津液代谢,加重内生伏邪,内生伏邪导致机体正气不足,更易感外邪。外感伏邪与内生伏邪常同存于机体,两相胶搏,难以解分,致使本病缠绵难愈,且呈持续、缓慢进展。西医学研究发现,多数 IgA 肾病发病与咽喉、胃肠黏膜反复感染有关[54],慢性鼻咽炎、慢性结肠炎、反复尿路感染等慢性感染灶是 IgA 肾病反复发病、较难治愈的关键。而这些慢性感染灶,多因外感病邪,治之不当所留"宿根",若遇气候变化或饮食不洁,则再次发病,当属中医"伏邪"范畴。

(二)治法治则及常用方药

1. 扶正透邪为正法 IgA 肾病发病以外邪侵袭为主,以脏腑亏虚为基础,以伏邪内留为关键。因此,IgA 肾病的论治以扶正气、透伏邪为基本原则,在治疗过程中,强调三焦辨证与审因辨治相结合,重视祛邪,给邪以出路,合理用补,兼顾气血阴阳,又须根据病情谨守"急则治其标,缓则治其本"的指导原则,以轻清宣透的解表祛邪治表方药为首选之品,如升降散、防风、升麻、金银花、连翘、牛蒡子等,不仅可透邪外出,亦有降蛋白,保护肾功能之效,在肾病诊疗中较为常用[55]。

2. 标本缓急各不同 对于明显蛋白尿、血尿以及血压升高的活动期 IgA 肾病:上焦热盛为主者,可用玉屏风散、银翘散及五味消毒饮三方相合以益气固表,清热解毒;中焦湿热,以脘痞胀闷为主者,可用半夏泻心汤加茯苓、泽泻、白花蛇舌草等消痞和胃、利湿解毒;中焦湿热,以胁胀口苦为主者,则宜大柴胡汤加茵陈、赤芍、蛇莓等疏利肝胆、利湿解毒;下焦湿热明显者,则宜四妙丸合八正散清热解毒、泻火利湿。对于临床表现较轻,有或没有蛋白尿,仅有镜下血尿,肾功能稳定,血压控制良好的慢性迁延型 IgA 肾病,可用补阳还五汤加巴戟天、菟丝子等以益气活血、温肾健脾;兼有肝肾阴虚者,宜加知柏地黄丸合二至丸滋阴降火;兼脾肾气虚者,应加归脾汤以补气摄血;兼肝郁脾虚,则加小柴胡汤疏肝益气。

3. 兼证须参加减法　对于蛋白尿多者,可重用黄芪,酌加穿山龙、土茯苓、五味子、杜仲等;蛋白尿兼热毒表现者,可加半枝莲、蛇莓、白花蛇舌草等,以上为广安门医院肾病科戴希文治疗"肾炎蛋白尿"的经验用药,现代药理研究也证实上述中药具有免疫抑制剂样作用,是治疗"肾小球肾炎"所致"蛋白尿"的靶药[56]。尿血明显者,可酌加白茅根、生地榆、益母草;肉眼血尿为主者,可加琥珀粉;以镜下血尿为主者,可酌加侧柏叶、蒲黄炭等;如有肺虚卫外不固者,宜加玉屏风散;若脾虚运化失常者,宜加参苓白术散;如有肾虚气化不足者,则宜加肾气丸;慢性鼻炎者,酌加辛夷;咽喉肿痛明显者,酌加僵蚕、蝉蜕、薄荷、大青叶等;淋巴结肿痛者,酌加夏枯草、玄参;慢性肠炎者,可加马齿苋、白头翁;肝功异常者可加虎杖、垂盆草、五味子等。

四、医案举隅

【案1】

患者,女,62 岁,职员。主因"间断血尿、蛋白尿 15 年,加重 3 周"于 2014 年 12 月 20 日来诊。患者 15 年前冬季"感冒"后出现"恶寒伴肉眼血尿"被诊为"急性肾小球肾炎",经抗生素及中药治疗病情缓解,未规律监测。1 年前曾因"感冒、发热"后再次出现"肉眼血尿",查尿蛋白(＋～＋＋),隐血(＋＋～＋＋＋),经抗生素及中药治疗,尿检仍持续存在血尿、蛋白尿。3 周前复因外感出现咳嗽,恶寒,发热,最高体温达 40℃,咳甚则喘憋。胸部 CT 示:双肺少量间质性炎症,左肺下叶背段小结节。予抗感染、化痰平喘等对症治疗后热退,咳喘明显减轻,但尿检异常持续存在,经广安门医院肾活检病理报告示,免疫荧光:IgA(＋＋＋)、C3(＋＋)系膜区团块状、颗粒样沉积;光镜:局灶增生性 IgA 肾病(牛津病理分级:M1E0S1T0C0);电镜:符合局灶增生性 IgA 肾病。患者既往慢性支气管炎病史 5 年,否认高血压、糖尿病、冠心病病史。刻下症:双下肢水肿,头晕,疲倦乏力,咽干,咳嗽少痰,痰白黏不易咯出,腰酸,纳寐可,小便泡沫,大便调,舌质淡暗,苔白腻,脉细滑。常规化验:尿常规:尿蛋白(PRO)(＋＋),潜血(ERY)(＋＋＋),红细胞(RBC)48.82/HP,尿蛋白定量(UTP)3.64 g/24 h;生化:血肌酐(Cr)55.6 μmol/L,血浆白蛋白(ALB)35.7 g/L。

西医诊断:局灶增生性 IgA 肾病。

中医诊断:尿血。

中医证型:肾虚血瘀。

处方:全氏芪丹军蛭汤加减。生黄芪 15 g,丹参 15 g,水蛭 3 g,豆蔻 15 g,当归 15 g,川芎 10 g,巴戟天 12 g,菟丝子 12 g,吴茱萸 9 g,桑白皮 15 g,白花蛇舌草 30 g,地龙 15 g,车前草 15 g。水煎服,日 1 剂。

二诊：药后咳嗽减轻，痰较前易咯出，水肿明显减轻，精神、体力较前亦好转，舌淡暗，苔薄白，脉弦细。处方：上方去桑白皮，加防风 9 g，三七粉 3 g。水煎服，日 1 剂。

三诊：上述诸证平稳，偶有咳痰，较前减轻，舌淡暗，苔薄白，脉弦细。常规化验，尿常规：PRO(＋)，ERY(＋)，RBC 15/HP，UTP 0.91 g/24 h。肾功能、血压平稳。处方：上方加党参 15 g，炒白术 12 g。水煎服，日 1 剂。

四诊：未诉明显不适，24 h 尿蛋白定量降至 0.5 g 以下，余化验指标均接近正常，嘱继服三诊方，2～3 日 1 剂，忌食辛辣、油腻、高盐，调理半年。随访至今，患者 3 年余无明显"慢支"加重情况出现，每月随访 1 次，定期监测尿蛋白定量维持在 0.3 g 左右，Cr 50～70 μmol/L。

按：纵观病史，患者 15 年前因感邪而急性发病，后经抗生素治疗，虽症状缓解，但并未规律监测，致邪气未尽除，故病情反复发作，而屡用抗生素治疗，导致邪气冰伏，损伤脏腑真阳，脾肾阳气不足，不能温煦水液，致机体水湿蓄积，故见水肿、腰酸痛，舌淡苔白腻；脾失运化，清气不升，故有头晕、疲乏；脾不统血，使血不循经，而成尿血；肾失封化，精微物质不固，随溲而出，乃成蛋白尿；正气亏虚日久，气血津液代谢障碍，必有痰浊毒瘀，故见舌质淡暗；虽有咽干、咳痰，乃邪气内伏，日久化热之象。治当以健脾温肾、益气活血为法，故以生黄芪、豆蔻健脾益气；以巴戟天、菟丝子、吴茱萸益肾助阳；水蛭、丹参、当归、川芎活血化瘀；以车前草利湿趋下引药力入肾经；因患者有咳嗽、咳痰，故加桑白皮清肺化痰，以防外感伏邪与内生伏邪胶着难解；穿山龙、地龙、白花蛇舌草具有解毒通络降蛋白之功。二诊患者诸症见轻，外邪几欲去，说明施药对证，故守方加减进退，减苦寒清肺之品，加三七粉活血止血。三诊患者病情稳定，故加党参、炒白术增强健脾益气之力，以助药性。四诊患者已基本痊愈，各项指标也均接近正常，故嘱其注意饮食和休息，继服中药调理，随访至今未见复发。

【案 2】

患者，男，27 岁，工人。主诉"发现泡沫尿 1 年余"于 2016 年 1 月 2 日来诊。患者 1 年前体检时发现尿蛋白(＋＋)，未系统诊治。2 月前再次体检，发现尿蛋白仍为(＋＋)，查尿蛋白定量 1.825 g/24 h，血压、血肌酐、尿素氮正常。经当地医院中西药治疗，复查尿常规无明显改善，遂来广安门医院求诊，经肾活检病理报告示，免疫荧光：IgA(＋＋＋)，C3(＋＋＋)，C1q(＋)，FRA(＋)系膜区团块状、颗粒样沉积。光镜：轻度系膜增生性 IgA 肾病（牛津病理分级 M1EOS1T1C1）。电镜：符合轻度系膜增生性 IgA 肾病。刻下症：形体偏瘦，面色萎黄，疲劳乏力，尿频，便溏不爽，每日 2～3 次，纳眠可。无发热、无咽痛、无咳、无腰痛。平素进食后易有饱胀感，食油腻、生冷易腹泻。既往体健。舌淡暗，苔薄白，脉弦细。常规化验：尿常规：尿蛋白(PRO)(＋＋)，潜血(ERY)(＋＋)，红细胞(RBC) 27.2/HP，尿蛋白定量(UTP) 1.47 g/24 h；生化：血肌酐(Cr) 84.0 μmol/L，血浆白蛋白(ALB) 37.7 g/L。

西医诊断：轻度系膜增生性 IgA 肾病。

中医诊断：肾劳。

中医证型：脾肾亏虚，气虚血瘀。

处方：玉屏风散合半夏泻心汤加减。生黄芪15 g，焦白术10 g，防风10 g，清半夏9 g，干姜9 g，党参15 g，黄连6 g，黄芩9 g，茯苓15 g，车前草15 g，当归15 g，赤芍15 g，白花蛇舌草30 g，蛇莓20 g，穿山龙15 g。水煎服，日1剂。忌食辛辣、油腻、高盐。

二诊：药后便溏减轻，疲劳乏力好转，舌淡暗，苔薄白，脉弦细。常规化验：尿常规：PRO(+)，ERY(+)，RBC 12/HP，UTP 0.87 g/24 h。处方：上方生黄芪加至30 g，加肉苁蓉15 g。水煎服，日1剂。

三诊：诸证减轻，偶尿频，嘱患者避免辛辣、油腻、生冷饮食。以上方为基本方加减调理6个月后尿蛋白定量降至0.5 g左右，中药减为2～3日1剂，随访至今病情控制满意。

按：本例患者平素进食后易有饱胀感，食油腻、生冷易腹泻，当知其为脾肾阳虚之体，故有形体偏瘦、面色萎黄、疲劳乏力、尿频、便溏不爽等临床表现。屡用寒凉之品，致风寒湿邪冰伏于内，因脾肾阳虚无力鼓邪外出，邪气久伏，致气血不和，故有舌淡暗，脉弦细。当以益气健脾、补肾活血为法。方用玉屏风散合半夏泻心汤加减化裁，以生黄芪、焦白术、党参、茯苓、防风健脾益气固表，以清半夏、干姜、黄连、黄芩辛苦并用，寒热同调，以车前草利湿引药下行，以当归、赤芍活血化瘀，以白花蛇舌草、蛇莓、穿山龙解毒祛风湿、消蛋白尿。以上诸品共奏治肾之功。二诊患者症减，效不更方，重用黄芪以增益气之力，加肉苁蓉以补温肾之功，同时注意饮食起居调摄，病情控制良好，见愈可期。

【案3】

患者，男，33岁，职员。主因"腹泻1个月，肉眼血尿、泡沫尿2周"于2014年7月31日来诊。患者因腹泻未予重视，2周前出现肉眼血尿、泡沫尿，伴尿频尿急排尿不畅，右侧腰痛，遂于当地医院泌尿科就诊，经中西医治疗，效果不佳，为求进一步治疗来广安门医院求诊，经肾穿刺病理诊断示：符合"新月体性IgA肾病"。查生化示：Cr 544.5 μmol/L，BUN 15.7 mmol/L，UA 467 μmol/L。尿常规示：红细胞(+++)，尿蛋白(+++)，白细胞(±)，RBC-M 175.57/HP，WBC-M 11.50/HP。24 h尿量约2 500 ml，24 h尿蛋白定量5.92 g/24 h。双肾B超：双肾实质回声增强。刻下症：肉眼可见血尿，晨尿明显，伴尿频尿急，夜尿2次/夜，大便溏泄，每日2～3次，双下肢浮肿，腰部酸困不适，恶寒自汗，无发热，咽干咳嗽，遇冷加重，干呕，纳差，无头晕，面色白，形体胖，舌淡暗，苔白略腻，脉沉滑。既往高血压病史4年余，脂肪肝(中度)病史7年。

西医诊断：新月体性IgA肾病。

中医诊断：尿血。

中医证型：脾肾两虚，风湿瘀交阻。

处方：独活寄生汤加减。羌活15 g，独活15 g，川芎15 g，生黄芪15 g，生白术12 g，茯苓15 g，牛膝15 g，薏苡仁15 g，浮萍15 g，金银花12 g，连翘15 g，白花蛇舌草30 g，当归15 g，桂枝15 g，白芍15 g，蒲黄炭10 g，生大黄10 g(后下)，生姜10 g，大枣10 g。水煎服，日1剂。嘱患者卧床休息，适当多饮水，饮食清淡。

二诊：肉眼血尿仍可见，但颜色变淡而澄清，尿路刺激征减轻但尚有，浮肿消退，恶寒、咳嗽症状已基本消除，稍咽干，大便每日 2 次，质软。Cr 降至 331 μmol/L，24 h UTP 降至 3.725 g。处方：上方去金银花、连翘，加防风 6 g，桑寄生 10 g。水煎服，日 1 剂。

三诊：肉眼血尿已基本消失，尿蛋白定量降至 1.8～1.9 g/24 h 之间，血肌酐水平降至 140 μmol/L，继用上方加减调理。嘱患者避免剧烈运动，可做温和有氧运动，避免久坐；加强饮食管理，适当限制热量摄入，低盐低脂多膳食纤维，避免辛辣。调治 3 月后，患者腰骶酸困不适，尿频尿急等症基本消除，肌酐水平维持在 90～130 μmol/L 之间，24 h 尿蛋白定量维持在 1～2 g 之间，尿常规检查未见细菌及 WBC 超标。

按：本案患者初诊时以肉眼可见血尿，伴尿频尿急，大便溏泄，双下肢浮肿，腰部酸困不适，面色白，形体胖，舌淡暗，苔白略腻，脉沉滑等。故属脾肾两虚、湿瘀困阻之证。脾肾亏虚，气液生化失常，故生水湿困阻，久而不去，乃生瘀阻。故选用独活寄生汤之意化裁，补肾健脾、祛风化湿；又佐清热化瘀之品以治兼证。彼脾肾得助，湿瘀两去，邪去病安。二诊所用防风，有玉屏风散之意，以防患外邪再袭，而生他患。

参考文献：

[1] 仝小林,刘文科,田佳星. 论脏腑风湿[J]. 中医杂志,2013,4,(54)：547－550.

[2] 戴起宗. 脉诀刊误[M]. 北京：中国书店,1986.

[3] 仝小林. 论四焦八系理论体系及其临床价值[J]. 中国中医基础医学杂志,2012,04：357－359.

[4] 冯兆张. 冯氏锦囊秘录[M]. 北京：中国医药科技出版社,2011.

[5] 王永钧. 论肾风病的现代观[J]. 中国中西医结合肾病杂志,2015,02：95－98.

[6] 杨瑞龙. 试谈 IgA 肾病的中医药治疗[J]. 甘肃中医,1996,01：2－3.

[7] 王东军,俞屹婷,顾超,柴可夫. 东垣"风药"钩玄[J]. 中华中医药杂志,2016,31(08)：3106－3108.

[8] 李东垣. 脾胃论[M]. 北京：人民卫生出版社,2005.

[9] 王庆国. 刘渡舟医论医话 100 则[M]. 北京：人民卫生出版社,2013.

[10] 时振声. 近年来慢性肾炎的中医临床研究进展[J]. 山东中医学院学报,1984(03)：64－68＋52.

[11] 宋乃光,胡国臣. 刘完素医学全书[M]. 北京：中国中医药出版社,2015.

[12] 徐巍. IgA 肾病血尿中医治法浅析[J]. 中医药学报,2002(02)：19－20.

[13] 陈国姿,田锦鹰. 叶任高教授从"瘀"论治肾病的学术思想[J]. 中华中医药学刊,2008(08)：1747－1748.

[14] 何莉莎,刘文科,仝小林. 论脏腑风湿理论在临床中的应用[J]. 中华中医药杂志,2017,32(05)：2087－2089.

[15] 杨璇. 伤寒温疫条辨[M]. 李玉清等,校注. 北京：中国医药科技出版社,2011.

[16] 仝小林. 维新医集[M]. 上海：上海科学技术出版社,2015.

[17] 张昱. 加味黄芪赤风汤治疗慢性肾炎蛋白尿 50 例临床观察[J]. 中国医药导报,2007(36)：137－138.

[18] 葛均波,徐永健. 内科学[M]. 北京：人民卫生出版社,2013：477－484.

[19] 郑文博,陈一川,彭献代. 活血化瘀方治疗肾病综合征瘀血证临床研究[J]. 环球中医药,2014,7(4)：297－299.

[20] 刘瑞勇. 滋肾解毒化瘀方对原发性肾病综合征激素治疗的减毒增效作用[D]. 郑州：河南中医学院,2011.

[21] 赵巍. 中医药治疗肾病综合征激素副作用的优势分析[J]. 国医论坛,2013,28(2)：18－20.

[22] 王洪斌. 当归芍药散治疗慢性肾小球肾炎湿瘀互结证 57 例[J]. 河南中医,2015,35(5):940-942.

[23] 周铂凯,徐也,樊熠利,等. 当归芍药散加减治疗(脾肾两虚型)原发性肾病综合征的临床研究[J]. 临床医学研究与实践,2016,1(11):90-91.

[24] 曾玉群. 大黄及其活性物质灌肠对慢性肾脏病模型大鼠作用的分子机制[D]. 广州中医药大学,2017.

[25] 史伟,黄立武,唐爱华,等. 水蛭注射液防治糖尿病肾病作用机理研究[J]. 山西中医,2001,17(6):53-54.

[26] 杨如兰. 丹参对肾小球滤过率的影响[J]. 四川中医,1984(4).

[27] 王春艳. 雷公藤多苷联合小剂量泼尼松治疗老年原发性肾病综合征临床效果分析[J]. 中国实用医药,2018(14).

[28] 安金龙,张雪峰,张文军,等. 雷公藤在肾脏病中的应用[J]. 实用中医内科杂志,2011,25(4):44-46.

[29] 李福生,王茂泓. 从"伏邪"论治肾病综合征[J]. 中华中医药杂志,2017(3):1092-1094.

[30] 常克,陈佳,王海俊,等. 麻黄附子细辛汤治疗肾病综合征风水相搏证疗效观察[J]. 中国实验方剂学杂志,2013,19(19):310-313.

[31] 肖峰,胡雅国,吴石楠,等. 黄芪皂苷提取物对糖尿病大鼠肾脏的保护作用[J]. 中国中药杂志,2015,40(10):2014-2018.

[32] 任俊龙. 黄芪注射液对大鼠实验性肾病尿蛋白的作用[J]. 中国药物与临床,2005(10):767-769.

[33] 李星瑶,蔡子墨,叶冰玉,等. 乔成林温阳化浊法治疗肾病综合征经验[J]. 世界中西医结合杂志,2019,01:29-31+37.

[34] 谌贻璞. 肾内科学[M]. 第2版. 北京:人民卫生出版社,2014:49.

[35] 陈杰,周桥. 病理学[M]. 第3版. 北京:人民卫生出版社,2015:330-334.

[36] 程小红,于小勇,毛加荣. IgA 肾病的病理改变与中医微观辨证[J]. 中国中西医结合肾病杂志,2014,15(02):185-186.

[37] 李跃进,鲁盈. 从方法论层面探讨肾小球疾病微观辨证思路[J]. 中华中医药杂志,2014,29(01):189-191.

[38] 丁英钧,蔡冀民,潘莉,等. 慢性肾脏病"肾络淤阻"共有病机学说及临床意义[J]. 时珍国医国药,2011,22(03):690-691.

[39] 张家玮. 运用赵绍琴凉血化瘀法治疗慢性肾小球肾炎的体会[J]. 河南中医,1999,19(01):34-35+40.

[40] 郭立中,刘玉宁,杜婧. 叶传蕙从风论治肾炎蛋白尿的经验[J]. 中国医药学报,2001,16(03):48-50.

[41] 黎磊石,刘志红. 应用雷公藤治疗肾炎二十五载的体会[J]. 肾脏病与透析肾移植杂志,2003,12(03):246-247.

[42] 刘英. 赵纪生教授从风湿论治慢性肾脏病的临床经验研究[D]. 南京中医药大学,2015.

[43] 胡伟新,唐政,姚小丹,等. 双倍剂量雷公藤多苷治疗原发性肾病综合征的近期疗效[J]. 肾脏病与透析肾移植杂志,1997(03):10-14+103.

[44] 邱赛红,陈莉萍,高顺国,等. 青藤碱对家兔 C-BSA 肾炎模型影响的实验研究[J]. 中药新药与临床药理,2001(01):15-18+62.

[45] 邹新蓉,王长江,王小琴. 威灵仙提取物对糖尿病肾病大鼠的作用[J]. 中国实验方剂学杂志,2015,21(16):152-156.

[46] 刘童童,丁英钧. 赵玉庸治疗膜性肾病经验[J]. 中华中医药杂志,2016,31(10):4064-4066.

[47] 王亚利,赵玉庸,陈志强. 肾络通对大鼠系膜细胞外基质分泌及转化生长因子β1 表达的影响[J]. 中

国中药杂志,2005,30(3):201.

[48] 沈自尹,黄建华,吴斌,等. 淫羊藿激活内源性干细胞及其机制研究[J]. 中国中西医结合杂志,2009,29(03):251-254.

[49] 易无庸,杨栋. 骆继杰教授论治难治性肾病综合征[J]. 中国中西医结合肾病杂志,2009,10(03):192-193.

[50] 罗勤. 吴康衡教授治疗膜性肾病的学术思想及临床实践[J]. 中国中西医结合肾病杂志,2010,11(08):667-668.

[51] 刘迟,郭刚,胡仲仪. 莪术对单侧输尿管梗阻大鼠肾间质纤维化的影响[J]. 上海中医药杂志,2006,40(12):71-73.

[52] Li M, Foo JN, Wang JQ, et al. Identification of new susceptibility loci for IgA nephropathy in Han Chinese[J]. Nat Communi, 2015, 6: 7270.

[53] 李深,王素霞,饶向荣,等. 174 例原发性肾小球疾病患者血瘀证与临床及病理的相关性分析[J]. 中国中西医结合杂志,2007,27(6):487-491.

[54] Kiryluk K, Novak J. The genetics and immunobiology of IgA nephropathy[J]. J Clin Invest, 2014, 124(6): 2325-2332.

[55] 杨映映,张海宇,沈仕伟,等. 仝小林"脏腑风湿论"述要[J]. 北京中医药,2018,37(06):519-524.

[56] 饶向荣,白雅雯. 戴希文治疗 IgA 肾病的经验[J]. 北京中医药,2008,27(09):691-693.

顶焦风湿病

总　论

　　"顶焦"是"四焦八系"体系中的一部分,是与三焦并行的概念。从功能层面而言,其包含"神系"和"髓系";从解剖层面而言,其包括颅腔(容纳脑和延髓)和椎管(容纳脊髓)。其中之脑主管思维、意识,是人体的高级神经中枢,故称其为神系;与脑相通的脊髓主要支配肢体的运动和感觉,称其为髓系[1]。

　　结合"脏腑风湿"的相关概念和临床实践,可以发现部分顶焦疑难病具有"脏腑风湿病"的特征。仝氏将这类顶焦疾病统称为"顶焦风湿病"。

一、从脏腑风湿看顶焦风湿的病涵盖范围

　　"脏腑风湿"指人体感受风寒湿等外邪,或通过五体而内传脏腑,或通过官窍而直中脏腑,风寒湿邪聚而不散、著而不去,形成伏邪,伏于脏腑,而成痼疾。每于复感,伏邪引动,造成疾病的加重或反复[2]。"脏腑风湿病"涵盖了以外感风寒湿为始动因素的多种疾病,强调外邪伏留致病的重要环节,其论治范围较五体痹和脏腑痹更为广泛,驱邪外出是脏腑风湿病的首要治则[3]。

　　《灵枢》按照部位将人体划分为上、中、下三焦,仝氏结合解剖学知识,以人体空腔结构为划分依据,将包含大脑、延髓等重要脏器在内的颅腔和包含脊髓的椎管独立划分为顶焦,首次提出了和三焦并行的顶焦名称,创立了"四焦辨治"体系[1]。因此,从"四焦"的角度而言,现代之神经科疾病多归属于"顶焦病"范畴。顶焦疾病包括神系疾病和髓系疾病,分别对应西医学中的中枢神经系统疾病和周围神经系统疾病。结合脏腑风湿理论及临床实际,我们初步梳理出了数个"顶焦风湿病"——中枢神经系统疾病包括原发性中枢神经系统肿瘤(如胶质瘤、原发性脑瘤等)、小舞蹈病、自身抗体脑炎(如抗 NMDA 脑炎)、多发性硬化、原发中枢神经系统血管炎等;周围神经系统疾病包括格林巴利综合征(又称炎症性脱髓鞘性多发性神经根神经病);运动神经元病、视神经脊髓炎(包括谱系疾病)等。

二、从顶焦的生理特性看外邪的侵袭途径

关于脑主神明、主司神志(精神情志、高级皮层功能)的生理功能早在《内经》中就有记载,如《素问·脉要精微论》言:"头者,精明之府,头倾视深,精神将夺矣。"再如《灵枢·大惑论》言:"五脏六腑之气,皆上注于目而为之精……裹撷筋骨血气之精而与脉并为系,上属于脑。"张志聪在《素问集注》中亦言:"诸阳之神气,上会于头,诸髓之精,上聚于脑,故头为精髓神明之府。"髓则主经,司运动(运动神经、感觉神经、自主神经)。因此,机体的运动和感觉是在神系的支配下由髓系所实现。

头为诸阳之会,居人体最高处;而风为阳邪,擅袭阳位,又善行而数变、为百病之长,故风邪常挟寒邪、湿邪、疫气等其他外邪侵袭头颅、髓腔。因此,顶焦的解剖位置和风邪的致病特点共同决定了"顶焦风湿病"的发生,进而导致顶焦"神系"和"髓系"的生理功能发生紊乱。以神系疾病中的小舞蹈病和髓系疾病中的格林巴利综合征为例简单阐述如下。

儿童期起病的小舞蹈病,又称风湿性舞蹈病,是由 A 组 β 溶血性链球菌感染引起的自身免疫反应所致[4],起病前多有呼吸道感染、咽喉炎病史,以不自主舞蹈样动作、肌张力降低、肌力减弱和(或)精神症状为临床特征,属于中医"颤证"范畴。其呼吸道感染、咽喉炎等诱因符合"风为阳邪,其性开泄,易袭阳位"的特点,常伤及人体的头面部、阳经和肌表;不自主舞蹈样动作符合"风善行而数变""风性主动"的致病特点,具有病位游移,行无定处的特性,《素问·阴阳应象大论》亦云:"风胜则动。"此病约 1/3 患者可有复发,缠绵难愈,这符合"湿性黏滞"的特性。

格林巴利综合征是由病毒感染或其他原因导致的一种自身免疫性疾病[5-6],据起病形式和病程,分为急性型、慢性复发型和慢性进行型,起病前亦多有上呼吸道或消化道感染病史,临床表现以对称性肢体软瘫,主观感觉障碍,腱反射减弱或消失为主症,属于中医学"痿证"范畴。痿证多由外感风寒湿热之邪,或久居湿地、冒雨受邪,或嗜食肥甘,损伤脾胃,脾胃不能运化水湿,湿邪壅滞肌肉,浸淫经脉而成。如《脾胃论·脾胃虚弱随时为病随病制方》言:"夫痿者,湿热乘肾肝也,当急去之,不然则下焦元气竭尽而成软瘫。"《素问·气交变大论》亦言:"岁土太过,雨湿流行,肾水受邪,民病腹痛,清厥,意不乐,体重烦冤,上应镇星。甚则肌肉萎,足痿不收。"因此,痿证的发生,湿邪是主要因素,与脾胃运化密切相关,可累及肝肾。格林巴利综合征以感受风寒湿等外邪为诱因,一般从下肢开始,逐渐波及躯干、双上肢和颅神经,具备湿邪"湿性趋下,易伤阴位"的致病特点。从病程上来看,急性格林巴利通常在数日至 2 周内病情发展至高峰,病情危重者在 1~2 日内迅速加重,出现呼吸肌和吞咽肌麻痹,危及生命,发病急、变化多、传变快,具备风邪"善行数变"的特点。慢性复发型格林巴利病程缠绵,符合"湿性黏滞"的特点。外湿和(或)内湿在其发病中占据重要地位,也是治疗的切入点。

综上所述,"顶焦风湿病"多发生于体质虚弱者,风邪和湿邪是其常见的致病因素,其临床表现亦多具有风邪和湿邪的致病特征。另外,"顶焦风湿病"于发病前多存在感染或免疫介导的非特异性炎症,这符合脏腑风湿病"外邪引动"的发病特征。

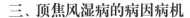

三、顶焦风湿病的病因病机

（一）外邪侵袭是必要外因

《灵枢·海论》言："脑为髓之海,其输上在于其盖,下在风府。"提示外邪可通过风府（穴位）入侵顶焦。顶焦居人体最高位,为诸阳之会,通过官窍（或穴位）与外部相通,风池、风府、五官窍口是风、寒、毒、疫等外邪入侵的门户[7]。

顶焦疾病中,病性属实者多由外邪侵袭、病理产物入络累髓引起,主要由风、寒、湿、痰、火、毒、瘀、外伤等导致[8]。《伤寒论条辨》有云："寒湿之阴邪,注经络,渗骨髓,所以筋脉牵急。"指出外来寒邪入侵经络,著于髓系致肢体障碍;《素问》载寒湿之邪侵犯髓系引起肢体挛缩、寒入脑髓可引起头齿疼痛。故顶焦易受风、寒等外邪侵袭,风邪为顶焦感邪开辟道路;寒主收引,由皮毛入肌累筋脉,致肢体活动不利,上行客于脑髓,变生他病。风为始动,寒最紧要。

（二）邪气伏留是致病关键

风邪客于阳经,循风府上至颅脑,藏于颅内,内不得通,外不得泄,形成伏风,宿于脑部,变生他病,轻者头痛、眩晕,甚者癫痫、中风。寒邪随风入客,可形成"伏寒",如《素问·奇病论》曰："人有病头痛以数岁不已……当有所犯大寒,内至骨髓,髓者以脑为主,脑逆故令头痛……病名曰厥逆。"《灵枢·百病始生》云："积之始生,得寒乃生","血脉凝涩……汁沫迫聚不得散,日以成积……内伤于忧怒,则气上逆,气上逆则六输不通,温气不行,凝血蕴里而不散,津液涩渗,著而不去,而积皆成矣"。这提示"积""瘤"的形成得于虚邪贼风,因寒始生,寒邪留滞经脉、阻断气血、损伤脑髓,久之发为痰、毒、瘤、癌等著于脑髓,胶固生长,是为顶焦顽固恶性疾病的起源。此类疾病病程较长,反复发作,缠绵难愈,病机上亦可从湿邪黏滞,胶固难解考虑。

（三）脏腑内虚是重要基础

《灵枢·百病始生》云："风雨寒热,不得虚,邪不得独伤人。"《素问·金匮真言论》云："藏于精者,春不病温。"指出正气不足是致病的重要基础。髓为先天之精所化,并受后天之精的不断充养。《灵枢》云："上气不足,脑为之不满,耳为之苦鸣,头为之苦倾,目为之眩。"《灵枢·大惑论》指出："故邪中于项,因逢其身之虚……入于脑则脑转。"《灵枢·海论》云："髓海不足则脑转耳鸣,胫酸眩冒,目无所见,懈怠安卧。"先天不足、后天调养失当、疾病消耗等均可引起髓海空虚。生长壮老已是机体的自然发展进程,机体的衰退不仅体现在功能（气）的不足,有形物质（精、血、津、液）也在不断地亏损。当今生活节奏快,竞争压力大,人们饮食、作息不规律,暗耗精髓,髓海空虚,更易感邪留邪。至虚之所必是邪气伏留之处,脑髓空虚,邪气盘踞顶焦,发为顶焦风湿病。

四、治则方药

（一）驱邪外出是治疗首要任务

刘吉人《伏邪新书》云："感六淫而不即病,过后方发者,总谓之曰伏邪。已发者而治不得法,病情隐伏,亦谓之曰伏邪。有初感治不得法,正气内伤,邪气内陷,暂时假愈,后仍复作者,亦谓之曰伏邪。有已发治愈,而未能除尽病根,遗邪内伏,后又复发,亦谓之曰伏邪。"提示伏邪为病总有宿邪滞留,对于顶焦风湿病,外邪侵袭、邪留不去是致病关键,故驱邪外出,给邪出路是治疗的首要任务,使邪无所附。正如《𬇕塘医话》所云:"凡属有病,必有留邪,须放出路,方不成痼疾。"《素问·疟论》云:"风无常府,卫气之所发,必开其腠理,邪气之所合,则其府也。"

顶焦居一身最高位,在治疗上因势利导,散邪、透邪是首要选择,使风、寒、疫气等宿邪外出。对于病程长久,风邪内不得通、外不得泄,寒湿聚而不散、留而不去,内生痰瘀,痰瘀既是风寒湿留滞之果,又是久病不愈之因。结合脑髓"正气易虚,易感病邪,易生瘀滞"的特殊病理特点,仝氏指出伏邪常与痰浊瘀毒交错混杂,久病入络,而成积、成瘤、成癌[1],治疗上祛风温阳散寒,涤痰散结,活血祛瘀通络,同时不忘"先安未受邪之地",补肾气,纳肾精,充骨髓,方药选地黄饮子、仝氏通脊益髓丹(鹿茸片、龟板胶、金毛狗脊、骨碎补、补骨脂、干地黄、牛脊髓等组成),内外并治,标本同调,攻补兼施,正盛方能祛邪外出。

(二)常用方药

顶焦风湿病,风为始动,寒最紧要,可选用疏风散寒解表之川芎茶调散透邪外出,基于"阳化气,阴成形"理论,联合靶方辛热温散大寒之三生饮标本同治,三生饮出自《太平惠民和剂局方》,由天南星、川乌、附子等组成。《医方集解》曰:"南星辛烈,散风除痰;附子重峻,温脾逐寒;乌头轻疏,温脾逐风,三药通行经络,无所不至。"临床常用炮制品,以保证用药安全性。用于治疗寒痰壅滞经络,卒中不知人事等顶焦疾病。

通窍活血汤出自王清任的《医林改错》,为"表里通经第一方"。方中以药食同源之老葱、生姜、黄酒上行头目引经发散祛邪,麝香是本方的核心,即"通窍全凭好麝香"。考虑麝香价格昂贵且药材难寻,仝氏临床多以川芎、白芷等辛香之品替代。《本经》言"川芎,主中风入脑头痛;寒痹筋挛缓急",川芎为血中气药,气行则血行;白芷辛温,芳香气烈,能祛风燥湿,通鼻窍,和利血脉而不枯耗[9],但两者疗效远不如一味麝香。该方可用于治疗多种精神及神经系统疾患(脑系疾病)。

身痛逐瘀汤出自王清任《医林改错》,是为痹证所立之方,由《丹溪心法》之趁痛散加味而成。王清任认为"凡肩痛、臂痛、腰疼、腿疼,或周身疼痛,总名曰痹症",髓系主要调控肢体的运动和感觉,故可选用此方。方中羌活、秦艽祛风除湿,合地龙宣痹通络,牛膝舒筋行血,《本经》载"牛膝,主寒湿痿痹,四肢拘挛,膝痛不可屈;逐血气"。该方可用于治疗瘀阻经络所致的神经及外周血管疾病(髓系疾病)[7]。

小续命汤出自孙思邈《备急千金要方·诸风》,谓:"小续命汤治猝中风欲死,身体缓急,口目不正,舌强不能语,奄奄忽忽,神情闷乱,诸风服之皆验,不令人虚方。"药用:麻黄、防己、黄芩、附子、桂心、川芎、白芍、防风、杏仁、生姜、人参、甘草。该方重视风药在中风病中的应用,因"高巅之上,唯风可到",治法为"治风活血扶正"[10],麻黄为小续命汤之君药,《神农本草经百种录》载麻黄"能透出皮肤毛孔之外,又能深入积痰凝血之中";《本草纲目》引《日华子诸家本草》言麻黄能"通九窍,调血脉"。可见麻黄不仅具有发散外邪、破癥化痰之功,还有疏通经络之效。方中麻黄桂枝等诸辛之品与风药相合,鼓动卫气,疏导营卫,使血络中伏藏之阴邪以汗的方式散出,清窍自和;参附回阳救逆以治其本,温通之性以复气机运行,总的来说小续命汤以辛温之性,开玄府,透伏邪,宣发阳气以治疗风中经络之髓系疾病[11],清代汪昂曾说:"小续命汤……通治六经中风,㖞斜不遂,语言謇涩及刚柔二痉,亦治厥阴风湿。"

阳和汤出自清代名医王洪绪所著之《外科证治全生集》,最初用于阴疽。全氏经方新用,扩大而应用于寒凝痹阻经脉之髓系疾病,表现为肢体瘫软或强直,酸痛怕冷,萎废不用。方中麻黄辛温宣散,发越阳气,开泄腠理,给寒邪出路。麻黄解表散寒之力大,以驱散大寒大积之邪,逐经络滞留寒凝之邪,《神农本草经》明确指出麻黄具有"破癥坚积聚"功用,尤其生用者破散之力更甚。炮姜、肉桂温阳散寒通利血脉。三者相合即所谓"腠理一开,寒凝一解,气血乃行,毒亦随之消矣"。熟地黄、鹿角胶填精益髓以扶其本,补中兼散,标本同治,各奏速效。

综上所述,顶焦风湿病包含神系(脑系)疾病和髓系疾病,该类疾病的发生是在脑髓空虚的基础上,使得风寒湿等外邪入侵顶焦,进而形成伏邪,久而与痰瘀互结,胶着难解。总之,邪气伏留顶焦,可形成痰、瘀等病理产物,或成瘤、成癌而占据顶焦;或耗损脑髓,而使其功能下降。若复感外邪,可使疾病反复、加重或变生他病。在治疗上,要重视风药的运用,以散邪、透邪,同时祛风散寒、涤痰化瘀,亦需扶正壮阳、补肾纳精充髓,以增强抗邪能力而消邪气于无形。

各 论

顶焦风湿病之神系疾病

"神系"广义上包括脑、12 对颅神经、脑室、脑膜等。顶焦神系风湿病在西医学中涉及中枢神经系统脑炎、原发性中枢神经系统血管炎、多发性硬化、头痛、癫痫等。中医根据其临床表现,常将其归属于"癫病、脑风、眩晕、痿证"等范畴[1-3]。

一、顶焦神系风湿的病因病机

《博济方》记载:"头风眩晕者,由血气虚,为风邪所乘也,诸阳经脉上走于头面,因运动劳役,阳气发泄,腠理开疏,而受风邪,头风之上头面多汗,恶风,甚则头疼心烦闷,或因新浴发,中外风,亦为此病,久不瘥,眩晕,由风邪流入于脑,脑转而目系急,目系急,故成眩晕也。"伤于风者,上先受之,始自阳经。《症因脉治》有云:"或居处卑湿,或冒风雨,留着经络,则纵缓不收,痿软之症作矣。"《素问·六元正纪大论》亦云:"寒湿之气,持于气交,民病寒湿,发肌肉萎,足痿不收,濡泻血溢。"综上所述,顶焦风湿病之病因病机可归纳为:先天禀赋不足、正气亏虚,或气血不和、腠理疏松,或脏腑功能异常,进而感受外邪而导致疾病的发生[12]。

脏腑感受外邪,治不及时或治不得法,则病邪伏留体内,或盘踞某处,或流动循行,久而痹阻气血,更伤脏腑。脏腑功能低下,痰瘀等病理产物内生,伏邪和痰瘀等病理产物胶着,进而形成顽疾[1,12]。临床上多以祛风、散寒、除湿、扶正为治法,常用的方剂有麻黄附子细辛汤、通窍活血汤、二陈汤、桂枝汤、葛根汤等。

二、顶焦神系疾病的病症特点

(一) 发病特点

《灵枢·海论》云:"脑为髓之海,其输上在于其盖,下在风府。"提示外邪可通过风府入侵顶焦。"髓海有余,则轻劲多力,自过其度;髓海不足,则脑转耳鸣,胫酸眩冒,目无所见,懈怠安卧。"提示髓海易亏,亏则精神萎靡,思维迟缓,精神疲软,活动无力,受邪侵扰后,有余则变为亢盛,出现精神狂躁、神经抵抗、肢体痉挛、抽搐等过度兴奋的表现[1]。

(二) 病症特点

以下结合数个常见顶焦神系风湿病来阐述顶焦神系风湿病的病症特点:① 多发性硬

化症,从病因上来看,多因反复感受风寒湿邪而加重。从发病特点来看,临床常表现为时间和空间上的多发性,影像特点表现为(脑和脊髓白质)多发的病灶。从症状来看,表现为感觉异常、肢体无力、尿便障碍、视力下降、共济失调等。归纳上述表现,可用病灶多、临床表现复杂多变来概括该病的病症特征,这符合风善行数变(症状纷繁多变)和风邪主动(癫痫)的特点。《素问·风论》曰:"风者,百病之长也,至其变化,乃为他病也。"风邪致病广泛,无处不至,又常变生或诱发他证,变证多端,还常兼他邪为病,因此风邪致病其病灶不拘一处,临床症状亦复杂多变。风善行而数变,致病时发病急,传变较快,但风邪若挟湿邪,而湿性黏滞,则此病缠绵难愈,病程特点表现为多次复发缓解。风邪若挟寒邪,寒性收引,可使气机收敛,腠理、经络、筋脉收缩而挛急,临床可表现为腰腹部束带感。② 中枢神经系统血管炎,从病因上来看,多与反复感染有关。从症状来看,其表现多样化,无特异性,有头痛、痴呆、偏瘫、下肢轻截瘫、四肢瘫、偏身感觉障碍、偏盲、抽搐等,也可表现为精神症状、人格变化、不同程度意识障碍,甚至昏迷等多灶性、弥漫性损害的症状。从病理类型来看可多种多样,血管肉芽肿性炎症、淋巴细胞浸润性炎症、急性坏死性炎症。从影像检查来看,磁共振成像显示有多个大小不等的低密度缺血病灶或梗死灶,脑血管造影可见典型的血管多灶性损害的表现。③ 抗 NMDAR 脑炎,从病因上来看,常有头痛、发热乏力等非特异性感染症状。从临床表现来看,该病的临床表现复杂多变,出现怪异行为、缄默、口面运动障碍、舞蹈样运动、其他神经系统表现包括张力障碍性运动、共济失调、强直、癫痫发作、自主神经症状等。从影像来看,磁共振成像表现千差万别,既可以没有明显异常,也可以表现为海马区、小脑、大脑皮层的岛叶、基底节、脑干、脊髓等在 T2 或者是 FLAIR 序列上出现高信号影。

综上所述,顶焦风湿病的临床特点可归纳为以下四点:第一,诱因多为外感风寒;第二,临床表现多样化,无特异性症状;第三,累及的部位复杂广泛;第四,影像表现为多发病灶。以上特点均符合风为百病之长、风性善行而数变、致病广泛的特点。故其临床表现多样,难以捉摸,风性主动,常表现为眩晕、震颤、四肢抽搐、舞蹈样动作、怪异行为等症状。风邪易挟寒邪,寒性收引,故常表现为肌强直、挛急等症状。

三、顶焦神系风湿病的诊疗规律

(一) 辨识为首要任务

第一要详询病史;第二是遇外感则神系疾病加重为重要鉴别点;第三是因势利导,透散走表祛邪,相关神系疾病减轻或指标改善。

(二) 透邪散邪为首要治则

在治疗原发病基础上,务必要考虑散邪、透邪,使风寒湿等宿邪外出。

(三) 活血通络为辅助治法

对于病程长久,风寒入络,内生痰瘀,病情顽固者,兼以化痰消瘀,活血通络。

(四) 固护脏腑为兼治方案

对于病久伤正,体弱年迈,气血阴阳皆亏者,应兼"托邪"之法,以补气血、补肾气,内外并治,攻补兼施,正盛方能祛邪外出。

(五)先强后缓为治疗策略

在治疗策略上,初宜大剂,以冰释顽疾,撼动病势,而后可缓缓图治,剂型选择上宜先汤后丸,易于缓作进退。

风邪入里可化热,寒湿入里易生痰,怪病皆由痰作祟。在临床上,神经系统疾病的疑难病较多,尤其是免疫相关性脑炎、原发中枢神经系统血管炎、多发性硬化等疾病在诊断及治疗上都存在着一定的困难。此类疾病主要为脑部症状,符合"神系"疾病的特点。故"脏腑风湿"理论和"顶焦"概念的提出,为此类疾病的诊疗提供了一种新思路,运用该思路进行辨证施治,其疗效也可提高。

脏腑风湿常以表为引,表证长存,治疗上应以祛邪为先。然虚人外感,缠绵难愈,遇季节变化,病易加重,故治疗时宜兼顾扶正。祛风散寒除湿之治痹方药及解表祛邪之解表方药能通过发散邪气祛邪外出,故可使用治疗脏腑风湿之常用方剂。下面通过具体案例,将"脏腑风湿"理论在顶焦疾病论治过程中的具体应用进行说明,并分析其病因病机和辨治要点。

四、验案举隅

【案1】

张某,男,41岁,初诊时间2015年2月。主诉:消瘦4月,感冒头痛伴发热、反应迟钝、近记忆力减退2月。患者4月前食欲减退,饮食较前明显减少(减少3/4~1/2),此后体重减轻15 kg,劳累、紧张后出现双颞和头顶疼痛,休息后可自行缓解,伴有发热,最高达39℃,自行服退热药后缓解,2个月前头痛加重,并出现反应迟钝、记忆减退,同时伴有言语欠流利,右手不自主抽动症状,小便可,大便偏干,每日1次。

查体:神清,精神亢奋,强笑,言语欠利,反应略迟钝,近记忆力减退,计算力、理解力、定向力尚可。双侧瞳孔等大等圆,对光反射灵敏,双侧眼动充分,无眼震,右侧鼻唇沟略浅,伸舌居中,四肢肌力肌张力正常,四肢腱反射(+),两侧浅、深感觉对称存在,双侧巴氏征(-),双手指鼻欠稳准,双手轮替略笨拙,双下肢跟膝胫试验尚稳准,颈软无抵抗,克氏征、布氏征(-)。中医查体:患者得神,面色萎黄不华,苔白厚腻,质润,舌质紫暗,脉弦滑,舌下络脉迂曲,声音高亢。辅助检查:行头颅MRI检查显示颅内多发异常信号(图7-1),经腰椎穿刺检查显示:脑脊液抗NMDA抗体(+),血PNMA2(+)。

西医诊断:抗NMDA受体脑炎。

中医诊断:呆证。

中医证型:痰湿蒙神证。

处方:二陈汤合开心散加减。陈皮9 g,半夏9 g,石菖蒲15 g,郁金15 g,远志15 g,茯苓30 g,14剂,水煎,日2服。

西医治疗:给予甲泼尼龙1 g冲击5日后改为醋酸泼尼松80 mg,每日1次,口服递减(每周减10 mg直至减停),丙种球蛋白25 g(5日)冲击。

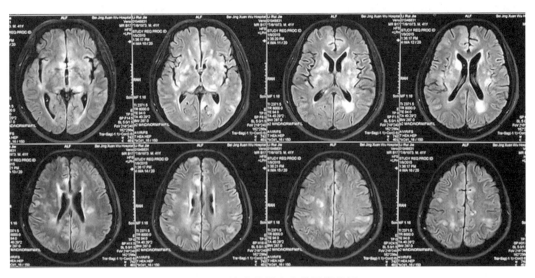

图 7 - 1　治疗前颅内多发异常信号

经治疗 14 日后,患者头痛基本缓解,发热、言语欠流利、精神亢奋、反应迟钝、强笑症状好转,复查头颅 MRI 颅内病灶明显好转(图 7 - 2)。

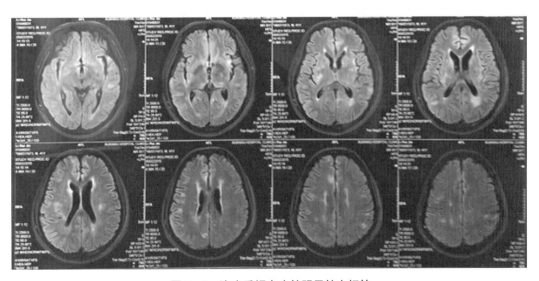

图 7 - 2　治疗后颅内病灶明显较少好转

按:自身免疫性脑炎泛指由于免疫系统针对中枢神经系统抗原产生反应而导致的疾病,抗 NMDAR 脑炎为自身免疫性脑炎的一种,其发病机制尚不明确,患者常伴发卵巢畸胎瘤[13,14],还有学者认为单纯疱疹病毒脑炎可诱发抗 NMDAR 脑炎[15],脑电图呈特异性"δ刷"表现[16]。本患者既往肥胖,嗜食肥甘厚味,感冒后头痛发热,病程迁延半年,导致痰湿内蕴,化痰化湿,邪气郁滞,瘀血内生,湿、痰、瘀三者互相作用,蒙蔽清窍,致脑窍失灵,进而出现反应迟钝、近期记忆减退等临床表现,结合患者舌脉,辨证属痰湿蒙神。因其脏腑功能受困,风寒等外邪侵袭引动、驻留,致使痰湿蒙神,脑窍瘀塞,用二陈汤合开心散合方,二陈化痰利湿,给邪气以出路,开心散安神、补气、利湿化浊,醒神开窍,从而达到临床症状的康复。审证求因,所谓透一分邪气,便有一份胜算。

【案2】

高某,女,45岁。初诊时间:2016年3月。主诉间断视物不清20年,反复左侧肢体麻木无力伴记忆力减退1年余。患者反复视物不清就诊于当地医院,病前有上呼吸道感染诱因,考虑视神经萎缩,予以激素(较大剂量,每日150 mg,后逐渐减停)口服治疗,视物不清有所缓解,但视力未恢复正常,此后经中药治疗(具体不详),视力恢复正常,1年中但经劳累、感冒等因素,上述症状复发,并伴有肢体无力和记忆力减退,结合其头颅MRI检查,西医诊断为“多发性硬化”,给予静脉激素冲击和口服激素递减治疗,视力及肢体无力逐渐好转,但仍遗留肢体麻木感和记忆力减退。头颅MRI平扫+弥散(图7-3):左侧颞叶大片状长T1长T2信号,T2flair及弥散相高信号。右侧基底节区腔隙性软化灶。颈段MRI平扫+增强(图7-4):颈3~5水平脊髓内异常信号,脱髓鞘病。中医四诊:少神,面色萎黄少华,额纹多而深,鼻头色白,体型匀称,呼吸自然,语声低微,舌质暗紫,舌苔黄白略厚,脉沉细。

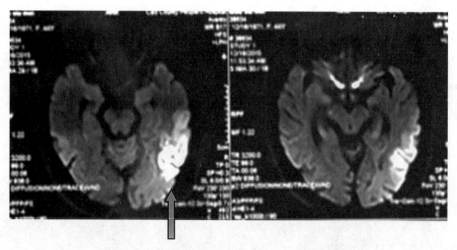

图7-3 左侧颞叶大片长T1长T2信号(弥散相)

西医诊断:多发性硬化。

中医诊断:神系病类。

中医证型:痰蒙清窍,瘀血阻络。

处方:前期予三黄泻心汤合通窍活血汤。黄连9 g,大黄6 g,连翘15 g,胆南星9 g,竹叶9 g,赤芍15 g,川芎9 g,桃仁12 g,红花1 g,老葱3根,鲜姜9 g,大枣2枚,7剂,水煎,日服2次。后期中成药予明目地黄丸、通窍活血丸。治疗14日后患者肢体疼痛较前缓解。此后随访,患者复发次数明显减少。

按:多发性硬化(MS)属于中枢神经系统免疫性疾病,目前认为MS的发病涉及遗传、病毒、免疫、环境地理等多种因素[17,18]，临床常表现为时间上多次发作，空间（脑和脊髓白质）上多发病灶，前驱有感染、劳累病史，西医使用激素后可使症状缓解，但在激素减量或停用时复发，病程迁延，逐渐加重。此因正气不足，邪伏脑络，当从脏腑风湿辨治。辨治之法，祛邪扶正。MS发作急性期当清热涤痰、醒神开窍，予三黄泻心汤合通窍活血汤，急则治其标，给痰热以出路，改善激素治疗后的火热上炎症状，同时注意通窍活血祛瘀。虽有热象，仍需以辛温之葱姜发散透表，治热亦是以大黄通腑泄热、连翘透热转气，使邪无所伏。缓解期主要是提升正气，防止复发，加以明目地黄丸补肾生髓充养脑窍，通窍活血丸活血化瘀，用于固肾通络，攻补兼施，缓解肢体疼痛，防止疾病复发。审证求因，所谓固本通络，攻补兼施。

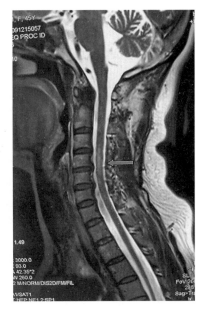

图7-4　颈3～5水平脊髓内异常信号

【案3】

王某，男，17岁。初诊时间为2015年8月。主诉：反复外感后视物不清、走路不稳2年，意识障碍1年，周身乏力1月。患者2年前于外感后出现视物不清、走路不稳，就诊当地医院考虑"病毒性脑炎"，给予西药抗病毒制剂和激素类药物（地塞米松10 mg静脉使用）治疗后逐渐好转，此后症状反复于外感后发作，1年前，患者于外感后出现意识障碍，呼之不应，经西医对症支持治疗3日后意识恢复，但出现视力下降、胡言乱语、构音障碍、吞咽困难、走路不稳，头颅MRI显示颅内多发病灶（大脑半球、丘脑、小脑、脑干多发异常信号），考虑"脑干脑炎"，给予大剂量激素冲击治疗（甲泼尼龙每日1 g，持续5日后改为醋酸泼尼松每日80 mg，逐渐递减），上述症状逐渐恢复，但仍有周身疲乏，记忆力和学习能力下降。中医四诊：少神，面色萎黄少华，额纹多而深，鼻头色白，体型匀称，呼吸自然，语声低微，舌质暗紫，舌苔黄白略厚，脉沉细。

西医诊断：原发性中枢神经系统血管炎。

中医诊断：虚劳、呆证。

中医证型：寒湿伏脑。

处方：麻黄附子细辛汤合选奇汤。生麻黄9 g，黑附片15 g，细辛3 g，羌活15 g，防风15 g，黄芩9 g，生甘草9 g，川芎15 g。14剂，水煎，日2服。

治疗14日后患者淡漠、记忆力减退较前明显好转，能自行与人交流。此后使用补阳还五汤：黄芪120 g，当归尾15 g，赤芍15 g，地龙、川芎、红花、桃仁各9 g以培补元气，托邪外出。配合耳鼻喉科进行鼻窦冲洗治疗。

1年内随访：患者症状均好转，并未再发感冒等外感疾病，神经系统症状也未再发作，复查头颅MRI，颅内病灶消失。

按：中枢神经系统血管炎是由于中枢神经系统的血管壁炎症引起血管狭窄、闭塞和

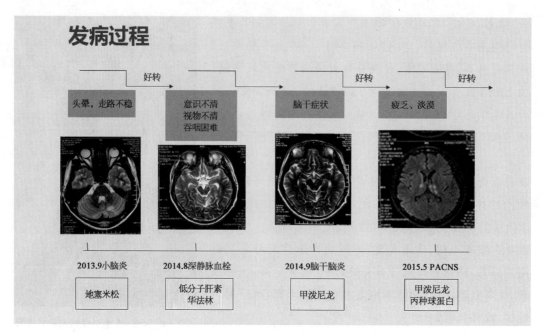

图 7-5　患者病史、影像学、主要治疗时间图

血栓形成,导致受累血管供血区域组织缺血和坏死,特点为前驱明显的感染病史,反复发作,影像学上显示中枢神经系统多发的非连续病变,使用激素或免疫抑制剂后病情可好转,但具体诊断依靠脑组织活检。此患者每次发病与外感相关,且病程迁延,临床表现无规律,颅内受累病灶多且不连续,对激素敏感。追本溯源,病起之初与外感风寒湿等邪气有关,当从脏腑风湿辨治。处方以表散寒湿力宏的麻黄细辛附子汤,以散脑中伏留之寒湿。选奇汤主治风邪侵袭头面、清阳郁遏所致之神昏淡漠,是治疗鼻窦炎后神经系统病变的效方。后续使用补阳还五汤,标本兼治,托邪外出,固本扶正,使腠理密而不疏,起到防止风邪入侵后复发的功效。审证求因,所谓祛邪扶正,防止复发。

五、小结

综上,脏腑风湿阐明了风寒湿邪与脏腑的相互作用和互相关系,包括顽痹治脏和脏腑顽症从痹论治两方面,是中医整体观的突出体现。就顶焦神系风湿病而言,髓海不足、正气亏虚是发病基础,风寒湿邪侵袭是必要外因,邪气久伏,阻碍气机,进而形成痰瘀并与伏邪搏结胶着。脏腑风湿概念的提出,可为这类疾病的治疗提供一种思路,在扶正的同时兼顾散邪、透邪、通络,给宿邪以出路。

顶焦风湿病之髓系疾病

髓有骨髓、脊髓之分,合称为"髓系"。髓藏于骨,与肌肉的活动密切相关,故"髓系疾

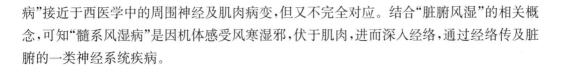

病"接近于西医学中的周围神经及肌肉病变,但又不完全对应。结合"脏腑风湿"的相关概念,可知"髓系风湿病"是因机体感受风寒湿邪,伏于肌肉,进而深入经络,通过经络传及脏腑的一类神经系统疾病。

一、顶焦髓系风湿病的病因病机

顶焦髓系风湿病接近于西医学中慢性格林-巴利综合征、运动神经元病、脊髓胶质瘤、小舞蹈病等疾病,属于中医"痹病""痿证"范畴。

痹病始见《素问·痹论》:"五脏皆有合,病久而不去者,内舍于其合也。故骨痹不已,复感于邪,内舍于肾;筋痹不已,复感于邪,内舍于肝……皮痹不已,复感于邪,内舍于肺。"痹病的病因与正气亏虚、风寒湿侵袭相关[19,20]。"风者,百病之始也","风者,善行而数变";寒主收引,易伤阳气;湿为阴邪,阻遏气机,损伤阳气,湿性黏滞,病程缠绵难愈,更有内湿与外湿合而发病。外邪伏留,盘踞脏腑,反复发作,寒湿之邪以伤阳为主,发作一次,阳伤一分,最终走向阳气的衰败。

痿证则多因素体虚弱、髓海空虚加之外邪入侵而致。痿证的病因很复杂,如感受外邪、情志内伤、饮食不节、劳倦久病均可致病。《素问·痿论》云:"有渐于湿,以水为事,若有所留,居处相湿,肌肉濡渍,痹而不仁,发为肉痿。"《医宗必读·痿》云:"阳明虚则血气少,不能润养宗筋,故弛纵;宗筋纵则带脉不能收引,故足痿不用。"故髓系疾病之痿证多由脾胃虚弱,精微不输,痰湿不化,肝肾亏损,髓枯津痿所致。

痹病在表,本风寒湿之外感,受病在经络血脉之中,病机由气血闭涩之故,虽有内伤而以外感居多;痿证在里,属精神气血不足,受病在五脏六腑之中,由不能充周之故,非无外感而以内伤为甚。因此,全氏指出"痹为痿之渐,痿为痹之极"。

二、顶焦髓系风湿病的病症特点

(一)慢性格林巴利综合征

慢性炎症性脱髓鞘性多发性神经根神经病(chronic inflammatory demyelinating polyradiculoneuropathy, CIDP)是常见的脊神经和周围神经的脱髓鞘疾病,临床表现为进行性上升性对称性麻痹、四肢软瘫,以及不同程度的感觉障碍。多数患者发病前有巨细胞病毒、EB病毒或支原体等感染,少数病例的病因不明。本病患者多有外邪入侵病史,且因正气不足,无力驱邪外出,伏于体内。寒湿等外邪伤及脊髓,寒性凝滞,使气血运行不畅,经脉闭阻不通,脊髓失养,故肢体麻痹。湿遏阳气,湿困脾胃,脾主四肢,阳气受损,后天失养,故四肢软瘫,且多因反复外感而加重病情。

(二)运动神经元病

该病是以损害脊髓前角、桥延脑颅神经运动核和椎体外束为主的一组慢性进行性神经元变性疾病。临床以上或(和)下运动神经元损害引起的瘫痪为主要表现,其中以上、下运动神经元合并受损者为最常见。该病病因尚不清楚,西医治疗效果不理想,目前仍不能治愈。本病在中医属"痿证"范畴,以虚为本,或虚实夹杂。多由外感邪气或内伤饮食、久病劳倦等因素[21]，损及脏腑，导致脾胃虚弱、肝肾亏损。临床患者以先天肾精不足，素体脾胃虚弱多见，由于劳倦思虑过度、饮食失节，致中气受损，脾胃受纳、运化、输布精微物质的功能失常，气血津液生化乏源，无以濡养五脏，以至筋骨肌肉失养，发为痿证。痿证的病变部位在筋脉肌肉，但根于五脏。

（三）脊髓胶质瘤

脊髓胶质瘤是最常见的脊髓髓内肿瘤，可占脊髓髓内肿瘤的80％以上[22]。常见的病理为室管膜瘤和星形细胞瘤，与遗传、外伤及环境关系密切，发生部位多以胸段最多，颈段次之，与脊髓各节段长度有关。临床表现多种多样，可表现为感觉障碍，如感觉减退、缺失及感觉分离；其次有运动及反射障碍，可表现为下运动神经元性瘫痪、上运动神经元性瘫痪、混合型瘫痪，呈缓慢的进行性瘫痪；伴有括约肌功能障碍和自主神经功能障碍，如尿频、尿急、便秘等，此病亦属于中医"痿证"范畴。外因风寒之气客于经脉而致气血郁结；内因脾肾阳虚，清浊不分，痰湿内生，阻滞经络，邪伏日久成积。

三、脏腑风湿理论指导下的顶焦髓系风湿病的诊疗

顶焦之病多寒多虚，髓系疾病多由外感内伤合而发病，由痹病进而发展为痿证，治疗时以复感为透邪之机，运用温阳、补中、除湿、散寒等方法，适时以透邪为要。部分髓系疾病患者初期应用激素治疗后，病性转为本虚标实，急则治其标，缓则治其本，此时需用痰火方、抗瘤丸（首都医科大学宣武医院院内制剂）等药物涤痰祛邪，先治标实，此法祛邪而不伤正；后期治疗多选用独活寄生汤、大小续命汤等加减，以祛风散寒、扶正祛邪为主。

四、验案举隅

【案1】

武某，女，60岁，主诉：四肢无力伴麻木3月余。现病史：2014年4月患带状疱疹，位于左侧肋部，治疗1个月后逐渐出现胸以下、双膝以上麻木感，胸部有束带感，呼吸稍困难，上下肢稍感无力。6月初出现大便失禁，约1周后逐渐好转，便秘，约五日一行，稍感吞咽困难，呼吸困难稍有加重，变换体位时感双侧大腿、双手、后臀部有针刺感，肌电图提示广泛周围神经损害。后入宣武医院神经内科，专科检查：四肢肌力Ⅲ级，腱反射减退，C3以下痛觉减退，双下肢位置觉减退，双下肢震动觉减退。脑脊液：脑脊液蛋白细胞分离。肌电图提示上、下肢周围神经源性损害（运动、感觉均受累，轴索、髓鞘均损害）。

西医诊断：慢性格林巴利综合征。

中医诊断：痿证。

中医辨证：痰湿内阻，风寒阻络，肝肾亏虚。

治疗：考虑患者CIDP，故进行中西医结合治疗，予免疫球蛋白冲击治疗及激素维持治疗，患者使用激素治疗后，舌苔黄厚腻，湿热之标实之象外显，此时予宣武医院院内制剂"痰火方"（用于激素治疗后的火热症状）、抗瘤丸（调节免疫）随证加减。痰火方由三黄泻心汤合三生饮加减而成，其主要药物组成为黄连、连翘、竹叶、胆南星、大黄、半枝莲等，具

有清热涤痰之功。抗瘤丸是由白花蛇舌草、半枝莲、白英、土茯苓、三七、制何首乌、川贝母、沉香、百部、紫菀等 18 味中药组成的复方制剂,具有利湿解毒、扶正培本、活血化瘀的功效[23]。患者出院后 3 周复诊,肌力恢复,双上肢肌力Ⅳ级,左下肢肌力Ⅳ级,舌苔后部黄厚,继续服用痰火方加抗瘤丸,并随证加减,应用健脾益肾、活血通络之法。门诊治疗 2 年后改用独活寄生汤加减。处方:独活 15 g,桑寄生 30 g,赤芍 20 g,桂枝 15 g,炙甘草 15 g,黄连 30 g,黑附子 15 g,当归尾 10 g,陈皮 12 g,姜半夏 10 g,仙茅 15 g,淫羊藿 15 g,黄芩 10 g,生黄芪 120 g,盐杜仲 15 g,茯苓 30 g,知母 30 g,干姜 15 g。全方温阳散寒,健脾益气,补益肝肾,祛痰利湿。经中西医结合治疗,症状明显好转。2017 年 6 月,患者因腰部受凉后腰痛明显,双下肢无力较前加重,辅助手杖行走费力,继续住院丙种球蛋白冲击治疗,双下肢无力症状好转但出现口干口渴便秘,予"痰火方"合独活寄生汤加减,方药如下:炙甘草 15 g,怀牛膝 15 g,黄连 15 g,黑附子 15 g,黄芩 10 g,淫羊藿 15 g,黄柏 15 g,苍术 15 g,生黄芪 30 g,当归 15 g,独活 15 g,桑寄生 30 g,煅龙骨 30 g,煅牡蛎 30 g,盐杜仲 15 g,干姜 15 g,知母 30 g,赤芍 20 g,桂枝 15 g。患者每次因外感或受凉后都会使病情复发,或加重病情,均给予独活寄生汤加减以祛风散寒、扶正祛邪。

按:慢性格林巴利综合征是一种神经系统的自身免疫性疾病,病因仍不十分清楚,普遍认为与病毒感染、细菌感染、遗传因素、营养状况等相关[24]。感染病原与神经组织相同或类似的抗原成分导致自身免疫是造成神经损伤的主要原因。格林巴利综合征属于周围神经的脱髓鞘疾病,同时可以被称为脊神经脱髓鞘疾病。在临床治疗的过程中,分析其主要的临床表现以及特征,一般都是进行性上升性对称性麻痹或者是四肢软瘫,同时还会伴有不同程度的感觉障碍[25-27]。西医的免疫治疗合并营养神经治疗对 CIDP 患者的病情可以缓解或得到控制,包括皮质类固醇、静脉免疫球蛋白(IVIG)、血浆置换和免疫抑制剂,但长期使用激素类药物副作用较大,如肥胖、胰岛素抵抗、糖耐量异常、血脂血压异常、增加心脑血管疾病的风险、骨质疏松并发骨折或骨坏死等。因此我们在使用激素冲击治疗后停药,改用中药痰火方和抗瘤丸治疗 CIDP,后期选用独活寄生汤加减,针对病因病机,辨证施治,不仅可以改善症状,而且可以减少复发。CIDP 患者每因外感而复发,多由感受寒邪或体质变弱而加重病情,纵观此患者的治疗过程,符合顶焦髓系风湿病的辨治特点。此患者有感染水痘-带状疱疹病毒病史,中医学认为带状疱疹多因情志不遂、饮食失调,以致脾失健运,湿浊内停,郁而化热,湿热搏结,兼感毒邪而发,患病治疗 1 个月后,逐渐出现肢体麻木伴乏力,此时外感之邪未除,伏于脏腑,入院时舌淡苔黄厚腻,脉沉滑,为湿热之邪未除,用痰火方以祛痰降火,抗瘤丸以祛湿解毒,共奏驱邪外出之功效。因患者素体脾虚湿盛,湿性重着黏腻,致肢体沉重无力,病程缠绵,且湿为阴邪,易阻滞气机,易损伤阳气,致正气不足,后又复感寒邪,外寒之邪趁机侵袭人体,寒邪凝滞,使气血津液运行迟缓,凝滞阻塞而不通,"气虚则麻",加之体内湿邪未除,寒湿之邪侵犯肢体,以致患者复发,表现为麻木无力,故用健脾益肾、祛风散寒、通络祛湿之法扶正祛邪,调畅气血,待缓解后,以独活寄生汤加减巩固疗效。独活寄生汤为祛风胜湿之经典药方,其以祛风寒湿邪为主,辅以补肝肾、益气血之品,祛邪不伤正,扶正不留邪,为治疗顶焦髓系疾病的常用方剂,也是治疗脏腑风湿病的常用方剂。在临床应用中可随证加减。

【案2】

孙某,男,55岁。主诉:发作性右上肢无力3年余,渐进性四肢无力、呼吸费力2年余。现病史:2013年11月出现活动后右手无力,精细动作能完成,伴时有肉跳、无下肢活动及语言障碍,无麻木感,每隔数天发作1次,持续1h左右完全缓解,未重视。2014年5月出现肘以下无力,9月份以后逐渐累及右肩关节以下至手指,肌电图示:神经源性损害肌电图表现(累及运动纤维),主要累及C8、T1神经根支配右上肢前臂及手内肌,考虑前角细胞病变。患者半年来进行性加重,2015年1月以后逐渐出现左上肢无力及肌肉萎缩,由左手逐渐延伸至左肩以下,自觉呼吸费力,吞咽费力及饮水偶尔呛咳,肺功能监测示中度限制性通气功能障碍,予以间断吸氧治疗。2015年3月开始出现下肢不能长时间行走,多不足几十米即感乏力,休息后略缓解。2015年6月肌电图检查示:神经源性肌电图改变,累及上下肢肌、腹直肌、斜方肌,胸锁乳突肌也有慢性损害改变,脊髓前角细胞损害可能;同时曾查血清GM1抗体阴性(排除多灶性运动神经病)。治疗予以利鲁唑1粒,每日2次,口服1年半余(自觉无效停用)。2015年9月患者呼吸费力加重,卧位时需要佩戴简易呼吸机,同时吞咽固体食物费力,以半流质食物为主,四肢无力、肌肉萎缩加重,肉跳反而减轻,扶持下方能站立。患者病情呈缓慢加重趋势,四肢肌肉萎缩、四肢发凉、无力,无法行走及站立,翻身及体位改变均需要他人辅助,坐位及卧位均依赖简易呼吸机,饮食半流质,自觉晨起后上述症状明显,下午4点以后症状略好转。以"下运动神经元综合征"收住宣武医院神经内科。入院后查肌电图,EMG:广泛神经源损害。肺通气监测:① 重度限制性通气功能障碍;② 肺总重降低,残气量升高。

西医诊断:下运动神经元综合征。

中医诊断:痿证。

中医辨证:肺肾亏虚。

方药:炙黄芪80g,炒白术15g,茯苓30g,炙甘草10g,黄精60g,菟丝子30g,桑寄生30g,山茱萸20g,熟地黄30g,威灵仙10g,炙升麻6g,马钱子0.3g(冲),厚朴10g,枳实9g,连翘10g,肉桂6g。水煎服,日1剂,日2次。

治疗:中药方以益气活血通络为主,药渣煎煮后外洗双下肢,常规予以丁苯酞、辅酶Q10、维生素E。中医治疗以代温灸膏艾灸(取穴关元、涌泉、足三里、肾俞、中脘穴)。1周后,新斯的明实验阳性,考虑下运动神经元病变合并神经肌肉接头障碍,故又加用溴吡斯的明,患者自觉病情略好转,呼吸费力减轻,吞咽较前顺利,四肢平移较前灵活。查体:四肢肌张力,四肢腱反射末引出,四肢近端肌力2+级,远端肌力2级,病理反射阴性。服药2周后,患者在家属扶持下可轻微迈步,但无法独立行走及站立,仰头无力,坐位无须佩戴呼吸机,卧位可脱离呼吸机约5min,语言表达较前有力清晰。查体:四肢肌张力低,右下肢膝腱反射(++),左下肢膝腱反射(+),余肢体腱反射无。舌暗红,苔中根部薄黄,脉沉滑。上方改用生黄芪120g,加强补正气之力,加量马钱子粉至0.9g(冲服),加强温阳散寒、开通经络之功。继续服药1周后,患者病情好转,肢体平移较前迅速,但无法抬离床面,无法独立行走及站立,翻身等日常生活需要他人辅助,坐位无须佩戴呼吸机,卧位可脱离呼吸机约 10 min,发声所需气息较前充足,语言表达较前有力清晰,吞咽半流质食物较前灵活,全身出现微微汗出(既往无汗),皮肤较前湿润温暖,大便略干,小便调。舌淡红,苔中根部薄黄,脉沉滑。出院带中药方:生黄芪 120 g,茯苓 30 g,生白术 20 g,炒白术 20 g,炙甘草 15 g,陈皮 10 g,半夏 10 g,泽兰 12 g,佩兰 10 g,路路通 30 g,威灵仙 15 g,黄精 60 g,白芷 12 g,菟丝子 30 g,杜仲 30 g,桑寄生 50 g,蜈蚣 3 条,半枝莲 15 g,马钱子粉 0.6 g(冲)。

按:下运动神经元包括脑神经运动核、脊髓前角细胞以及其所发出的神经纤维,是接受锥体系、锥体外系和小脑系各个方面来的传导冲动的最后通路,是冲动达到骨骼肌的唯一通路。下运动神经元受损时,由于肌肉失去神经支配,肌张力降低,呈弛缓性瘫痪;肌肉因营养障碍而萎缩。运动神经元病西医目前尚无有效的治疗方法,其治疗口服利鲁唑 12～18 个月,延缓疾病进展,也有选择泼尼松、环磷酰胺、神经营养因子等,必要时需要对症治疗,如吞咽困难的患者插胃管进食,呼吸衰竭患者必要时切开气管,使用呼吸机辅助呼吸,但都不能达到满意效果,患者最终无自主生活能力。此例患者最终通过中药治疗症状有了明显改善。结合脏腑风湿理论,此病在中医属"痿证"范畴,痿证病变部位在筋脉肌肉,但根于五脏虚损,肺主皮毛,脾主肌肉,肝主筋,肾主骨,心主血脉,五脏病变,皆能致痿。患者为建筑工人,劳力过度而耗气伤精,肾精虚衰则髓充润滋养乏源,致髓功能失调;加之重体力劳动,饮食不规律,长期营养不良,使中气受损,脾运不健,水谷精微匮乏,无以生髓;脾胃为后天之本,脾主四肢肌肉,久之导致肢体筋脉弛缓,软弱无力,发为痿证。患者工作环境感受风寒湿邪,外邪侵袭为其发病的另一重要原因,《伤寒论条辨》中有云:"寒湿之阴邪,注经络,渗骨髓,所以筋脉牵急",指出了肢体活动障碍的病因是由于寒邪入侵髓系[28]。该患者久之外邪内伏脏腑,外感内伤合而发病,治疗上用祛风散寒,温阳通络,健脾除湿之法。该患者的治疗特点:① 重用黄芪,以补一身之气,升阳固表;重用黄精养阴润肺、补脾益气、滋肾填精。② 逐渐加量使用马钱子粉,以温阳散寒、开通经络。现代药理研究表明:马钱子所含的士的宁对整个中枢神经系统都有兴奋作用,并能提高大脑皮层感觉中枢的功能,特别是对脊髓有高度选择性。此外,士的宁尚可兴奋自主神经中枢,增进胃肠蠕动和食欲,刺激骨髓活跃造血功能,起到起痿兴废之功效。因马钱子有毒,故在临床应用时要注意剂量,从小剂量开始逐渐加量,选用冲服马钱子粉,也可有效减少马钱子中毒的发生。

【案 3】

外籍患者 F,男,60 岁,2015 年 5 月来诊。主诉:四肢无力 8 年,加重伴呼吸困难 2 年。现病史:患者 8 年前无明显诱因出现全身乏力,活动后疲乏,逐渐不能跳舞、游泳和跑步,当时日常生活尚无明显影响。四肢无力逐渐加重,陆续出现行走费力、不能挺胸抬头、不能持握重物。2 年前逐渐出现呼吸费力,并逐渐需要助行器辅助行走,使用无创呼吸机辅助呼吸。患者自觉双侧大腿外侧有肉跳感,无肢体麻木不适,无言语不清,无饮水呛咳,无大小便失禁。曾在美国医院诊疗,诊断为运动神经元病,服用利鲁唑等药物治疗,效果欠佳。既往:年轻时肺功能即为同龄人的 80%。有阿米巴感染病史,有可疑 BMAA

及放射性物质接触史。

查体：血压 135/70 mmHg,神清语利,双眼各向运动自如,双瞳孔等大等圆,对光反射灵敏,双侧鼻唇沟对称,伸舌居中,未见舌肌萎缩及震颤,舌咽反射存在。四肢肌肉容量减少,双侧大鱼际肌、小鱼际肌、指间肌萎缩明显,抬头耸肩无力,四肢肌力Ⅳ级,四肢肌张力减低,呼吸可见三凹征。双侧深浅感觉对称存在,四肢腱反射减退,双侧巴氏征阴性,双侧 Hoffman 征阴性,双侧指鼻试验、双侧跟膝胫试验稳准。辅助检查：肌电图(2016 - 06)：广泛神经源性损害。SSR：双下肢 SSR 异常。肺功能检查：① 限制性通气功能障碍,程度为中;② 肺总量正常,残气量升高;③ 换气功能正常。中医四诊：面色㿠白,鼻头色白,体型高大,弯腰弓背,呼吸费力,语声有力,舌质暗淡,苔白黄厚腻,中间有纵沟,舌根部人字沟舌乳头明显凸起,脉沉细,四末不温。

西医诊断：运动神经元病。

中医诊断：痿证。

中医辨证：脾肾阳虚。

处方：黄芪 30 g,生白术 15 g,炒白术 15 g,黄精 50 g,猪苓 15 g,土茯苓 20 g,生薏苡仁 30 g,木香 10 g,丝瓜络 30 g,厚朴 10 g,生杜仲 30 g,桑寄生 30 g,菟丝子 20 g,制首乌 30 g,生甘草 10 g,鸡血藤 30 g,虎杖 10 g。水煎服,日 1 剂,日 2 次。

治疗：在应用西医学治疗手段的同时,充分发挥中医药优势,给患者加用汤药。入院后常规予血栓通、依达拉奉、丁苯酞注射液、注射用腺苷钴胺、维生素 B₁、辅酶 Q₁₀。中药方剂以补脾益肾、活血通络、祛风除湿为主;隔日艾灸涌泉(足少阴肾经),足三里(足阳明胃经),三阴交(足太阴脾经),中脘、神阙、关元(任脉),肺俞、脾俞、膏肓、肾俞(足太阳膀胱经)以补正气通经络,予益气活血通络剂泡脚。

经治疗 1 周后,患者自述气喘困难较前改善,行走稍感轻松。舌苔黄厚腻较前好转,脉象增强,调整汤药,处方：黄精 60 g,生黄芪 15 g,炙黄芪 15 g,生白术 15 g,炒白术 15 g,白芷 12 g,天花粉 15 g,乌贼骨 10 g,制首乌 30 g,桑寄生 30 g,炒杜仲 30 g,山茱萸 20 g,菟丝子 30 g,金樱子 15 g,韭菜子 15 g,沉香粉 3 g,瓜蒌皮 30 g,桑白皮 15 g,虎杖 20 g,川芎 12 g,路路通 15 g,生甘草 10 g,生薏苡仁 30 g。继续补益脾肾、祛风除湿、活血通络治疗。并开始艾灸中脘、关元、三阴交、足三里、太溪、涌泉等,增强补脾肾之功。继续服药 1 周后,患者症状明显改善,表现在起床、行走、呼吸、脉象、舌苔等均有好转迹象。出院后继续药物巩固治疗,定期复诊,疗效显著。

按：运动神经元病是一组病因未明的选择性侵犯脊髓前角细胞、脑干运动神经元、皮层椎体细胞及锥体束的慢性进行性神经变性疾病,运动神经元损伤的病情复杂,其病因尚不明确,发病机制可能与基因、兴奋性氨基酸毒性、线粒体异常、环境、中毒等相关[29-31]。西医常用的一些治疗方法的疗效是否确实,尚难评估。我们从"脏腑风湿"理论入手辨治,收到满意疗效。追溯病因该患者为美国人,平素喜爱游泳,喜食冷饮、冰啤酒等,受寒湿侵袭日久,寒为阴邪,易袭阳位,肺为娇脏,居于阳位,肺气被抑,不得宣发,故气喘加重;湿性重浊黏滞,裹挟风寒伏于脏腑,导致脾肾阳虚、气虚血瘀,四肢失养,使四肢无力,脾主肉,

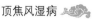

脾虚故肌肉萎缩。从患者舌象看，舌质暗淡，舌苔白腻，外罩黄腻苔，实为寒湿所致，脾肾阳虚日久，运化水湿无力，有化热倾向，致郁热外显，故白腻苔外罩黄腻。四诊合参，患者为脾肾阳虚，治疗上，需要重健脾温阳，推动水湿运化，以升清阳，祛郁热，以体现"治痿独取阳明"。中药重用黄精以补肾填精，兼以健脾补气，祛风除湿通络。寒邪伤阳，故此例患者的治疗特点在于使用艾灸，隔日1次。艾灸疗法是中医针灸学的重要组成部分，具有温经散寒、温通经络、活血逐痹、补虚助阳、消瘀散结以及防病保健的功效。我国传统医学有"灸治百病"之说，现代研究表明灸法可以调整脏腑功能，促进新陈代谢，增强免疫功能[32]。进一步机制研究发现艾灸可以通过清除自由基、抗氧化损伤、增加肌肉神经组织的能源供应、纠正运动性内分泌失调、减少体内代谢产物的堆积，达到防治运动疲劳的效果[33]。

【案4】

郅某，女，26岁。初诊时间为2016年5月。主诉：脊髓胶质瘤术后4月，双下肢触觉缺失。现病史：患者2016年1月无明显诱因出现脐周腹痛及束带感，外院脊髓MRI：T6～9髓内胶质瘤，予手术治疗后腹痛稍有好转。病理：星形细胞(C)瘤Ⅱ级。刻下：腰酸痛，腿麻，腹痛，入睡困难，月经少，手足冰冷。查体：神清，语利，舌苔白润，舌体胖大，脉细。

西医诊断：脊髓胶质瘤。

中医诊断：痿证。

中医辨证：脾肾两虚，痰阻血瘀。

初诊予抗瘤丸、痰湿方、健胃醒脾方（首都医科大学宣武医院院内制剂）随证加减。3个月后复查胸椎核磁示："脊髓肿瘤切除术"后，T8椎体水平脊髓增粗并信号异常，考虑局部肿瘤复发可能性大。未行手术，继续服用抗瘤丸，并随证合用六君子丸、大补阴丸等。患者坚持服用抗瘤丸1年余复查胸椎核磁示："脊髓肿瘤切除术"后改变，T8椎体水平脊髓内肿瘤未见明显变化。2017年4月复诊，小便能控制，大便正常不成形，腰酸好转，足冷，月经少，手足冷。舌苔薄白，舌质紫暗，脉细较弦。予抗瘤丸合独活寄生汤加减，处方：盐杜仲15g，川芎10g，桂枝15g，炒白术15g，干姜10g，当归尾10g，仙茅15g，淫羊藿15g，炙甘草15g，生黄芪60g，黄精50g，独活15g，怀牛膝15g，桑寄生15g，党参15g，防风10g。每次复诊均随证加减。2018年4月复诊，抗瘤丸服用近2年，胸椎核磁示：较2016年11月病变好转，脊髓软化灶较前好转。目前患者病情平稳，月经可，诸症减轻，偶有乏力，睡眠可。

按：目前对于脊髓胶质瘤的治疗方案包括手术、放化疗、免疫治疗等，星形细胞瘤患者由于其侵润性生长的特性，手术难达到全切，复发的概率较高[34]。控制星形细胞瘤复发，目前西医没有特殊治疗的方法，中医在此方面具有一定潜力，脊髓胶质瘤属中医"痿证"范畴，患者女性，肿瘤日久耗气伤血，加之脊髓胶质瘤术后，手术损伤元气，致使患者脾肾两虚，腰为肾之府，故出现腰酸痛，腿麻。脾肾不足，水津失运，痰湿内生，痰湿阻滞脊髓，加之外感风寒邪气，脊髓胶质瘤则易复发，痰湿困脾，阳气不舒，则手足冰冷，舌苔白润,舌体胖大。阳气虚衰,不能入阴,以至阴阳不能相和,则入睡困难。患者病久耗伤气血,气血不足,无以充养冲任,则月经少,脉细,气虚推动血液运行无力,致气虚血凝,肢冷不温,舌质紫暗。综上所述,患者辨证为脾肾两虚,痰凝血瘀。治疗上用抗瘤丸,并合独活寄生汤加减。抗瘤丸在治疗神经胶质瘤疾病上发挥积极作用,可有效抑制胶质瘤细胞的增殖,诱导胶质瘤细胞凋亡[35]。加用独活寄生汤加减,方中杜仲、怀牛膝、淫羊藿、桑寄生、炒白术、生黄芪、黄精等药物调理脾肾,补益正气,脾肾之气充足,则可抵御外邪内侵,脾肾阳气充沛,推动气血运行,使得致病因素瘀血痰毒得以随气血而散,又加用独活、防风祛邪外出,总方扶正祛邪兼顾,符合脏腑风湿的治疗法则。

五、小结

综上,脏腑风湿概念的提出,旨在提供一种治疗思路,如顶焦髓系疾病中由外感风寒湿及脏腑虚损以致邪气内伏所致者可依据脏腑风湿治疗。此类疾病每因外感风寒湿邪而加重,发作一次,则伤阳一次,因阳气衰弱而加重病情,故治疗上在温阳、扶正同时亦应兼顾散邪、透邪、通络,给宿邪以出路。在西医神经科一些难治的疾病中,或某些病机不明以及久治不愈的疾病中,中医从脏腑伏邪论治或可收到佳效。

参考文献:

[1] 仝小林. 论四焦八系理论体系及其临床价值[J]. 中国中医基础医学杂志,2012,18(04):357 - 359.

[2] 杨映映,张海宇,沈仕伟,等. 仝小林"脏腑风湿论"述要[J]. 北京中医药,2018,37(06):519 - 524.

[3] 仝小林,刘文科,田佳星. 论脏腑风湿[J]. 中医杂志,2013,54(7):547 - 550.

[4] Church A J, Cardoso F, Dale R C, Lees A J, Thompson E J, Giovannoni G. Anti-basal ganglia antibodies in acute and persistent Sydenham's chorea. Neurology 2002;59(2):227 - 231.

[5] Nafissi S, Vahabi Z, Ghahar M S, Amirzargar A A, Naderi S, Ali Akbar Amirzargar A S N. The Role of Cytomegalovirus, Haemophilus Influenzae and Epstein Barr Virus in Guillain Barre Syndrome. Acta Med Iran 2013;51(6):372 - 376.

[6] Godschalk P C R, Heikema A P, Gilbert M, Komagamine T, Ang C W, Glerum J, et al. The crucial role of Campylobacter jejuni genes in anti-ganglioside antibody induction in Guillain-Barré syndrome. Journal of Clinical Investigation 2004;114(11):1659 - 1665.

[7] 仝小林,刘文科. 从人体四焦八系看王清任五活血汤[J]. 北京中医药,2017,36(06):483 - 486.

[8] 王涵,吴学敏,顾成娟,等. 诸颤瘫痿,腰脊难挺,皆属于髓——仝小林髓系病病机探讨及干预[J]. 吉林中医药,2018,38(03):270 - 274.

[9] 孙迎春编著;孔令谦审校. 活学活用本草经[M]. 北京:学苑出版社,2008. 1:158.

[10] 李海霞,谢仁明,王竞涛. 小续命汤治疗中风偏瘫的历史沿革[J]. 中医临床研究,2013,5(04):118 - 120.

[11] 崔金涛,柳健雄. 从"开玄府,透伏邪"探讨小续命汤治疗中风[J]. 四川中医,2014,32(02):44 - 46.

[12] 何莉莎,刘文科,仝小林. 论脏腑风湿理论在临床中的应用[J]. 中华中医药杂志,2017,32(5):2087 - 2089.

[13] Dizon A M, Samples K L, Kimball K J, Kilgore L C. Paraneoplastic Anti-N-Methyl-D-Apartate-Receptor Encephalitis Associated With an Immature Teratoma. Clinical Ovarian and Other Gynecologic Cancer 2012;5(2):97 - 98.

［14］Day G S, Laiq S, Tang-Wai D F, Munoz D G. Abnormal Neurons in Teratomas in NMDAR Encephalitis. JAMA Neurology 2014；71(6)：717.

［15］Susanne B. Herpes simplex virus（HSV）- 1 encephalitis can induce chronic anti-N-methyl-D-aspartate receptor（NMDAR）encephalitis. Journal of Neuroscience and Neurological Disorders 2018：33 - 38.

［16］Wang J, Wang K, Wu D, Liang H, Zheng X, Luo B. Extreme delta brush guides to the diagnosis of anti-NMDAR encephalitis. Journal of the Neurological Sciences 2015；353(1 - 2)：81 - 83.

［17］Sotgiu S, Pugliatti M, Fois M L, Arru G, Sanna A, Sotgiu M A, et al. Genes, environment, and susceptibility to multiple sclerosis. Neurobiology of Disease 2004；17(2)：131 - 143.

［18］Haahr S, Höllsberg P. Multiple sclerosis is linked to Epstein-Barr virus infection. Reviews in Medical Virology 2006；16(5)：297 - 310.

［19］陈雷鸣,包洁,谢志军. 中医痹证理论的源流与发展［J］. 中国中医急症,2013,22(11)：1870 -1872.

［20］戴剑华,石英杰,殷海波,等. 痹病相关病名及病因病机学说的演变［J］. 中华医史杂志,2009,39(4)：214 - 217.

［21］张安玲. 痿病病因病机及其证治［J］. 中医药学刊,2003(05)：784 - 785.

［22］Schellinger KA, Propp JM, Villano JL. McCarthy BJ Descriptiveepidemiology of primary spinal cord tumors［J］. J Neurooncol, 2008, 87(2)：173 - 179.

［23］陈菲,冯英楠,张鹏,等. 医疗机构制剂活血益气方抗瘤丸基于裸鼠荷瘤模型的工艺筛选［J］. 世界中医药,2018,13(10)：2600 - 2603.

［24］Cao-Lormeau V M, Blake A, Mons S, et al. Guillain-Barré Syndrome outbreak caused by ZIKA virus infection in French Polynesia［J］. Lancet, 2016, 387(10027)：1531.

［25］Yin P Q, Sun Y Y, Chen H P, et al. Genome-wide gene expression analysis of peripheral leukocytes in relation to the male predominance of Guillainâ Barre syndrome：differential gene expression between male and female patients［J］. International Journal of Neuroscience, 2015, 126(6)：531 - 541.

［26］Wl V D P, Lh V D B, Scheepers R H, et al. IgG receptor Ⅱa alleles determine susceptibility and severity of Guillain-Barre syndrome［J］. Neurology, 2000, 54(8)：1661 - 1665.

［27］李梅双. 格林巴利综合征的发病机理及治疗效果分析［J］. 系统医学,2017,2(18)：160 - 162.

［28］明·方有执. 伤寒论条辨［M］. 太原：陕西科学技术出版社,2009：47.

［29］Dupuis L, J. L G D A, Oudart H, et al. Mitochondria in amyotrophic lateral sclerosis：a trigger and a target［J］. Neurodegenerative Diseases, 2004, 1(6)：245 - 254.

［30］Kwiatkowski T J, Bosco D A, Leclerc A L, et al. Mutations in the FUS/TLS Gene on Chromosome 16 Cause Familial Amyotrophic Lateral Sclerosis［J］. Science, 2009, 323(5918)：1205 - 1208.

［31］Kamel F, Umbach D M, Munsat T L, et al. Lead exposure and amyotrophic lateral sclerosis ［J］. Epidemiology, 2002, 13(3)：311 - 319.

［32］周骞,常小荣. 灸法对免疫调节影响的研究进展［J］. 中医文献杂志,2009,27(04)：49 - 51.

［33］兰蕾,常小荣,石佳,等. 艾灸的作用机理研究进展［J］. 中华中医药学刊,2011,29(12)：2616 - 2620.

［34］Raco A, Piccirilli M, Landi A, et al. High-grade intramedullary astrocytomas：30 years' experience at the Neurosurgery Department of the University of Rome "Sapienza"［J］. Journal of Neurosurgery Spine, 2010, 12(2)：144 - 153.

［35］张鹏,冯英楠,王海征,等. 中药复方抗瘤丸治疗神经胶质瘤作用机制的实验研究［J］. 北京中医药,2017,36(02)：135 - 138＋193.

皮肤风湿病

总　论

　　根据"脏腑风湿"的相关概念,结合临床实际,可知部分皮肤疾病具有"脏腑风湿病"的发病特征,仝氏将这类皮肤疾病称为"皮肤风湿病"。其中包括因风寒邪气侵袭肌体、郁闭玄府而致的银屑病;风寒湿侵袭肺脾,玄府郁闭所致的湿疹;风寒湿邪气从肌表、胃肠表入侵,伏于脾胃所致的特应性皮炎。此外还有部分疾病虽表现为五体风湿病,但其本质为脏腑寒湿,而未表现出内在的症状,如风寒之邪凝滞血脉所致的雷诺病等。

一、辨皮损形症广泛指导皮肤科临床

　　皮肤科疾病主要发生于皮肤及其附属器官,多因局部正气不足,邪气结聚,气血凝聚而产生外部之病态形症,这些外部之病态形症又被称为皮肤损害(皮损)。历代医家根据皮损的形态特性,结合临证心得,总结出诸多辨证经验,散载于各自的著作中[1],这些传统经验现已成为皮肤科疾病的重要辨证方法之一。目前常用的皮损辨证,通常以取象比类法与临床经验相结合,例如红色皮疹多辨证为热,渗出多辨证为湿,干燥多辨证为燥,瘙痒多辨证为风等。

　　带状疱疹可见水肿性红斑、红丘疹、水疱顺序出现,在皮损辨证指导下,水肿性红斑辨证属热,丘疹色红者辨证为风热,水疱辨证为湿,所以带状疱疹多从火毒内蕴、湿热内蕴的角度治疗[2]。玫瑰糠疹以覆有细小糠状鳞屑的红斑为特征,辨证为热盛生风,临床上根据病程和皮损多从疏风清热、凉血解毒的角度治疗[3]。采用上述皮损辨证方法,在临床上取得了一定的疗效,然而仍有一些难治性疾病,病情反复发作且收效甚微。因此,在仝氏提出的"脏腑风湿"理论指导下我们重新思索皮损的辨证治疗思路,从新的视角去探索皮肤病的病因病机。

二、病因病机

(一) 外邪从三种途径侵袭

　　仝氏提出"三表学说",即皮肤、呼吸道黏膜、消化道黏膜均为人体之表,卫气循行其

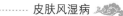

间[4]。此三处相互关联,均为人体抵御外邪的屏障,风寒湿邪可从此三表侵袭人体[4]。

第一从皮肤,皮肤覆于体表,与外界直接接触,也是抵御邪气的屏障。《素问·皮部论》曰:"邪客于皮则腠理开,开则邪入客于络脉,络脉满则注于经脉,经脉满则入舍于府藏也。"[5]这表明了邪气入里,留驻脏腑的过程。第二从呼吸道黏膜,万友生先生认为:"伤寒之邪……也可以上从口鼻而直入肺胃。"灰尘、尘螨等吸入性过敏源,常常经肺表引动伏邪,诱发哮喘以及过敏性皮肤病[6]。第三从消化道黏膜,过食生冷肥甘、腥膻发物,其人素虚,卫气不得驱邪外出,则由胃肠表直中脏腑,伏于脏腑,每外遇风寒湿邪或食生冷肥甘之味,内不得疏泄,外不得透达,怫郁于皮毛腠理之间,反复发作。临床上亦可常见到因为饮食不节而导致皮肤病的发生或者加重。

(二)致病邪气以风寒湿邪为主

风为百病之长,易兼夹他邪致病。"风气相搏,风强则为瘾疹"阐明了荨麻疹的发病因素不离风邪。风邪易兼夹寒邪致病,如寻常型银屑病具有冬重夏轻的特点,且感受风寒也可诱发其病情加重[7],因此考虑风寒邪气为导致银屑病的始动因素。风邪还可兼夹湿邪致病,如结节性痒疹多为风湿邪气外舍肌肤,内蕴脏腑,结聚肤表所致[7]。同时,饮食不节可导致风寒湿邪从胃肠表侵袭,所蕴生之痰湿也可导致皮肤病的发生。例如特应性皮炎是由于母体怀孕期间过食生冷油腻发物,导致风寒湿邪自胃肠表侵袭胞宫,胎儿禀受母体之气,故于复食腥膻发物或复感风寒湿邪而发作。值得注意的是,许多风寒湿邪导致的皮损均瘙痒无度,《经》曰"风胜则痒",《伤寒论》言"以其不能得小汗出,身必痒"[8],究其原因为风寒湿邪蕴阻肌表,阳气不得外达,怫郁而痒。

三、从脏腑风湿理论思考皮损辨证

治病必求于本,在皮损辨证中,亦要考虑皮损产生的始动因素。"风寒客于人,使人毫毛毕直,皮肤闭而为热"[5],而"邪之始入于皮也,溯然起毫毛,开腠理;其入于络也,则络脉盛色变"[5]。说明红色皮损亦可由风寒邪气导致。《伤寒论》曰:"病在阳,应以汗解之;反以冷水潠之。若灌之,其热被劫不得去……肉上粟起。"[8]可见风寒束表,卫阳郁闭可形成丘疹。《金匮要略·痉湿暍病脉证治》曰:"湿家之为病,一身尽疼,发热。"[9]提示湿为阴邪,本不发热,其性黏滞,阻于肌表,卫气不行,郁而化热,亦可出现发热。

(一)红色皮疹与风寒郁热有关

临床上见到红色斑片,抚之灼热,往往辨证为热。例如银屑病可见多种形态的红色丘疹或斑丘疹,皮温升高,上覆厚层白色鳞屑。针对其红色皮损特征,近代医家多从血热论治[10],以清热凉血解毒为主。然而探究银屑病发病根本,其皮损往往冬重夏轻,常于外感风寒邪气后诱发加重,出汗后症状减轻,分析其核心病机为风寒邪气郁闭玄府,局部气机阻滞,阳气怫郁化热化毒,燔灼气血津液,阻塞经络血脉,呈现红斑块,热盛生风则见鳞屑。可见,虽然银屑病表现以红斑鳞屑为主,其辨证却非单纯热邪,其始动因素当为风寒,而热、湿、瘀、燥等均为进一步的病理变化。治疗时,在原有方剂基础上加入祛风散寒、开通玄府药物,临床可取得良好疗效[11]。

（二）水疱渗出与寒湿束于胃肠有关

湿疹急性期可见对称性分布的红色丘疹或斑丘疹、水疱、糜烂渗出，伴剧烈瘙痒。临床上不仅可见到部分患者因生活环境阴冷潮湿而发病，还可因进食鱼虾海鲜或者生冷肥甘起病。此类患者可见淡胖舌，白腻苔。细究之，此因风寒湿邪束于胃肠表，寒湿蕴阻，湿蕴化热，内不得疏泄，外不得透达，怫郁于皮毛腠理之间，而发为湿疹。因此，治疗时不仅要注重清热除湿，更要强调健脾利湿。皮外科专家朱仁康在治疗此类疾病时注重调养脾胃，其创立的化湿汤，对于饮食不节引起的湿疹患者有良好疗效[12]。

（三）干燥皮疹与痰湿阻滞有关

特应性皮炎在儿童期和成人期均会见到皮肤干燥、红斑、毛周隆起、丘疹脱屑及苔藓化。经典皮损辨证认为久病伤阴耗血，阴血不足，生风化燥则见上述皮损，治疗时常采用养血润燥、祛风止痒法。脏腑风湿理论为该病的病因病机提供了新的思路：患儿母体怀娠之时恣食肥甘厚味，腥膻发物，痰湿之邪从胃肠表直入脏腑，痰湿蕴结，遗于胎儿[7]。患儿每食肥甘厚味、腥膻发物或外受风寒湿邪，引动伏邪而发病。早期可以见到风寒湿邪蕴阻肌肤，阳气怫郁产生的急性期皮损表现。后期见到的干燥性皮损，搔抓后仍有渗出，临床上常伴见淡胖舌及厚腻苔。由此推论，干燥性皮损并非因津液不足造成，而是由于痰湿阻滞，营卫不和，津液输布异常，不能荣养皮肤经络而致。治疗时当健脾祛湿化痰，而非将养阴作为首要治法。

综上，对于某些皮肤病来说，皮损之红、干表现为热为燥，但热与燥均为疾病的阶段产物，而非始动因素。风寒湿邪作为始动因素，侵犯人体后正邪相争，羁留不去，郁而化热化燥。在治疗时，若仅仅考虑当下状态，清热润燥，则难以获得满意疗效。同理，对于皮肤表面的损害，也要考虑到其邪气入侵途径有皮肤、呼吸道黏膜及消化道黏膜三种渠道，治疗时当从不同渠道驱邪外出。

四、治则治法

脏腑风湿病在治疗过程中，要时时考虑发病的初始因素，以透散伏邪贯穿治疗始终，后期加用扶正药物。可用升散、清上、透表、发汗、散寒、逐风、渗湿之法[13]，这与皮肤科的用药思路十分相似。肺主皮毛，透邪应由表而出，可以发汗、透表、逐风之法从皮肤透邪而出，常用方剂有麻黄汤、桂枝汤、麻桂各半汤、荆防败毒散等；也可用散寒、渗湿、升散法从消化道黏膜透邪而出，常用方剂有平胃散、胃苓汤、化湿汤等。另外，风湿蕴表者可用麻黄加术汤解表散寒除湿、麻黄连翘赤小豆汤内清湿热，外解风寒；阳气不足者用麻黄细辛附子汤、桂枝附子汤温阳益气发汗；日久血虚生风者可辨证加用当归饮子养血祛风[14]。

各　论

银屑病

一、银屑病概述

银屑病(psoriasis)是一种常见的反复发作的炎症反应性疾病[15],流行病学调查结果显示,银屑病在我国的发病率为0.47%,男、女患病率接近[16]。目前认为其发病机制与遗传、免疫、感染、内分泌因素、神经精神因素、生活习惯相关。根据临床特征,可将其分为寻常型、脓疱型、关节病型以及红皮病型四种类型,以寻常型银屑病最为多见。寻常型银屑病皮损好发于头面、四肢、躯干部位,皮损表现为鳞屑性红色丘疹、斑块,并伴有不同程度的瘙痒,刮除表面鳞屑和薄膜则见薄膜现象及点状出血。

二、银屑病病机的历史沿革

中国古代文献中常将其归于"干癣""风癣""白疕""松皮癣"等范畴,《诸病源候论》将其病机概括为"皆是风湿邪气,客于腠理,复值寒湿,与血气相搏所生。若其风毒气多,湿气少,则风沉入深,故无汗,为干癣也"。《圣济总录》提到"其病得之风湿客于腠理,搏于气血,气血否涩"。《普济方》云:"夫癣……其病得之风湿客于腠理……故风多于湿则为干癣。"均认为本病是风寒湿邪侵袭机体,气血运行不畅而致病。明清时期医家对该病的认识逐渐突出了"血"的地位,《医宗金鉴》曰:"白疕……由风邪客皮肤,亦由血燥难荣外。"《外科正宗》认为癣病"总皆血燥风毒客于脾、肺二经",提出本病与脾、肺经有关,内有血燥、血热,外感邪气后致病。

现代医家多将银屑病分为血热、血燥、血瘀三个证型,治疗时多从血论治,可使多数患者的病情得以控制[12-19],但是临床中仍有部分患者的治疗效果不理想、病情缠绵反复,详细询问病史、症状,发现这些患者多在感受风邪、寒邪后皮疹复发或加重。从"脏腑风湿"的角度思考银屑病的辨证论治,为临床治疗部分难治性银屑病提供了新的诊疗思路。

三、银屑病与脏腑风湿

一些以风寒湿邪为始动因素的皮肤科疾病属于"脏腑风湿"的论治范畴[20-21]。当风寒湿邪从皮肤、呼吸道、胃肠道途径侵袭人体伏留体内,表现于皮肤时,可能会出现红斑、水疱、干燥皮疹等皮损表现[22]。部分银屑病具有"皮肤风湿病"的发病特点[20]：① 感受风寒湿邪后，皮疹易复发或加重；② 情志失调、饮食不节、房劳过度等内伤因素可使皮疹复发或加重；③ 静止期皮疹呈暗红色肥厚斑块，并伴有舌苔厚腻；④ 皮疹局部出汗少于正常皮肤，洗浴、运动出汗及使用发汗药物后皮疹好转；⑤ 后期常会出现疲劳、怕冷、便溏、舌淡胖等阳虚症状[23]。故可将这类银屑病纳入"皮肤风湿病"范畴论治。

（一）病因病机

从脏腑风湿角度考虑银屑病的病因病机为初感风寒湿邪伏留于内，复感六淫邪气或内伤时引动伏邪合而为病。

1. 风寒湿邪客于机体是发病之因　银屑病与感受寒邪关系密切，皮疹复发时常伴随咽痛、流涕、咳嗽、恶寒发热等外感症状。银屑病皮疹在秋冬季节加重而在春夏季节减轻，可以考虑是因为秋冬季节天气寒冷，自然环境中的风邪和寒邪侵袭人体，且寒主收引，汗孔密闭，不利于邪气随汗液透散而出，故疾病更容易感寒而发、遇寒加重。而夏季天气炎热、腠理疏松，邪气容易随汗液而出，气血津液正常运行，故常可见皮疹色淡、鳞屑减轻。当风寒湿邪留滞于关节时，有些患者会出现手、腕、足部关节红肿、疼痛、变形、活动受限等症状。因此，风寒湿邪客于机体是银屑病的发病病因。

2. 邪气郁而化热而成红斑　银屑病皮损常呈现浸润性红斑、丘疹，皮疹局部温度也高于正常皮肤。从脏腑风湿角度分析其皮损特点，考虑为伏留体内的风寒湿邪无法透散而出，停留肌腠而致局部玄府郁闭、气机阻滞，宿邪郁而化热、燔灼气血而表现为红色丘疹、斑疹，且轻刮表面后可见点状出血；热盛生风化燥，故出现鳞屑层出，并伴有不同程度的瘙痒。

3. 常有痰浊瘀毒等病理产物　脏腑风湿病的发生是外邪与内生的痰浊瘀毒交互盘结的结果[24]，患者体内的风寒湿邪久蕴可生痰浊瘀毒等病理产物。银屑病反复发作后，最初的风寒湿邪与体内的气血相合，蕴结于体内形成痰浊瘀毒，病理产物盘踞体内，阻滞经络、气血运行不畅，使病情愈加缠绵难愈，临床常表现为肌肤甲错、皮疹暗红肥厚；有研究显示[25]一些银屑病患者存在明显的脂代谢异常，常表现为三酰甘油水平升高、高密度脂蛋白胆固醇水平降低[26]。血脂异常可考虑为痰湿瘀浊等病理产物与邪气交错盘结后伏于脏腑的结果。

4. 病程后期阳气渐衰　脏腑风湿病每发作一次，便伤阳一分，最终导致阳气的衰败[21]。银屑病的初始致病因素为风寒湿邪，其中寒为阴邪，易伤阳气，而银屑病病程一般可长达数十年，甚至终身患病，疾病缠绵难愈便反复损伤阳气，可出现阳气虚损的症状。疾病后期伤阳后可出现疲劳、怕冷、畏食生冷、便溏、水肿等阳气虚衰的表现。

（二）治法

通过对临床病例的总结归纳，发现多数银屑病患者皮疹局部肤温较高且无汗出，在皮疹发作前常有恶寒、发热、胸中烦热等症状，而汗出后皮疹和全身症状都能得到缓解，这些患者采用开通玄府、通络解毒的方法治疗后病情均有明显改善，有效率达81.98%，优于传统活血解毒法[27]。从"玄府"论治银屑病在临床中获得较好疗效，从脏腑风湿角度亦可辨治银屑病。从脏腑风湿角度论治银屑病,是在"从血论治"的传统理论上将两者结合,以清热凉血解毒为主要治法,在此基础上加以透散伏邪,进行期清热凉血解毒,静止期化痰散瘀,治疗后期温阳补肾。

1. 透散伏邪贯穿始终　风寒湿邪为银屑病的始动和加重因素,尤以寒邪为主,故治疗时应以透散伏邪贯穿始终。《餲塘医话》提到"凡属有病,必有留邪,须放出路,方不成痼疾"。仝氏[28]认为一些久治难愈的疾病往往通过透表法治疗可使病情改善,常用葛根升散,麻黄发汗,附子散寒,香薷透表,升麻清上,荆芥逐风,茯苓渗湿,运用不同治法,从各个途径祛邪外出。所以在治疗时首先要祛除伏邪,解表散寒,给伏邪以出路,防止伏邪进一步加深而再伤正气,从而使疾病向愈。《黄帝内经》云:"开鬼门,洁净府。"就是通过宣肺发汗的方法来治疗疾病。宋坤[29]提出"风邪郁闭玄府,阳气不可外达,郁不达而化毒,燔灼气血津液,外发为红斑鳞屑"是银屑病的核心病机,根据银屑病冬重夏轻、皮损局部灼热且汗少的特点,在治疗时常运用麻黄、桂枝、附子、细辛、荆芥等药辛温发散、补火助阳以开通玄府,祛除郁闭玄府的风寒邪气,使体内阳气外达,而助气血津液的正常运行使疾病向愈。这对一些难治性银屑病可有较好的疗效。

2. 进行期宜清热凉血解毒　进行期患者皮损发展较快且新发皮损较多,皮疹常呈鲜红色点滴状或大面积斑片状,瘙痒明显。此时皮疹表现为红色并不完全代表热象,而是腠理郁闭导致外寒内热的"寒包火"征象,治疗时应在透散伏邪、祛除外寒的基础上加强清热凉血解毒,急则治其标,防止疾病的进一步发展,既需透郁闭之邪,又要清血热之毒。常用生石膏、黄芩清热,羚羊角粉,牡丹皮凉血,紫草、白花蛇舌草、大青叶解毒。

3. 静止期宜化痰散瘀　静止期皮疹呈肥厚斑块,或兼夹脂代谢异常等脏腑功能异常的表现,为风寒湿邪久蕴而内生痰浊瘀毒,此时需祛除其病理产物,兼顾化痰降浊、消瘀解毒。禤国维[30]治疗银屑病时常在清热凉血、养血润燥的基础上加以行气、活血、散结来治疗深在浸润的皮疹。许铣[31]认为一些顽固难愈的斑块状银屑病是内有寒凝、湿毒痰瘀阻络,治疗时在麻黄、桂枝等透表发汗通阳药物的基础上配合降香行气化痰、活血通络,对于银屑病皮疹呈肥厚斑块者取得了较好疗效。治疗时常用川芎行气,降香化瘀,丹参、赤芍活血,乳香、莪术散结。这不仅仅有利于祛除复杂的病理产物,也有助于外透伏留于体内的风寒湿邪,有利于疾病的恢复。

4. 后期温阳补肾,时时顾护阳气　银屑病每反复一次,便更伤一次阳气,所以在皮疹发作和好转时均应处处顾护阳气、扶正固本。如此既避免疾病再次发作,又可治病求本,标本兼顾。对于先天禀赋不足者应加入仙茅、淫羊藿等药补其肾气;年老体虚者,应加入黄芪、党参、白术、当归等药补气养血;对于病久伤正,治疗效果不持久并同时出现畏寒肢冷、疲劳等阳气不足症状的患者应注重补阳,治疗时加入附子、肉桂、杜仲等药来温补脾肾,对于一些久治不愈的银屑病常常能取得较好疗效。

(三)方药举隅

1. 麻黄附子细辛汤　麻黄附子细辛汤出自《伤寒论》,由麻黄、附子、细辛组成,具有助阳解表的功效。方中麻黄解表发汗,附子补火助阳,加入细辛既助麻黄发汗,又助附子散寒,三药合用,共奏助阳发汗之功,可使伏留体内的风寒邪气随汗液透散而出,进而使气血津液运行正常而使疾病向愈。

2. 开玄解毒方　宋坪运用开通玄府、通络解毒的方法治疗银屑病,并制定了开玄解毒方,该方由麻黄、桂枝、苦杏仁、黑附片、生石膏、羚羊角粉、细辛、紫草、莪术、白花蛇舌草、生姜、大枣、甘草组成[27]。方中麻黄、附子、桂枝、细辛、杏仁发汗解表、开通玄府。石膏清热,羚羊角粉、紫草清热凉血解毒,白花蛇舌草利湿解毒,莪术行气活血散结,姜枣调和气血,甘草解毒调和诸药,全方共奏开通玄府、通络解毒之功。

四、验案举隅

【案 1】

张某,男,50 岁,2017 年 10 月 18 日初诊。主诉:全身泛发大片红斑、鳞屑 20 年。患者 20 年前无明显诱因出现头皮、背部、四肢部位泛发大片红斑、鳞屑,伴瘙痒,皮疹每于秋冬季节加重,夏季减轻,曾于当地多方医院治疗效果不佳,目前外用复方酮康唑乳膏。无咽痛,无关节疼痛。查体:患者头皮、发际、背部、四肢泛发大片浸润性红斑,表面覆盖银白色层状鳞屑,刮去鳞屑可见点状出血,伴有轻度瘙痒。舌暗红,苔薄黄,脉细弦。皮损评分[32]:红斑(+++);浸润(++);鳞屑(+)。

西医诊断:银屑病。

中医诊断:白疕。

中医证型:玄府郁闭,血热毒蕴。

治法:开通玄府,凉血解毒。

处方:开玄解毒方加减。羚羊角粉 0.6 g,全蝎 3 g,桑枝 20 g,生麻黄 9 g,生石膏 60 g,青蒿 30 g,土茯苓 40 g,葛根 20 g,白英 20 g,蛇莓 20 g,桂枝 20 g,柴胡 15 g,乳香 6 g,甘草 10 g。14 剂,水煎服,每日 1 剂,早晚餐后半小时温服。外用卡泊三醇软膏、湿毒软膏,早晚各 1 次。

二诊(2017 年 11 月 1 日):患者大部分皮疹消退,无新出皮疹,原有皮疹变薄,颜色转淡,无瘙痒,皮损评分:红斑(+),浸润(—),鳞屑(—)。面部皮肤潮红,患者诉不能食生冷食物。舌质暗,苔薄黄,脉细滑。现患者皮疹红色变淡、浸润度减小、鳞屑减少,又伴有胃不耐生冷食物症状。故去乳香、羚羊角粉,加生黄芪 15 g,苍术 30 g,生侧柏叶 20 g。14 剂,水煎服,每日 1 剂,外用药同前。

三诊(2017 年 11 月 29 日):患者皮疹全部消退,原皮疹处留有色素沉着,患者诉仍畏食生冷食物。舌质暗,有齿痕,苔薄白,舌尖红,脉细滑。处方:苍术 30 g,白术 20 g,生黄芪 20 g,党参 15 g,生麻黄 9 g,桂枝 20 g,杏仁 9 g,生侧柏叶 20 g,川芎 20 g,莪术 20 g,生石膏 60 g,甘草 10 g,黄芩 20 g。14 剂,水煎服,每日 1 剂。考虑患者皮疹痊愈,药物中减去清热解毒药物用量,加入健脾益气的药物;原皮疹处皮肤干燥,改外涂维生素 E 胶丸。2018 年 3 月 7 日随访,原有皮疹消退,留有色素沉着,无新出皮疹。

【案2】

万某,男,44岁,2018年8月8日初诊。头皮、躯干、四肢红斑、鳞屑伴瘙痒16年。患者16年前情绪不畅后出现头皮、躯干、四肢大片暗红色斑块,未曾消退,每于冬季加重,曾口服维A酸类药物、光疗,效果不佳。无咽痛,无关节疼痛。查体:患者头皮、躯干、四肢红斑泛发大片浸润性红斑,表面覆盖银白色层状鳞屑,刮去鳞屑可见点状出血,无明显瘙痒。舌体胖,有齿痕,舌淡红,苔花剥,脉细滑。皮损评分:红斑(＋＋＋);浸润(＋＋);鳞屑(＋)。

西医诊断:银屑病。

中医诊断:白疕。

中医证型:玄府郁闭,血热毒蕴。

治法:开通玄府,凉血解毒。

处方:麻黄细辛附子汤加减。羚羊角粉0.6g,生麻黄9g,黑附子15g(先煎),细辛3g,蚕沙30g,桂枝20g,大青叶20g,半边莲20g,半枝莲20g,土茯苓40g,全蝎3g,桃仁10g,红花10g,升麻10g,柴胡10g。14剂,水煎服,每日1剂,早晚餐后半小时温服。外用龙珠软膏,早晚各1次。

二诊(2018年9月19日):大部分皮疹消退,有新出粟粒大小丘疹,腰部及下肢皮疹稍红,无瘙痒,皮损评分:红斑(＋＋);浸润(＋);鳞屑(－)。服药后矢气频,无腹胀。舌体胖,有齿痕,舌质暗,边尖红,苔薄白。处方:上方去羚羊角粉、半边莲、半枝莲,加白花蛇舌草30g,当归20g,紫草20g,生黄芪20g,外用卡泊三醇软膏,早晚各1次。

三诊(2018年11月21日):患者皮疹全部消退,原皮疹处色素沉着,无瘙痒,患者诉下肢怕冷,眠差,便溏,每日3～4次。舌体胖,有齿痕,舌质稍红,苔薄白,舌尖红,脉沉细。因患者皮疹痊愈,下肢怕冷,便溏,结合舌脉,考虑为中焦虚寒,故予理中汤加减以温中散寒。处方:党参15g,白术20g,干姜10g,菟丝子20g,桂枝10g,白芍20g,生姜10g,大枣10g,炙甘草10g,砂仁20g,黄柏20g,土茯苓30g。14剂,水煎服,每日1剂。2018年12月26日门诊随访,原有皮疹消退,无新出皮疹,复查血常规、生化未见明显异常。

【案3】

程某,男,52岁,2018年7月11日初诊。全身泛发红斑、鳞屑伴瘙痒20余年,此次加重半月,冬季加重,夏季减轻。皮损评分:红斑(＋＋＋);浸润(＋＋＋);鳞屑(＋＋)。查体:面部、躯干、四肢地图状大片红斑,纳眠可,大便不成形。舌暗红,苔黄腻,脉沉细。

西医诊断:银屑病。

中医诊断:白疕。

中医证型:玄府郁闭、湿热毒蕴。

治法:开通玄府,凉血解毒。

处方:麻黄细辛附子汤加减。黑附子30g(先煎),生麻黄9g,青蒿30g,黄芩15g,枳壳10g,竹茹9g,陈皮30g,茯苓20g,苍术30g,土茯苓40g,葛根30g,板蓝根30g,肉桂4g,全蝎6g,藿香15g,佩兰15g。14剂,水煎服,每日1剂,早晚餐后半小时温服。外用用卡泊三醇软膏,早晚各 1 次。

二诊(2018 年 8 月 1 日):皮疹较前变薄,颜色转浅,大便成形,皮损评分:红斑(＋);浸润(＋＋);鳞屑(＋)。舌质红,苔黄厚腻,脉沉细。处方:生麻黄 9 g,升麻 15 g,柴胡 15 g,桂枝 30 g,黑附子 30 g(先煎),细辛 3 g,苍术 30 g,陈皮 30 g,茯苓 20 g,生黄芪 20 g,羌活 15 g,独活 15 g,葛根 30 g,蚕沙 30 g,干姜 6 g,外用卡泊三醇软膏,早晚各 1 次。

三诊(2018 年 8 月 15 日):皮疹基本消退,停用卡泊三醇软膏 5 日后有新出红色丘疹。纳眠可,二便调。舌质红,苔黄,脉沉细。处方:上方去细辛,加诃子肉 9 g,巴戟天 20 g,外用卡泊三醇软膏,早晚各 1 次。2018 年 12 月 26 日门诊随访,原有皮疹消退,复查血常规、生化未见明显异常。

按:以上银屑病患者的病情均为久治不愈,且在秋冬季加重,考虑有风寒湿邪伏留肌腠,郁闭玄府,体内寒湿邪气郁久化热,而呈现红斑、鳞屑。本病以寒湿为本,故治疗时应以透散伏邪贯穿始终,肺主皮毛,故加入麻黄、附子、桂枝、葛根、柴胡等辛温透表药物以发汗解表通阳,应用桑枝、土茯苓等药以祛湿。银屑病进行期时侧重急则治其表,应加大清热凉血解毒药物的比重,方中羚羊角粉清热透表,石膏、大青叶、青蒿、紫草等药清热凉血,土茯苓、白英、蛇莓、半边莲、半枝莲清热解毒兼利湿。病程长久常伴痰浊瘀毒,加入乳香、全蝎、蚕沙行气通络以助祛除伏邪。银屑病多次发作,损伤体内阳气而出现怕冷,畏食生冷、便溏等症状,故加桂枝、黄芪、党参、干姜等药以温阳益气固表,扶正祛邪。上述案例考虑患者发病的始动因素为风寒湿邪,从脏腑风湿角度论治,给伏邪以出路,取得较好疗效。

寒湿型慢性湿疹

一、湿疹的概述

湿疹是一种临床常见的过敏性炎性皮肤病,大部分患者因反复发作而成慢性。慢性湿疹具有皮损浸润肥厚、瘙痒剧烈、缠绵难愈的特点。古代中医文献对本病没有统一命名,而是将其散记在带有"疮""癣""风"等病名的文献中。以"疮"命名者:泛发全身的为"浸淫疮""湿疮""粟疮""血风疮"等,发于耳周者为"旋耳疮",发于脐部者为"脐疮",发于小腿称为"湿臁疮"或"湿毒疮"等。以"癣"命名者:根据临床症状分为"湿癣""干癣"等。以"风"命名者:发于阴囊者为"肾囊风",发于肘膝部位者为"四弯风",发于乳房者为"乳头风"等。病名虽多,但异名同病,均属西医学湿疹范畴,其中病程较长,皮损增厚粗糙或呈苔藓样改变,有抓痕、结痂、鳞屑及色素沉着,瘙痒剧烈者,为慢性湿疹。其病因病机错综复杂,临床难以辨证精准,治疗较为棘手。历代医家认为湿疹的病因病机多与风、湿、热有关,久则耗伤阴血,生风化燥,因此滋阴养血佐以清热除湿是慢性湿疹的治疗大法。"脏腑风湿"概念的提出,为寒湿型慢性湿疹的辨治提供了新的观点和思路。

二、寒湿型慢性湿疹与脏腑风湿

"脏腑风湿"是仝氏提出来的一个新学说,其涵盖了以外受风寒湿邪为始动因素的各系统疾病[13],寒湿型慢性湿疹的发病亦符合"脏腑风湿"的发病特征。

(一) 从寒湿型慢性湿疹的临床表现看两者的相关性

临床中部分慢性湿疹患者具有冬重夏轻的特点,每因食寒饮冷、涉水淋雨、久居潮湿之地、水中作业而诱发或加重,皮疹色淡红或暗红,抓挠后渗出液清稀,另伴有喜温喜暖、无汗或少汗,畏寒肢冷,或咳嗽痰稀,或关节疼痛,或四肢倦怠,脘腹胀满,或水肿,尿清便溏,舌淡胖或暗、边有齿痕,苔白腻,脉沉紧、弦、迟或濡或缓,中医辨证当属寒湿证,若用传统的方法治疗往往难以奏效。这类患者起病之初多有明显的风寒湿邪外袭的证据,且复感邪后皮疹易再次诱发或加重,并伴有不同程度的肺、脾、肾脏腑功能异常的症状,与脏腑风湿疾病的特点相符。

(二) 从西医湿疹的发病机制看两者的相关性

现代研究[33]发现,湿疹的发病过程中免疫机制起着很重要的作用,最新研究认为慢性湿疹患者的发病同时有Ⅰ型和Ⅳ型变态反应的参与。另有试验证明,湿疹患者的总IgE阳性率较高[34]。在Ⅰ型变态反应中,机体初次接触抗原(变应原、过敏原)后引起IgE抗体产生,并吸附在细胞表面高亲和力IgE Fc受体上,当机体再次接触相同抗原时,则抗原与细胞表面的IgE抗体结合,引起肥大细胞脱颗粒,释放介质,从而引起湿疹样皮肤损害。在Ⅳ型迟发型变态反应中,当抗原或半抗原进入机体后,刺激T细胞分化、增殖形成特异的致敏淋巴细胞,当相同抗原再次进入机体时,则引起致敏淋巴细胞活化,释放多种淋巴因子,这些细胞因子吸引巨噬细胞并使之激活,释放溶酶体酶而引起组织损伤[23],产生临床症状。其过程与伏邪的形成及致病过程相似,产生的IgE抗体、特异的致敏淋巴细胞相当于伏邪。

三、寒湿型慢性湿疹的病因病机

(一) 风寒湿外袭是必要外因

《素问·至真要大论》指出:"夫百病之生也,皆生于风、寒、暑、湿、燥、火,以之化之变也。"说明大多数疾病包括慢性湿疹,是由外感六淫之邪而引发。风为百病之长,寒邪、湿邪多依附于风邪而侵犯人体。巢元方在《诸病源候论·疮病诸候》中阐述:"凡诸疮生之初,因风湿搏血气,发于皮肤,故生也。若久不瘥,多中风、冷、水气""干癣……皆是风湿邪气,客于腠理,复值寒湿,与血气相搏所生。若其风毒多,湿气少,故风沉入深,故无汗,为干癣也"。汪机在《外科理例》中描述季节性湿疹:"一人每至秋冬,遍身发红点如薇,作痒,此寒气收敛膜理,阳气不得发越,怫郁内作也。"《医宗金鉴·血风疮》曰:"血风疮……外受风邪,袭于皮肤,郁于肺经致遍身生疮。"清代沈金鳌《杂病源流犀烛·湿病源流》曰:"湿之为病,内外因固俱有之。其由内因者,则脾土所化之湿……水盛化为寒湿……其由外因者,则为天雨露、地泥水、人饮食与汗衣湿衫。"综上可见,寒湿型慢性湿疹乃风寒湿邪入侵肌肤,日久不解而成,且具有冬季发作或加重的特点,另外肺、脾胃受邪亦是其形成的重要原因。

风善行数变,"风盛则痒",故寒湿型慢性湿疹患者多具瘙痒难耐、发无定处的特点。寒性收引、凝滞,故患者常伴有无汗或少汗、皮疹色淡红或暗红的症状。寒湿外犯肌肤,则见患者皮疹抓挠后渗出明显;寒湿困脾,则见纳呆、脘腹胀满等;湿性黏滞,故寒湿型慢性湿疹患者病情缠绵难愈。

(二)寒湿内伏,脾失健运是核心病机

寒湿本于水液,《素问·经脉别论》曰:"饮入于胃,游溢精气,上输于脾,脾气散精,上归于肺,通调水道,下输膀胱,水精四布,五经并行。"这是中医学对人体正常水液代谢过程的基本概念,也是论湿与治湿的主要理论根据之一。其指出人体正常水液代谢需要脾、肺、肾三脏协调完成。三者之中,以脾为关键。脾位于中焦,在水液代谢中起中轴作用,湿多责之脾,故《素问·至真要大论》说:"诸湿肿满,皆属于脾。"脾气健旺,功能正常,水饮得输,津液得布,不留不聚,就无"寒湿"可言。

脾喜燥恶湿,自然界风寒湿邪或饮食寒凉之物,通过胃肠道侵犯人体,常先困脾,导致脾阳被郁,健运失职,不能驱邪外出,寒湿内停。寒湿为阴邪,久则易伤脾阳,不能行其津液,水谷精微不能输布,湿自内生,从寒而化,则为寒湿之证。《金匮心典·痉湿暍篇》言:"中湿者,亦必先有内湿而后成外湿",内有脾阳不足,寒湿内停,外复感风寒湿三邪,发越不畅,郁于肌表,则发瘙痒、丘疹,湿郁而更见糜烂、渗液。正虚邪恋,内外寒湿邪气互相影响,恶性循环,使邪伏脾胃而成为痼疾。脾在体合肌肉、主四肢,寒湿循经外犯肌肤,则易发为四肢部湿疹;寒湿阻滞经脉,气血运行失常,日久易生痰、生瘀,肌肤失于温煦濡养,则见皮疹暗红、肥厚、脱屑;脾土与肺金为相生关系,若脾土被寒湿所困,生化无权,则导致肺气不足,皮毛不固,则容易感受风寒湿邪。正如李东垣言"内伤脾胃,百病由生"。

(三)肺失宣降,玄府郁闭是致病关键

狭义的"玄府"指汗孔,即卫气汗液泄越的孔道,其遍布全身皮肤之中。刘完素借助汗孔具有的通行气液的功能,将玄府的意义不断延伸,他在《素问玄机原病式》中言:"玄府者,无物不有,人之脏腑皮毛,肌肉筋膜,骨髓爪牙,至于世之万物,乃气出入升降之道路门户也。"广义的玄府是连接人体内外的微小通道,具有防御外邪、营卫流通、气机升降、血液灌注、津液输布的功能[35]。《丹溪心法》中言谓:"气血冲和,万病不生,一有怫郁,诸病生焉,故人身诸病,多生于郁。"寒湿型慢性湿疹患者的皮损多表现为干燥脱屑、少汗或无汗、浸润肥厚、苔藓样变,是因气机的运行、气液的流通、气血的渗灌郁滞不畅所致。慢性湿疹的病理变化主要为棘层增厚,表皮突显著延长,并有角化过度及角化不全,在表皮内可能尚有轻度的细胞间水肿。真皮上部显示轻度血管周围炎性浸润,以淋巴细胞居多,此外尚有嗜酸性粒细胞及纤维细胞,毛细血管数目增多,内皮细胞肿胀和增生[23]。这些病理变化也佐证了寒湿型慢性湿疹患者玄府郁闭的病机特点。

肺主皮毛,与玄府密切相关。若肺气充足,功能正常,则卫阳温煦、营阴和调,腠理致密,玄府通畅,肌肤柔润而光泽,不易受邪。寒湿型慢性湿疹的发生与肺密切相关,肺为娇脏,不耐寒热,风寒湿邪通过口鼻直接侵犯肺表,造成肺失宣降,玄府开合失常,营卫失和,此时患者若冒雨、水中作业、居住潮湿等,则风寒湿邪亦可通过玄府侵入肌表;另外因肺失宣降,失去行水的职能,水道不通,则可出现水液输布和排泄障碍,加重寒湿内停;寒湿停滞于肌腠脉络之间,可致玄府阳气郁闭,郁结不散,与气血搏结而发为湿疹,故《素问·调经论》言:"寒湿之中人也,皮肤不收,肌肉坚紧,营血泣,卫气去。"

（四）伤阳是寒湿型慢性湿疹的主线

全氏认为脏腑风湿与伏气温病伤阴的主线恰好相反,其始终以伤阳为主线,发作一次,伤阳一次,最终走向阳气的衰败[20]。这与临床相符,寒湿型慢性湿疹患者常伴有畏寒、喜温喜暖、脘腹胀满、尿清便溏、舌淡胖或暗、边有齿痕等不同程度脾阳虚的症状。寒湿内伏脾胃,先伤脾阳,脾为后天之本,气血生化之源,肾为先天之本,先天之本需要靠后天之本的濡养,所以脾阳虚患者日久可导致肾阳虚,出现腰膝酸软、畏寒肢冷、水肿、男子阳痿早泄、女子宫寒不孕等症,即所谓"久病入肾"。

另外,部分患者表现为湿热的症状,如皮疹潮红灼热,浸润明显,口干,燥热,舌苔黄腻等,其本质是阳虚寒湿。《素问·玉机真藏论》言:"风寒客于人,使人毫毛毕直,皮肤闭而为热。"风寒湿邪外束肌表,卫阳不足,无力祛邪外出,郁而化热,则表现为皮疹潮红灼热等热像。脾阳不足,寒湿困脾,阳气被遏于脾土之中,升发受阻,内不得疏泄,外不得透达,而成内热,则见口干、燥热、舌苔黄腻。对于"真寒假热"的判断,一般而言,内外不符信内,上下不符信下。这类患者虽有热像,但伴喜温喜暖,渴喜热饮,大便溏泻,腰膝怕冷,舌淡胖或暗、边有齿痕,脉沉紧、弦、迟或濡或缓等特点,本质仍为阳虚寒湿。

四、运用"脏腑风湿"理论探讨寒湿型慢性湿疹的治疗

对于脏腑风湿病,外邪侵袭是起病首因,邪留不去更是致病关键,故祛邪外出,给邪出路是治疗的首要任务,正如《醌塘医话》所云:"凡属有病,必有留邪,须放出路,方不成痼疾。"[13]寒湿型慢性湿疹患者邪气内伏于脾胃,外复感风寒湿邪后,新感引动伏邪,发越不畅,郁于肌表,则发为湿疹,故祛邪当标本兼顾,内外分消而治。

（一）调理脾胃——温脾散寒,淡渗利湿,以固其本

寒湿困脾是寒湿型慢性湿疹的核心病机,其中以湿邪最为缠绵,除湿关键在脾,脾阳健运,升降有序,湿有去路,才能达到治本的目的,故调理脾胃、温脾散寒、淡渗利湿是其第一大法,无湿则风不驻、寒易出。用药上可重用温中散寒药如草豆蔻、干姜、高良姜、小茴香、吴茱萸、蚕沙等,并配茯苓、泽泻等淡渗利湿之药,使寒湿温化或从小便而去。在加减用药方面:若寒湿中阻,气机不畅者,可加厚朴、陈皮、木香;若湿浊较重,可加苍术、半夏、陈皮等燥湿降浊药,或藿香等芳香化湿醒脾药;若脾胃气弱,加黄芪、甘草,或四君子汤;升举脾阳常选柴胡、葛根、升麻。另外还需佐以祛风除湿药,如羌活、独活、防风等,一方面取祛风能胜湿之意,另一方面亦可直接发散客于消化道黏膜的风寒湿邪。常用方剂可选升阳益胃汤、升阳除湿防风汤、中满分消汤、苓桂术甘汤、藿香正气散等。王玉玺自拟升阳除湿防风汤加味(防风、乌药、小茴香、当归、川芎各 10 g,苍术、焦白术、青皮、赤芍、半夏、白

鲜皮各 15 g,茯苓、地肤子各 20 g,吴茱萸、甘草各 6 g)治疗寒湿性湿疹,疗效显著[36]。

(二)宣肺解表——辛温发汗、开通玄府,祛邪外出,以治其标

肺卫肌表为外感寒湿的重要途径,寒湿型慢性湿疹患者多具有无汗或少汗的特点,其主要原因是肺失宣降,玄府郁闭,皮肤排汗不畅,水湿之邪郁阻皮肤,故当辛温发汗,开通玄府,因势利导,使邪从表而解,正所谓"病的来路就是病的去路"。常用麻黄配桂枝、白术以散寒祛湿,若湿邪较显,重用羌活、独活、防风等祛风胜湿药,正如仲景言:"若治风湿者,但微微似欲出汗者,风湿俱去也。"常用方剂有麻黄加术汤、麻黄附子细辛汤、九味羌活汤等。张里德[37]治疗寒湿型湿疹用麻黄附子细辛汤加减:麻黄 8 g,熟黑附子 10 g,细辛 5 g,蚕沙 15 g,甘草 5 g,白鲜皮 10 g,羌活 10 g,独活 10 g,蝉蜕 10 g,防风 15 g,苍术 15 g,土茯苓 20 g,地肤子 10 g。水煎服 2 剂已有好转,原方不变,再进 2 剂,病愈大半。上方略做增减,又服 3 剂后痊愈。

(三)时时顾护阳气,不忘通阳

寒湿型慢性湿疹以伤阳为主线,故应时时顾护阳气,所谓"阳光一出,阴霾四散"。寒湿型慢性湿疹患者早期,阳气受损较轻,以脾阳被郁为主,当升举阳气,发越郁火以通阳,用柴胡、升麻、葛根发越阳明之火,用羌活、防风发越太阳之火,用独活发越少阴之火。方剂可选升阳散火汤、升阳益胃汤等。寒湿型慢性湿疹患者中期,以脾阳虚为主,需温补脾阳以通阳,药用选干姜、高良姜、小茴香、桂枝、吴茱萸等,方选理中汤、五苓散、实脾饮等。寒湿型慢性湿疹患者后期,常伴有肾阳虚,则需温补肾阳以通阳,药用附子、肉桂、干姜、炮姜、淫羊藿、巴戟天、鹿茸等,可以选用麻黄附子细辛汤、真武汤、金匮肾气丸等。另外,对于久病寒湿瘀阻较重者,除了温补阳气外,还需加搜风除湿、化瘀通络药以通阳,如全蝎、蜈蚣、乌梢蛇、鸡血藤等药,桃红四物汤、乌蛇荣皮汤、当归四逆汤、阳和汤等方。欧阳卫权[38]用真武汤加减,熟附子 40 g(先煎),干姜 20 g,苍术 10 g,茯苓 20 g,淫羊藿 20 g,砂仁 10 g治疗小腿部慢性湿疹伴倦怠乏力、怕冷者,3 剂后皮疹瘙痒减轻,精神好转;继守 20 剂,诸恙全消,精神振奋。

五、病案举隅

【案 1】

李某,男,84 岁,2018 年 4 月 25 日初诊。主诉:双小腿、足背起疹数年,加重 1 周伴溃烂。现病史:患者数年前无明显诱因于小腿、足背起暗红斑块,自觉症状不明显,曾在外院予中西药治疗,效欠佳,皮疹时轻时重。1 周前皮疹突然加重,局部破溃、流水,不痛,不痒,口干,小便少,大便略干,夜尿多,面色㿠白。既往史:陈旧性心梗、支气管哮喘、高血压、痛风、前列腺癌,否认糖尿病病史。专科检查:双小腿、足背紫暗斑块,伴溃疡、结痂,渗出明显,双小腿、足背中度可凹性水肿,局部皮温稍低。足部痛风结石破溃。双小腿轻度静脉曲张。舌淡红,有齿痕,苔黄腻,脉弦尺沉。

西医诊断:郁滞性湿疹。

中医诊断:湿毒疮。

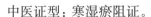

中医证型：寒湿瘀阻证。

治法：温阳除湿，化瘀解毒。

处方：五苓散、平胃散合四妙勇安汤加减。茯苓 30 g，猪苓 30 g，泽泻 10 g，白术 30 g，苍术 20 g，桂枝 10 g，厚朴 10 g，陈皮 20 g，当归 20 g，玄参 10 g，金银花 10 g，生黄芪 15 g。7 剂，水煎服，日 1 剂，分早晚 2 次服用。外用硼酸溶液湿敷患处，每日 2 次，每次 15 min，派瑞松软膏每次 2 g，每日 2 次。

二诊（2018 年 5 月 2 日）：家属代诉水肿、溃疡明显好转，无痒痛感，大便正常，拍照可见：皮疹紫暗减轻，肿轻，溃疡愈合，无渗出，面色暗黄，舌暗有齿痕，苔黄腻薄。依前法，前方生黄芪改为 20 g，加地龙 15 g、路路通 10 g、生薏苡仁 30 g，14 剂，水煎服。

三诊（2018 年 5 月 16 日）：紫暗皮疹明显轻，溃疡愈，肿胀轻，局部皮温低，大便干，3 日一行。B 超提示静脉反流。舌质稍红，齿痕，苔白厚，脉弦。处方：茯苓 30 g，猪苓 20 g，泽泻 10 g，苍术 30 g，白术 30 g，桂枝 10 g，鹿角胶 10 g（烊化），生麻黄 6 g，炮姜炭 10 g，地龙 15 g，巴戟天 20 g，生黄芪 15 g。14 剂，水煎服。

四诊（2018 年 5 月 30 日）：皮疹基本痊愈，色素沉着变浅，无渗出，面色改善，双小腿轻度可凹性水肿，小便少，口干，足底凉，大便正常，舌质稍红，苔白燥，脉细弱，右寸浮。处方：茯苓 30 g，牡丹皮 10 g，泽泻 10 g，牛膝 15 g，车前子 30 g，山茱萸 10 g，熟地黄 20 g，生山药 30 g，肉桂 6 g，桂枝 10 g，黑附子 30 g（先煎），猪苓 30 g，鹿角胶 10 g（烊化），生麻黄 3 g，炮姜炭 10 g。14 剂，水煎服。

按：宋坪认为该患者本属阳虚寒湿证，但初诊时见苔黄腻，表现为热象，此因寒湿困脾，阳气被遏于脾土之中，升发受阻，内不得疏泄，外不得透达，寒湿郁久化热，其本质仍为阳虚寒湿，急则治其标，故先予五苓散加平胃散、生黄芪通阳利水、健脾除湿，佐以四妙勇安汤清热解毒、活血通络。二诊时，加大黄芪用量以利尿消肿，另外黄芪配地龙、路路通、生薏苡仁健脾升阳、补气活血。三诊时，患者热象已不显，缓则治其本，予五苓散合阳和汤加减以温阳散寒除湿，麻黄配桂枝以开玄府、解郁闭，使寒湿邪气从内外分消而解。四诊时皮疹已基本缓解，当温补肾阳、培元固本以防变，故用金匮肾气丸合阳和汤化裁以收功。

【案 2】

患者，女，39 岁，2012 年 10 月 16 日初诊。主诉：周身皮肤起疹伴瘙痒 6 年，加重半年。既往史：患者 6 年前无明显诱因周身皮肤起疹伴瘙痒，在当地医院诊断为湿疹，经中西医治疗可暂时控制症状，每于冬天遇风寒、热天吹空调或吃冷饮则症状加重，近半年皮疹及瘙痒症状逐渐加重。刻下：以皮损处瘙痒为主，面色晦暗，口唇青紫，患者走进诊室时两肩下垂，含胸拔背，有气无力状，饮食不香，大便时干时稀，眠差。舌体偏小，舌质淡白，舌苔光滑，六脉沉细。

西医诊断：慢性湿疹。

中医诊断：湿疮。

中医证型：脾胃虚寒，寒湿郁阻。

治法:健脾利湿,扶阳解表。

处方:理中汤合二陈汤、荆防败毒散加减。党参 15 g,生白术 30 g,干姜 6 g,法半夏 15 g,橘红 15 g,荆芥 30 g,防风 30 g,茯苓 30 g,独活 20 g,羌活 20 g,桔梗 15 g,薄荷 20 g。7 剂,日 1 剂,饭后半小时服 200 ml。嘱患者忌冰饮冰食,忌熬夜。

二诊(2012 年 10 月 23 日):服第 3 剂药时已能入睡 7 h,瘙痒减轻大半,故将上方生白术改为 60 g。此后以上方加减调理 50 日左右而愈,随访 5 年未发病。

按:黄飞剑发现寒湿型湿疹患者多面色暗黄或晦暗,舌淡苔白或苔腻或苔薄滑而夹杂黄色苔等,脉多细、多沉与涩等。反映出寒湿型湿疹具有脏腑风湿病的特点,因而祛寒除湿是治疗本病的最佳选择。对内寒内湿可温、可渗、可燥,对外寒外湿可散、可通。方中所用二陈汤温中化痰,且重用生白术以利湿健脾。黄飞剑认为大剂量生白术是中焦利湿燥湿的良药,且无碍脾之弊。二陈汤合理中汤以温中除湿,荆防败毒散外散在表之寒湿,内外兼顾,故取得良好疗效。

【案 3】

樊某,男,49 岁,2018 年 9 月 5 日初诊。主诉:周身起疹伴瘙痒 20 年,加重 1 年。现病史:20 年前因居住潮湿,周身起疹,在外院诊断为“湿疹”,予多种西药及中药口服,并长期外用皮炎平软膏,皮疹时轻时重,1 年前因食海鲜后皮疹加重,瘙痒明显,纳眠可,大便黏。既往体健,否认鼻炎、哮喘史。专科检查:周身泛发淡红色浮肿性红斑及斑丘疹,散在抓痕、结痂,轻度脱屑,渗出不明显。舌体胖,舌质暗红,边有齿痕,舌苔黄厚腻,脉沉细。

西医诊断:慢性湿疹。

中医诊断:湿疮。

中医证型:寒湿困脾,玄府郁闭。

治法:燥湿健脾,辛温发汗。

处方:九味羌活汤、健脾祛风汤合封髓丹加减。苍术 20 g,陈皮 10 g,茯苓 30 g,泽泻 10 g,清半夏 20 g,荆芥 10 g,防风 10 g,羌活 15 g,白芷 10 g,川芎 20 g,苦参 10 g,砂仁 20 g(后下),黄柏 20 g,黄连 6 g。14 剂,水煎服,日 1 剂,分早晚 2 次服。外用青鹏软膏、皮肤康洗液。

二诊(2018 年 9 月 26 日):诉初服药后皮疹加重,4～5 日后皮疹、痒感均逐渐减轻,现皮疹全部消退,仅肩背部皮肤干燥,轻度痒感。纳眠可,二便调。舌红胖,边有齿痕,舌苔黄厚,脉沉细。处方:前方减去荆芥、防风,加葛根 20 g,升麻 15 g,柴胡 15 g,白芍 20 g。14 剂,水煎服,日 1 剂,分早晚 2 次服。外用药同前。

按:宋坪认为此患者发病之初因久居潮湿环境而诱发,后又因饮食海鲜寒凉之物加重,具备风寒湿邪外袭的证据,且符合复感邪后皮疹加重的特点,综观症状、皮疹、舌脉,存在寒湿困脾、玄府郁闭病机,故可以参照脏腑风湿理论进行论治。初诊时以羌活、荆芥、防风、白芷、川芎辛温发汗,开玄府,行气血,以除肌表之风寒湿邪;苍术、茯苓、泽泻、清半夏、陈皮燥湿健脾,以解在里之寒湿;寒湿久困,阳气郁而化热,故佐以黄连、砂仁、黄柏降阴火以除湿热;苦参除湿止痒。解表风药诱邪外出,正邪交争,故首次服药后皮疹加重,正胜邪退,则皮疹逐渐减轻。二诊时皮疹基本消退,缓则治其本,故减去荆芥、防风,加葛根、升麻、柴胡升举脾阳,白芍酸收敛阴而和营,并能防羌活、柴胡等辛散太过,取升阳益胃汤之意,脾阳振奋,中气升降转运,则寒湿消散,诸症缓解。

特应性皮炎

一、特应性皮炎的概述

特应性皮炎(atopic dermatitis,AD)是一种具有慢性、复发性、遗传性和过敏性的皮肤病。AD病程迁延,常易复发,是皮肤科难治疾病之一,其发病率呈逐年上升趋势,已成为全球一大公共卫生问题。AD瘙痒剧烈,严重影响患者生活[39]。其临床表现随发病年龄具有多样性,婴儿期以急性湿疹表现为主;儿童期逐渐转为亚急性,随年龄增长亦向慢性转化;青少年期和成人期与老年AD以亚急性和慢性皮炎为主[40]。西医对该病目前尚无有效的根治方法[41];中医从辨证论治的角度入手,对AD的治疗取得了一定疗效。

二、特应性皮炎的历史沿革

明清时期对该病的治疗注重从风湿热角度辨证。《外科正宗》[42]记载:"奶癣,儿在胎中,母食五辛,父餐炙膊,遗热于胎儿,生后头面遍身发为奶癣。"《医宗金鉴》[43]亦载:"敛疮始发头眉间,胎中血热受风缠""四弯风生腿脚弯,每月一发最缠绵,形如风癣风邪袭,搔破成疮痒难忍"。这指出了风热在AD发病中的必要性。《洞天奥旨》[44]中认为"湿奶癣"由于"食母之湿乳"而发,指出了湿邪在AD发病中的地位。由此可见,明清时期的医家主要认为AD由于母体怀娠之时偏嗜辛辣炙膊、腥膻发物,脾运失司,湿热内生,遗于胎儿,胎儿心脾积热,复受风邪而发病。

现代中医多从湿热内蕴、脾虚湿盛和阴虚血燥论治AD,分别采用清热利湿、健脾除湿、养血润燥法治疗[7]。中华中医药学会皮肤科专业委员会发布的AD专家共识将AD分为心脾积热证、心火脾虚证、脾虚湿蕴证、血虚风燥证,分别采用清心导赤法、培土清心法、健脾渗湿法、养血祛风法治疗[45]。亦有专家主张从心火、脾湿来论治该病[46-51]。

宋坪在临床观察中发现,一部分AD患者的发病与风湿热相关,另一部分则常因寒湿邪诱发加重,皮损颜色暗淡。因此,从全氏的"脏腑风湿"理论出发,采用祛风散寒除湿之法治疗此类患者,可取得良好疗效。

三、特应性皮炎与脏腑风湿

"脏腑风湿病"指风寒湿等外邪在脏腑内虚的基础上,自表而里侵袭人体,盘踞不去,形成伏邪,每遇外感发作或加重的一类疾病,治疗上以透邪外出为重要治法[13]。风寒湿邪侵袭人体之表是基础病因,而热、火、瘀、毒是继发的病理因素。

(一)病因病机

1. 正气不足,邪气内伏　仝氏指出,皮肤、呼吸道黏膜、消化道黏膜均为人体之表,卫气循行其间,是人体抵御外邪的屏障,外邪可从此三表侵袭人体[4]。"谷入于胃,以传于肺,五脏六腑,皆以受气……其浊者为卫"[52],脾胃乃水谷之海,营卫所依,若脾胃失健,水谷不化,则卫无以生。《素问·痹论》[5]曰:"卫者……循皮肤之中,分肉之间,熏于肓膜,散于胸腹。"卫无以生,不能御护皮肤、分肉、肓膜、胸腹,则两虚相得,乃客其形,邪气内伏,伺机而发。

2. 风寒湿邪,束于二表　"风"本属六气,因两虚相得而为贼邪。瘙痒几乎困扰所有AD患者[40]。中医认为"无风不作痒""诸痒皆属于风",历代医家亦多有论述。《灵枢·刺节真邪论》云:"邪气之中人也,洒淅动形,起毫毛而发腠理……其入深,搏于皮肤之间,其气外发,腠理开,毫毛摇,气往来行,则为痒。"阐述了风邪与卫气相搏,卫气循行紊乱而致痒的机制[52,53]。

"寒"亦属六气之一,为天之四时而生。若太阳司天,或久居风寒之处,则寒气太过而伤人。如《伤寒论》[8]言:"病在阳,应以汗解之;反以冷水潠之。若灌之,其热被劫不得去……肉上粟起。"可见风寒束表,玄府郁闭可形成丘疹。胃为水谷之海,脾为仓廪之官,水谷之寒,脾胃首当其冲。

天地二气熏蒸即为湿,若逢岁土太过,或岁水不及,或久居湿处,则易外感湿邪,"地之湿气,感则害皮肉筋骨"[53]。而湿性黏腻,阻滞气机,湿邪蕴阻肌表,营卫运行不畅,气机宣泄不得,进而导致瘙痒。湿邪流注肌表,可见皮损渗出。胃表为人体之表,饮食之湿亦由胃表侵袭。

由此可见,风寒湿邪侵袭皮肤及消化道黏膜是AD发病的重要因素。

3. 脾胃素弱,邪伏久积　小儿脏腑娇嫩,形气未充,脾常不足。因此,脾胃虚弱是小儿特应性皮炎的主要病因[54]。《灵枢·天年》曰:"以母为基,以父为楯。"从中医角度阐明了遗传的过程。我们认为,母体怀娠之时,过食生冷、肥甘、腥发之物,寒湿之邪从消化道黏膜直入脏腑,寒湿生痰,困阻脾胃,遗于胎儿,是家族遗传史的基础。胎儿感受母体寒湿之邪,先天脾胃不足,难以运化母乳食物,聚而成痰生湿,留于脾胃,邪气伏于其间,每因饮食不节,或复感外邪,引动伏邪而成为过敏性疾病的基础。

无论渗出性,还是干燥性皮损,湿邪均贯穿始终。脾与湿邪五行同属土,同气相求,外湿侵袭皮肉,亦可困脾。脾胃同秉中土而生,饮食之寒湿可由胃表直中脾脏。《素问·经脉别论》云:"饮入于胃,游溢精气,上输于脾。脾气散精,上归于肺""肺朝百脉,输精于皮毛"。阐述了水谷精微荣养皮肤的生理过程。水谷精微与湿同类,若脾胃运化不足,则水谷聚而成湿,湿为阴邪,易困脾阳,脾阳愈伤,运化愈失,湿邪愈聚,恶性循环,水谷精微不能布散周身,则肌肤失养,干燥瘙痒。另外,有研究表明半数以上的AD患者有皮肤干燥的临床表现[40]。

临床上,AD患者或因久居阴冷潮湿之所,或贪冷气,或进食生冷肥甘之物后症状加

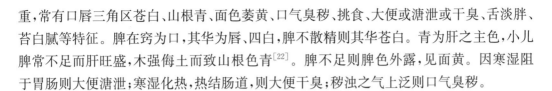

重,常有口唇三角区苍白、山根青、面色萎黄、口气臭秽、挑食、大便或溏泄或干臭、舌淡胖、苔白腻等特征。脾在窍为口,其华为唇、四白,脾不散精则其华苍白。青为肝之主色,小儿脾常不足而肝旺盛,木强侮土而致山根色青[22]。脾不足则脾色外露,见面黄。因寒湿阻于胃肠则大便溏泄;寒湿化热,热结肠道,则大便干臭;秽浊之气上泛则口气臭秽。

4. 继发郁热,显象于外 肌表为腠理所处,营卫气机出入其间,津液精微灌注于此。"风寒客于人,使人毫毛毕直,皮肤闭而为热"[53]说明风寒邪气郁闭肌表,气机出入不利,可形成郁热;"湿家之为病,一身尽疼,发热。"[9]湿为阴邪,本不发热,其性黏滞,阻于肌表,卫气不行,郁而化热。

脾胃同秉中土而生,土气运化则脾升胃降。若寒湿蕴阻,土气填实则升降失司,气机壅滞,郁而化热。同时,气机升降失常,寒热交通不畅,亦可致热郁于外,产生红热之象。

AD婴儿期皮损多见热象。人以天地之气生,四时之法成,心布于表,属火,火性宣通;肺主皮毛,属金,金性敛降,玄府之开因心火宣通,阖由肺金敛降。小儿乃纯阳之体,寒湿易于化热,且小儿心常有余,肺常不足,热与火相合,复与湿相加,宣通之力太过,进而导致玄府开泻过度,津液外泄,湿邪流布,则见渗出、糜烂等一派火热之象。

(二) 治法——透散伏邪,调节升降

部分婴儿期AD可随年龄增长而自行缓解,此因小儿先天脾常不足,若后天小儿自然生长,脾胃健旺,卫气充足,或治疗得当,趋风寒湿邪外出,则可缓解而不复发。若后天不养,或多用清热、燥利、渗湿之药,耗伤正气和阴津,则可迁延至儿童期出现亚急性、慢性皮损。若治疗不当,则继续迁延至青少年期和成人期。

伏邪致病,治疗中当要时时考虑发病的初始因素,透散伏邪要贯穿治疗之始终。AD患者主要从皮肤、消化道黏膜感受风寒湿邪,《素问·皮部论》曰:"邪客于皮则腠理开,开则邪入客于络脉,络脉满则注于经脉,经脉满则入舍于府藏也。"《医宗金鉴》曰:"腠者,一身气隙……理者,皮肤、脏腑内外井然不乱之条理也。"可见消化道黏膜中亦有腠理,邪气传变亦遵从"腠理-络脉-经脉-府藏"的规律。所以,从皮肤、消化道黏膜祛邪,不仅可及时截断邪气,还可将伏邪从表透散而出。

升降出入,无器不有。地面土气居中,为大气升降的交合。五脏禀天地之气而生,脾胃居中如轴,四维如轮。脾升胃降,则中气成而轴动轮转。而AD患者因风寒湿邪伏于皮肤、消化道黏膜,致使脾胃升降、运化失常所至,故恢复脾胃运化,调理气机升降亦十分重要。艾儒棣在治疗AD时注重健运脾胃,扶正祛邪[54]。

(三) 方药举隅

寒湿蕴于消化道黏膜,宋坪常应用小儿化湿汤、升阳散火汤和升阳益胃汤治疗之。小儿化湿汤出自《朱仁康临床经验集》,是朱氏治疗儿童期AD的主要方剂。升阳散火汤、升阳益胃汤同出自李东垣《内外伤辨惑论·卷中》,治疗脾胃气虚,寒凉郁遏脾胃,阳气遏于脾土之中,升发受阻,郁于中焦,而成内热。

1. 小儿化湿汤 小儿化湿汤证为湿邪偏重的患者,多伴见纳差,腹胀,便溏,或小儿山根青,面色黑黄无华,证属寒湿蕴脾。方中苍术、陈皮健脾理气燥湿,茯苓、泽泻淡渗利湿,六一散清热利湿且不伤阴,炒麦芽消食和中。全方健脾除湿,进而从消化道黏膜驱邪外出。嗳腐吞酸、大便臭秽者,临证多加焦三仙、炒谷芽、炒麦芽以生发脾胃、消食化积;加莱菔子行气消导;纳差肢冷,大便溏泻者,临证可加入理中丸以温中健脾。魏跃钢等[56]运用小儿化湿汤治疗 AD,总有效率达到 92.86%。

2. 升阳散火汤　升阳散火汤用于治疗脾胃虚,风邪盛,郁热轻,寒湿微的患者。此类患者常有瘙痒剧烈,皮损淡暗,纳差,腹胀,舌胖淡,苔白腻略黄,脉沉细等症状和体征。方中柴胡疏肝升陷;升麻气味轻清,苦甘而寒,可畅阳外出、燥湿清热。葛根辛甘,可升腾胃阳,胃阳健而脾阴亦起也。防风乃风中润药,通疗诸风,风药散湿,故亦可燥脾泻湿,同时引清阳上达。羌活辛温,善行气分,升而能沉,可发表邪而理游风。独活善行血分,沉而能升,缓而善搜,可助表虚,理伏风。人参、甘草色黄属土而补脾胃,调中气。白芍泻脾土,固腠理,敛阴气。诸药相合,恢复脾胃升降,固表搜风,驱伏邪外出。

3. 升阳益胃汤　升阳益胃汤用于治疗脾虚甚,风邪盛,郁热重,寒湿聚的患者。此类患者通常瘙痒剧烈,皮损热象明显,食寒凉之品易导致症状的加重,伴有腹胀满,便溏等症状,舌胖苔黄腻,脉沉滑。本方为升阳散火汤去提升中气的升麻、葛根,加入白术、茯苓、泽泻、黄芪、半夏、陈皮、黄连。白术苦温,入脾胃,固中气,御外湿;茯苓、泽泻可升阴液而降痰浊;黄芪甘温补脾,固表虚,盈腠理;半夏祛湿化痰;黄连苦寒燥湿,亦可调胃益肠。陈皮行滞气,泻郁滞,扫痰涎。更偏重益气补脾、清热除湿化痰。

总而言之,健脾胃、祛伏邪是治疗 AD 的关键。皮损消退后,饮食仍不可大意,需谨合五味,才可骨正筋柔,气血以流,腠理以密,免除外邪侵袭。

四、医案举隅

【案1】

魏某,男,25 岁,初诊时间 2018 年 7 月 18 日。主诉:面部、躯干、四肢瘙痒 10 年。患者 10 年前无明显诱因,面部、躯干、四肢出现针尖大小红色丘疹,瘙痒,伴少量渗出。于外院诊断为"湿疹",先后予中西药治疗,效果不显。既往:过敏性鼻炎、过敏性哮喘。辅助检查:IgE>2 500 IU/mL。专科查体:面部、躯干、四肢手掌大小淡红、暗红斑片,肘窝偏重,瘙痒剧烈,影响睡眠,未见明显渗出,皮肤干燥、粗糙。舌胖、边尖红,苔白腻略黄,脉沉细。

西医诊断:特应性皮炎。

中医诊断:四弯风。

辨证:风邪蕴表,寒湿困脾,郁久化热证。

治法:发表祛风,散寒除湿,发散郁火。

处方:升阳散火汤合小儿化湿汤加减。升麻 15 g,柴胡 15 g,苍术 30 g,葛根 20 g,荆芥 20 g,防风 10 g,白芍 20 g,羌活 15 g,党参 15 g,陈皮 30 g,茯苓 10 g,泽泻 10 g,炒三仙 20 g。14 剂,水煎服,日 1 剂,分 2 服,早晚各 1 服。外用龙珠软膏,每日 1 次。

二诊(2018 年 8 月 8 日):患者诉已停用抗组胺药物,瘙痒减轻,专科查体见面部、躯干、四肢淡红斑片变薄,瘙痒减轻,未见明显渗出,皮肤仍干燥、无渗出,纳眠可,二便调。

舌质暗红,苔黄厚。脉沉细。上方加黄连6g,白鲜皮30g。

三诊(2018年9月16日):家属代诉,患者皮损明显减轻,胸部仅存毛囊性红丘疹。

按:本例患者虽然有淡红色皮损,苔白腻略黄,似有热象,究其沉细脉象,实为气血不足之本。这也印证了部分AD患者为脾胃不足,寒湿伏留,郁而化热,本寒表热,本虚标实。当从脏腑风湿角度论治,不仅祛除伏于皮肤的风邪,还当驱散伏于胃肠道黏膜的寒湿之邪,患者瘙痒剧烈、舌苔白腻略黄,属风邪盛,郁热轻,寒湿微,故用升阳散火汤合小儿化湿汤加荆芥以健脾利湿、升清降浊。二诊时患者寒湿去,但热象显,故加黄连以苦寒清热燥湿;加白鲜皮以祛风除湿止痒。

【案2】

纪某,女,4岁,初诊时间2019年3月10日。主诉:周身苔藓样皮疹伴瘙痒1年余。现病史:未系统治疗,自行使用某中药外用药膏(具体不详)。专科查体:面部、躯干、四肢可见粟粒大小丘疹,苔藓样皮疹,干燥、脱屑伴瘙痒,未见明显渗出,可见抓痕。纳少,大便干。舌质略红,苔薄白,脉弦滑。既往:过敏性鼻炎、过敏性哮喘;其父亲为过敏性体质。

西医诊断:特应性皮炎。

中医诊断:四弯风。

辨证:风邪蕴表,寒湿困脾,郁久化热证。

治法:祛风散寒除湿,发散郁火。

处方:升阳益胃汤加减。升麻6g,柴胡6g,防风10g,党参10g,陈皮10g,茯苓20g,清半夏9g,炒白术15g,枳壳10g,白芍10g,桔梗10g,泽泻6g,黄芩10g,甘草10g,炒三仙各20g。14剂,水煎服,2日1剂,分2服,1日1服。外用蒲公英、马齿苋各30g煎汤,待冷却外洗并外用丝塔芙护肤霜。

二诊(2019年3月24日):停用原有中药软膏后出现大量新出皮疹,瘙痒剧烈,咨询医生后使用2次卤米松乳膏后有所缓解。现可见前胸、四肢淡红色丘疹,伴瘙痒,其上可见抓痕、血痂及少量脱屑,眼睑发红。纳可,眠差,大便干。舌红,苔薄白,脉浮滑。处方:上方去陈皮、清半夏、泽泻,加生麻黄3g,连翘15g,赤小豆20g,白茅根20g。14剂,水煎服,2日1剂,分2服,1日1服。外用药物不变。

三诊(2019年4月7日):皮疹全部消退,夜间仍有瘙痒,皮肤略干燥。纳眠可,二便调。舌质稍红,苔薄白,脉细滑。处方:苍术10g,陈皮10g,茯苓20g,泽泻6g,炒三仙各20g,桑叶20g,桑白皮20g,白芍20g。14剂,水煎服,2日1剂,分2服,1日1服。外用蒲公英、艾叶各30g煎汤,待冷却外洗并外用丝塔芙护肤霜。

按:本例患者以干燥性皮损为主,其舌质略红,苔白,脉弦滑,是寒湿束于脾胃之象,寒湿久束不去,气机升降不调,津液输布障碍,肌肤不荣故而形成干燥性皮损。寒湿郁而化热,气分郁热波及营血,可见舌质红。从脏腑风湿角度论治,当驱散伏于胃肠道黏膜的寒湿之邪,散其郁热,故用升阳益胃汤加减。二诊时患者皮损略有热象,但舌象不显,说明风湿在表而未入里,故合麻黄连翘赤小豆汤加减。三诊时患者热象不明显,但脉中仍有湿象,故用小儿化湿汤加减,加入炒三仙消食和胃,桑叶桑白皮清肺。

【案3】

李某,女,27岁,初诊时间2018年3月28日。主诉:面部、背部红斑瘙痒3月余。齿痕舌,苔薄黄,脉沉细。专科查体:面部、背部可见蚕豆大小淡红斑片,略有脱屑,未见明显渗出,瘙痒,白色划痕症(+)。既往:过敏性鼻炎。家族史:父亲特应性皮炎。

西医诊断:特应性皮炎。

中医诊断:四弯风。

辨证:风邪蕴表,寒湿困脾,郁久化热证。

治法:祛风散寒除湿,发散郁火。

处方:小儿化湿汤合麻黄连翘赤小豆汤加减。苍术30g,陈皮30g,茯苓20g,六一散20g(包),生麻黄6g,连翘15g,赤小豆20g,黄芩20g,黄连6g,牡丹皮20g,桑白皮30g,地骨皮30g,生石膏60g,升麻15g,柴胡15g。水煎服,日1剂,外用四黄膏。

二诊(2018年5月27日):皮损明显减轻,近2日略有反复。专科查体:面部、背部皮肤粗糙干燥,瘙痒,未见明显渗出。舌质略红,齿痕,苔白干,脉沉细。处方:升麻15g,柴胡15g,党参15g,防风10g,葛根30g,白芍20g,羌活15g,独活15g,茯苓30g,炒白术20g,当归20g,牡丹皮20g,陈皮30g,甘草10g。水煎服,日1剂。

三诊(2018年7月11日):皮损基本消退,间断服药以巩固。

按:本例患者以红色皮损为主,苔薄黄,热象较重,然其脉沉细,说明其热为郁热,其气仍不足,不能鼓动脉管。当从脏腑风湿角度论治,不仅祛除伏于皮肤的风邪,还当驱散伏于脾胃的寒湿之邪,疏解郁热。故用小儿化湿汤合麻黄连翘赤小豆汤加减,小儿化湿汤健脾利湿,加入升麻柴胡可共奏升清降浊之功。麻黄连翘赤小豆汤可治疗风湿在表,疏解郁热,将风湿邪气从表而驱。二诊时患者皮损仍干燥,舌红,有齿痕,苔白干,仍有脾湿,故用升阳散火汤加减治疗,另加当归润肤,牡丹皮凉血。

雷诺病

一、雷诺病概述

雷诺病是发生于肢端的一种血管功能障碍性疾病,多因情绪紧张或遇冷而使四肢末端的小动脉发生阵发性痉挛,进而使肢端皮肤因缺血而依次呈现出苍白、发绀、潮红的颜色变化,并常伴有湿冷感、刺痛感、麻木感,但在温暖后可恢复正常。然发作时间过长亦可使肢端皮肤出现营养障碍,甚至发生溃疡或坏死[57]。另外,由某些原发性疾病所继发,且与雷诺病早期临床表现基本相同的一组症状,称之为雷诺现象。因后者的疾病转归、治法治则常与原发病相关,故多从原发病论治。我们这里仅从脏腑风湿的角度去探讨雷诺病的发生、发展及转归,进而为其临床治疗开阔思路。

二、雷诺病历史沿革

中医古籍中,无确切疾病与雷诺病直接对应,然结合其病因病机及临床表现,中医多将其归属于"寒厥""四肢逆冷""脉痹"等范畴论治,如《素问·厥论》言:"阳气衰于下,则为寒厥。"又如《诸病源候论》言:"经脉所行皆起于手足,虚劳皆血气衰损,不能温其四肢,故四肢逆冷也。"再如《医宗金鉴》所言:"脉痹,脉中血不和而色变也。"

黄飞剑通过临床观察,发现该病初起之时双手微有僵硬感,余无他症;中期时,可在遇寒邪(如冷风、冷水)后,指端皮肤出现发白、发暗的颜色变化,主观感觉为肢端发硬、发麻或疼痛;后期时,可出现手掌颜色变淡紫、变黑,且冷痛感明显,此时患者多伴有形体消瘦、面色苍白或萎黄或晦暗,舌质淡,苔白腻或黄腻,脉为细涩偏沉。黄氏结合症状、体征及舌脉,认为雷诺病的核心病机为正气亏虚、寒湿内生,其临床证型分为脾胃虚寒、脾胃湿瘀、脾胃湿热、脾胃气血两虚四种类型,治则为健脾化湿、温胃散寒。

著名皮外科专家朱仁康常从"手足逆冷"的角度治疗该病,且收到良好疗效。朱氏认为该病的发生是在素体阳虚的基础上复感寒湿,或脾肾阳虚难以温化寒湿,久而寒湿阻络,导致血液运行不畅。加之该病的发生与情志因素有所关联,故朱氏常将该病分为外寒侵袭之阴寒证、气郁阳阻之郁滞证、素体阳虚之脾肾阳虚证和郁久热化证。纵观上述四种证型的病证特点,总以寒邪为主。寒邪凝滞,与湿气相杂,阻碍气血运行的通路,故而出现肢端苍白、僵硬、冷感等临床表现[58]。寒湿内伏,每遇外寒引动或气机异常均可外发,日久凝可致瘀、寒可化热、阻则失养,故而依次有发绀、潮红,乃至溃疡坏死等临床表现。

三、雷诺病与脏腑风湿

"脏腑风湿"是仝氏在痹证理论的基础上所提出的一个新学说。痹证的病因、病机等在《素问·痹论》中就有了明确的探讨,如"风寒湿三气杂至,合而为痹也"。通过《素问·痹论》我们可以发现痹证的发生与体质、外邪、季节、气候等诸多因素密切相关[59],且根据这些因素将痹证分为"行痹""脉痹"等诸多类型。仝氏依此理论提出"脏腑风湿"学说,即风寒湿邪或从表而内传,或通过官窍而直中,最终盘踞脏腑,与痰瘀相杂,后值风寒湿等外邪引动,而反复发作且缠绵难愈的一类疾病。而对于风寒湿邪尚未侵袭脏腑,仅停留在肢体官窍的风湿病(痹证),虽不属于"脏腑风湿病"的范畴,但可从脏腑风湿的角度去论治,或"先安未受邪之地",或通过调治相关脏腑而托邪外出[20]。

雷诺病的发病部位在四肢末端,此时风寒湿邪虽尚未侵袭脏腑而形成脏腑风湿病,但雷诺病往往是在脏腑功能低下的情况下,反复感受风寒而发生,亦因感受风寒而反复或加重[13],且该病多具有缠绵反复、顽固难愈的临床特征。故而发生于肢端的雷诺病虽不属于脏腑风湿病,但与脏腑风湿病的发生、发展极为相似。以下从脏腑风湿的角度对本病进行探讨。

(一)病因病机

1. 阳气虚弱为患病之基 "邪之所凑,其气必虚",该病患者多具有阳气虚弱的基础,若再逢外寒侵袭,则寒邪为害甚于平常,寒邪可凝滞血脉,阻滞气血的运行,故而使肢端皮肤色见苍白。若遇温暖则色转潮红,此为阳气复通,血脉得复。复通所需时间的长短则与阳气的多少呈正相关,阳气偏盛者则可片刻恢复;但阳气不足,则血脉长时不得复通,皮肉肌骨不得濡养,肢体之"形""用"受限,而表现为肢端萎缩、短缩、关节畸形、骨死肉腐或笨拙、僵硬等症。久则由感觉障碍、功能障碍的肢体病变发展为多脏器受损的脏腑疾患,如因硬皮病、红斑狼疮等结缔组织病早期表现的雷诺病。

2. 寒邪侵袭为发病要素　雷诺病的发生多为受冷所致,如气温骤降、涉水淋雨、汗出当风。寒为阴邪,可以损伤阳气[60];寒性凝滞,外可凝滞皮肤,内可凝滞脏腑。外受寒邪,脉络收引,内有瘀滞,故表现为肢端肤色由白变为青紫,同时使局部皮温降低而出现湿冷感。瘀滞不通则痛,因此患者常常有肢端麻木疼痛感。其外,或因久食寒凉,或因中阳虚损,均可使得寒邪内生,"脾胃为轴,四维为轮",内生之寒一者可继续损伤阳气,二者可外达于四末而痹阻气血,久而可发为四肢厥冷之症。此外,若患者精神紧张、情绪激动,使气机逆乱,血行不畅,使得阳气郁于内,而不能达于四末,亦可出现四肢厥冷的表现[61]。

3. 伏邪为致病关键　不管是外受寒邪,还是内生之寒。若失治、误治均可使寒邪留着,盘踞某处,成为"伏邪"。寒邪内伏,痹阻血脉,进而与痰瘀相杂,可内伤脏腑,亦可在外邪的引动下使疾病反复发作。据临床观察,雷诺病患者冬季病情较重,并常伴有脾肾阳虚的症状,此时更易受风寒羁绊,内外相合,循环往复而症状越甚,伏寒一旦形成,不会因郁热而消,反渐积渐累,始终缠绵,其不去则病不愈。一般雷诺病患者早期症见皮肤发凉、畏寒无力、舌苔薄白等寒象,病程单一,治疗时自然而然从寒入手,法能取效;但疾病日久,在情志、络瘀的胶着下,可见热象,甚至发生溃疡、坏疽等坏症,医家往往只注意今日之热,不顾昨日之伏寒。

4. 缠绵反复的中间病理产物使疾病趋于复杂化　同时,病理产物也要引起重视。首先,瘀血贯穿始终,正如王清任所言"元气既虚,必不能达于血管,血管无气,必停留而瘀"[62]。反复感邪,寒凝血脉则瘀血生,久病亦生瘀[63],所以患者瘀象明显,发绀为瘀之典型表现,虽症见皮色复原,但瘀阻已成,所以活血通络之法则要时时谨记;其次是郁热,若患者情志变化,五志过极可化为热象,故而每每因精神紧张、情志变化而使疾病复发或加重;或日久寒郁;或郁(瘀)结日久皆能致脉络郁而化热,郁结日久必然导致热象、腐象,可见肢端肿胀、疼痛,甚至局限性浅表溃疡,所以越是疾病后期,越要托毒与扶正兼顾,解毒与温阳共施;雷诺病的另一个病理产物是内湿,脾虚运化失职导致湿浊内生,湿盛可损伤阳气,故"湿"不仅为津液不化所形成的病理产物,同时湿也为阴邪,能损伤阳气,故湿浊困脾,甚则累及于肾,这时湿气又作为加重疾病的使动因素。

(二)各家治疗雷诺病的遣方用药特点

脏腑风湿理论指出,在治疗脏腑风湿病时要重视病初所伤之邪。就雷诺病而言,当在温阳补气养血的基础上散寒祛湿。而众多皮肤科专家在治疗雷诺病时亦多从此法入手,在温阳祛寒的同时,兼以化瘀、清热、理气、养血,这与脏腑风湿理论不谋而合。以下简单举隅各家法要。

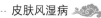

燕京学派赵炳南认为本病的发生是因为脾肾阳虚,兼感寒邪,最终阳气衰微不能温煦四肢而发病。且将本病分为气虚型和血虚型,但不论证型如何,治疗均将温经通络的思想贯穿其中,例如常用附子、细辛、麻黄、干姜等药物发挥温煦作用[64]。

四川梁开发认为阳虚寒凝,使得四肢末端气血虚滞,脉道失于灌注温养是雷诺病发病的基本机制。临床观察温经汤加减治疗雷诺病 23 例,总有效率为 82.61%,提示我们温阳以祛伏寒对治疗雷诺病有较好的疗效[65]。

广东黄春生认为该病是在脾肾阳虚的基础上,外受寒邪侵袭而发。据本病症候特点,将其分为寒凝血脉、脾肾阳虚、血脉痹阻、血痹肉腐四个基本证型。根据疾病的发展机制,他选择以补益温通为主,以活血通脉为辅的方案进行治疗,拟提出温热类中药能够扩张痉挛的血管,从物理角度阐释"温法"之功效。同时黄氏兼顾饮食疗法,认为羊肉、狗肉、生姜、八角茴香等温热食物有利于该病的恢复[66]。

海派朱仁康对本病具有丰富的治疗经验,其善宗当归四逆汤[12]与阳和汤[67]之意治疗本病。另外,据报道借助物理之火热,使用温针治疗雷诺病效果亦佳[68]。

综上可见,祛除伏留脏腑之风寒湿邪乃疗疾之枢机。雷诺一病日久而重,阳气愈损,可由功能不足累及周身,发展为全身多系统疾病,有效及时的治疗尤为重要。其一,若伤阳不甚,正不虚,邪不盛,以邪气伏表为主,即将此寒气透发于外即可,从表散邪为妙,可以称为温散之法,临床常以麻黄、浮萍入药;其二,若阳气虚损,过散则耗伤正气,然正已虚,则温阳、扶阳、补阳固本为主,同时兼托寒外出,此时需徐徐图之,不必急于祛邪,当用温阳补气之法,常加黄芪、白术之品,从温阳托邪论治,正气足则邪外出[69]。故无论前期畏冷变色,还是后期血败肉腐、形消肢缩,始终秉承温阳大法,考量伏寒之机枢,以散邪、透邪加减化裁,循前辈足迹,处处不忘"知寒""治寒",可见前人已在临床工作中初步运用到了脏腑风湿之意。

四、验案举隅

【案】[66]

患者,女,40 岁,1967 年 8 月 22 日就诊。四肢末端发凉发麻 3 年,时而苍白,时而发绀,尤以指端明显,冬季加重,伴疼痛。既往迁延性肝炎 8 年,苔黄腻,脉沉细。

西医诊断:雷诺病。

中医诊断:四肢逆冷。

中医证型:血虚寒凝证。

治法:益气活血,散寒通脉。

处方:当归四逆汤加减。当归 30 g,黄芪 30 g,桂枝 15 g,红花 12 g,川芎 6 g,细辛 6 g,炙乳没各 9 g,甘草 15 g,鸡血藤 15 g,7 剂,水煎服,日 2 服。

二诊(1967 年 8 月 29 日):5 剂后肢痛轻,发凉减,因外感风邪全身发风团。故上方去细辛、川芎、乳没,加荆芥 9 g,羌活 9 g,地龙 9 g,7 剂,水煎服,日 2 服。

三诊(1967 年 9 月 4 日):症状皆好转。处方:上方加鸡血藤 15 g,7 剂,水煎,日

2服。

四诊(1967年底)：欲迁往海南生活，故改用丸剂进一步巩固。处方：当归90 g，桂枝60 g，黄芪30 g，红花60 g，干地龙60 g，赤芍90 g，甘草30 g，炙乳没各30 g，每丸9 g，日2丸。1年后随访，疗效佳，改当归四逆汤水丸续服。

按：朱仁康辨该患者为阳气不达四肢、气血不荣之证，治以温阳散寒、通络和营，方用当归四逆汤加减。结合患者症状，可见患者本质属脾肾阳虚，但因肢端血行不畅，故先治以温阳散寒、通络和营；二诊因风团先治以疏风通络；三诊继以温阳，兼顾活血通络以化瘀。后加之环境温暖，内外相合以获全效，可见其治"寒"之效。当归四逆汤见于《伤寒论·厥阴病篇》"手足厥寒，脉细欲绝者，当归四逆汤主之"。此病机是营血虚寒，阳气被遏不达四末，导致阴阳不相顺接而出现手足厥冷[70]。方中当归和血养血为君；芍药调和营卫为臣；通草通脉为佐；甘草、大枣温养脾气为使；桂枝温通经脉；细辛外散表寒，内驱伏寒。全方温阳与散寒并用，养血与通脉共施，共奏温经散寒、养血通脉之效。

参考文献：

[1] 刘爱民. 皮损辨治述要[J]. 光明中医，1995，21(6)：52 - 56.

[2] 庄贺，高媛媛，侯王君，等. 带状疱疹用药规律研究[J]. 中医学报，2017，32(9)：1708 - 1711.

[3] 周煜，刘红霞. 中医药治疗玫瑰糠疹研究进展[J]. 河南中医，2013，33(9)：1579 - 1580.

[4] 仝小林. 维新医集[M]. 上海：上海科学技术出版社，2015：11，19.

[5] 黄帝内经素问[M]. 北京：人民卫生出版社，1963：290 - 291.

[6] 毕文霞，陈守强，徐亮，等. 伏邪[J]. 实用中医内科杂志，2014，28(7)：73 - 76.

[7] 中医外科学[M]. 北京：人民卫生出版社，1987.

[8] 张仲景. 伤寒论[M]. 北京：人民卫生出版社，2013：28，57.

[9] 张仲景. 金匮要略[M]. 北京：人民卫生出版社，2005：8.

[10] 尚俊良，徐佳，王莒生，等. 银屑病中医研究概述[J]. 中医杂志，2017，58(22)：1971 - 1974.

[11] 宋坪，吴志奎，邹忆怀. 银屑病中医辨证治疗及开玄解毒新思路探索[J]. 中国中医药信息杂志，2009，16(12)：90 - 91.

[12] 中国中医研究院广安门医院. 朱仁康临床经验集[M]. 北京：人民卫生出版社，2014：243.

[13] 仝小林，刘文科，田佳星. 论脏腑风湿[J]. 中医杂志，2013，54(7)：547 - 550.

[14] 郑丰杰，吴若菡，刘妙. 论汗法辨治皮肤瘙痒[J]. 中国中西医结合皮肤性病学杂志，2013，12(3)：190 - 192.

[15] LEBWOHLM. Psoriasis [J]. Lancet，2003，361(9364)：1197 - 1204.

[16] 丁晓岚，王婷琳，沈佚葳，等. 中国六省市银屑病流行病学调查[J]. 中国皮肤性病学杂志，2010，24(7)：598 - 601.

[17] 李伯华，周冬梅，张广中. 浅谈赵炳南"首辨阴阳"学术思想对皮肤病湿证治疗的指导作用[J]. 中华中医药杂志，2015，30(6)：1985 - 1987.

[18] 梁家芬，李红毅，刘炽. 禤国维教授解毒法治疗皮肤病经验浅析[J]. 环球中医药，2013，6(12)：926 - 928.

[19] 杨素清，周竣竣，闫景东. 王玉玺教授应用中医药治疗银屑病的学术思想[J]. 中国中医急症，2017，26(10)：1727 - 1729.

[20] 杨映映，张海宇，沈仕伟，等仝小林"脏腑风湿论"述要[J]. 北京中医药，2018，37(06)：519 - 524.

［21］李娜,杨映映,黄飞剑,等.运用脏腑风湿理论探讨寒湿型慢性湿疹的治疗［J］.北京中医药,2018,37（9）：864－868.

［22］王若伊,宋珏娴,宋坪.从脏腑风湿理论探讨皮肤损害的辨证论治［J］.中医杂志,2018,59(21)：1877－1879.

［23］中国临床皮肤病学［M］.江苏：江苏科学技术出版社,2010：1008－1015.

［24］王青,刘彦汶,宋庆桥,等.运用脏腑风湿理论探讨寒凝经脉型高血压病的治疗［J］.2018,37(11)：1079－1081.

［25］Pietrzak A,Kadzielewski J,Janowski K. Lipoprotein(a) inpatients with psoriasis：associations with lipid profiles and disease severity［J］. Int J Dermatol, 2009, 48(4)：379－387.

［26］张嘉.银屑病伴发代谢综合征患者的临床特征及相关危险因素分析［D］.山西医科大学,2013.

［27］宋坪,王晓旭,杨茂誉,等.开通玄府、通络解毒法治疗斑块状银屑病120例疗效观察［J］.中医杂志,2013,54(17)：1476－1479.

［28］杨映映,邸莎,张海宇,等."脏腑风湿"与"中焦胃系"关系探讨［J］.北京中医药,2018,37(7)：672－676.

［29］宋坪,杨柳,吴志奎,等.从玄府理论新视角论治银屑病［J］.北京中医药大学学报,2009,32(2)：136－138.

［30］汪玉梅,林晓冰.禤国维治疗银屑病经验撷菁［J］.中医药临床杂志,2010,22(6)：530－531.

［31］吴小红,曾雪,郑晋云.许铣运用温阳化瘀复脉法治疗顽固性斑块型银屑病的体会［J］.中国中西医结合皮肤性病学杂志,2017,16(3)：271－273.

［32］Harari M,Shani J,Hristakieva E, et al. Clinical evaluation of a more rapid and sensitive Psoriasis Assessment Severity Score (PASS)，and its comparison with the classic method of Psoriasis Area and Severity Index (PASI)，before and after climate therapy at the Dead－Sea［J］. International journal of dermatology, 2000, 39(12)：913－918.

［33］刘莉萍,许辉,赵建华,等.皮炎湿疹的速发型和迟发型变态反应检测分析［J］.中国皮肤性病学杂志,2010,24(1)：33－34.

［34］林路洋,张锡宝,孙建方,等.三种变应性皮肤病162例血清总IgE和过敏原特应性IgE检测分析［J］.岭南皮肤性病科杂志,2005,12(2)：91－92.

［35］都佳蕴,都群.从玄府腠理论治慢性皮肤病［J］.中国中医药现代远程教育,2018,16(1)：75－76.

［36］罗阳,王玉玺.王玉玺教授运用升阳除湿防风汤治疗寒湿性湿疹经验简介［J］.中医药学报,2011,39(6)：118.

［37］张里德,房花庆,韩海斌.麻黄附子细辛汤临床应用体会［J］.中医杂志,2000,41(增刊)：149.

［38］欧阳卫权.伤寒论六经辨证与方证新探——经方辨治皮肤病心法［M］.北京：中国中医药出版社,2013：349.

［39］孙彩虹,顾恒.特应性皮炎的流行病学特征［J］.中国医学文摘(皮肤科学),2016,33(02)：101-106.

［40］张建中.特应性皮炎的异质性与质谱特征［J］.皮肤性病诊疗学杂志,2017,24(05)：303－306.

［41］Carbone ASAPR. Pediatrica topic dermatitis：a review of the medical management ［J］. Ann Pharmacother, 2010, 44(9)：1148－1158.

［42］陈实功.外科正宗［M］.北京：人民卫生出版社,1973：269.

［43］吴谦.医宗金鉴［M］.北京：人民卫生出版社,2006：908.

［44］陈士铎.洞天奥旨［M］.北京：中国医药科技出版社,2011：94.

［45］特应性皮炎中医诊疗方案专家共识［J］.中国中西医结合皮肤性病学杂志,2013,12(01)：60－61.

［46］王雄,郎娜,付中学.黄尧洲教授从心论治特应性皮炎经验介绍［J］.世界中西医结合杂志,2017,12(01)：40－42.

[47] 黄尧洲,赵一,丁姚春,等. 龙牡汤治疗青年及成人期特应性皮炎的疗效观察及生活质量评价[J]. 中国中西医结合皮肤病学杂志,2011,10(04)：215-218.

[48] 李冬香. 健脾祛风汤治疗特应性皮炎的临床效果[J]. 中国当代医药,2017,24(31)：155-157.

[49] 邹继承. 健脾止痒汤治疗特应性皮炎的效果探析[J]. 中国继续医学教育,2015,7(22)：166-167.

[50] 王文革. 汪受传教授治疗异位性皮炎的经验[J]. 中华中医药杂志,2008,23(08)：703-704.

[51] 史志欢,魏跃钢. 魏跃钢治疗儿童特应性皮炎验案 2 则[J]. 吉林中医药,2013,33(09)：951-952.

[52] 灵枢经[M]. 北京：人民卫生出版社,1963：51,102,138.

[53] 徐由立,杨宇. 从"风"和"营卫"论"痒"[J]. 中国民族民间医药,2015,24(15)：43-45.

[54] 郭静,肖敏,彭丽,等. 艾儒棣从脾胃论治小儿特应性皮炎[J]. 中华中医药杂志,2017,32(08)：3534-3536.

[55] 刘跃梅,洪虹,刘小生. 山根望诊法在儿科诊断中的应用[J]. 中国中西医结合儿科学,2009,1(05)：461-462.

[56] 魏跃钢,单敏洁. 小儿化湿汤加减治疗小儿异位性皮炎 42 例[J]. 南京中医学院学报,1993,9(03)：52.

[57] 赵辨. 临床皮肤病学[M]. 第三版. 南京：江苏科学技术出版社,2001：894-895.

[58] 高秉钧. 疡科心得集[M]. 北京：人民卫生出版社,2006：5.

[59] 仝小林,李济仁. 《内经》五体痹证探讨[J]. 安徽中医药大学学报,1986,5(01)：1-5.

[60] 孙广仁. 中医基础理论[M]. 新世纪第二版. 北京：中国中医药出版社,2007：219-220.

[61] 任婷婷,于本性. 针刺治疗雷诺氏病临床疗效观察[J]. 中医临床研究,2015,7(03)：115-116.

[62] 王清任,医林改错[M]. 北京：人民卫生出版社,2005：40.

[63] 孙广仁. 中医基础理论[M]. 新世纪第二版. 北京：中国中医药出版社,2007：233-235.

[64] 赵炳南,张志礼. 简明中医皮肤病学[M]. 第一版. 北京：中国中医药出版社,2015：200-201.

[65] 梁开发. 温经汤加减治疗雷诺氏综合征 23 例[J]. 四川中医,2004,22(6)：55.

[66] 韩云,刘旭生. 名中医黄春林教授治疗雷诺氏病经验[J]. 黑龙江中医药,2000,(6)：2-3.

[67] 潘颖,丰雪. 阳和汤加味治疗雷诺病[J]. 中国民间疗法,2017,25(08)：51.

[68] 王顺,蔡玉颖. 温针疗法治疗雷诺氏病 30 例[J]. 中国中西医结合杂志,2002,22(11)：870-871.

[69] 宋伟. 李可扶阳托邪法浅述[J]. 光明中医,2017,32(02)：178-179.

[70] 刘晓萱,何永生. 读《伤寒论》探究雷诺综合征的病机[J]. 辽宁中医杂志,2015,42(10)：1884-1885.

肢 体 风 湿 病

总　　论

风湿性疾病(rheumatic diseases)是泛指影响骨、关节及其周围软组织,如肌肉、滑囊、肌腱、筋膜等的一类疾病[1]。其病因可以是感染性、免疫性、代谢性、内分泌性、退行性、地理环境性、遗传性、肿瘤性等[2],常累及多个脏腑。这与中医学中"痹"的概念十分相近。

结合"脏腑风湿"的相关概念[1],可知与"脏腑风湿"相关的肢体风湿病也可从"脏腑风湿"的角度论治。由于大部分肢体风湿病久而亦会累及脏腑形成"脏腑风湿病",因此将"脏腑风湿病"与"肢体风湿病"视作整体而"互观"论治,可以更好地体现中医整体辨治的特色,同时为一些难治性痹病的治疗提供新思路。

一、痹病的内涵与外延

在中医学中,痹病是一个较为宽泛的概念,自《黄帝内经》始,其内涵经历代医家的补充而不断丰富。"痹"作为病名出现,最早见于《素问·痹论》,其中详细阐述了痹病的发生、发展、变化、表现及诊治规律,指出痹病的病因包括外感和内伤等因素[2]。其中外感因素又以风、寒、湿、热、火致病最广,内伤因素则以饮食、居处、情志、体质、劳倦为主,主要伤及人体的筋脉、脏腑。这使得痹病的分类与命名多种多样。如按病变部位在体和在脏的差异分类,可分为五体痹和五脏痹,其中五体痹包括皮痹、肌痹、脉痹、筋痹、骨痹;五体痹日久不愈,复感外邪,可导致五脏痹的发生,五脏痹包括肺痹、脾痹、心痹、肝痹、肾痹;又按照病变部位在六腑和十二经筋的不同,可分为六腑痹和经筋痹等;此外还有一些特殊临床表现的痹病,如周痹、众痹、遍身痹等。

因临床表现的相似性,学术界常采用"痹病"作为风湿性疾病的中医病名,其讨论疾病的范围较《内经》更为丰富,指人体营卫失调,感受风寒湿热之邪,合而为病;或日久正虚,内生痰浊、瘀血、毒热,正邪相搏,使经络、肌肤、血脉、筋骨,甚至脏腑的气血痹阻,失于濡养,而出现的以肢体关节及肌肉的疼痛、肿胀、酸楚、麻木、重着、变形、僵直及活动受限等症状为特征，甚至累及脏腑的一类疾病[3]。

二、痹病与脏腑风湿学说的关系

脏腑风湿学说源于《黄帝内经》中"五体痹-五脏痹"理论[4]。文中提到"风寒湿三气杂至，合而为痹也"。明确了感受风、寒、湿三种邪气是痹病发生的重要外因。关于内因，《黄帝内经·太素》云："寒暑内适六腑，则中和谷化，贼风邪痹无由起也。"讲明了若五脏六腑功能协调，中焦脾胃健运，则邪气无所入，痹病不发。关于发病，《素问·痹论》云："五脏皆有合，病久而不去者，内舍于其合也。故骨痹不已，复感于邪，内舍于肾……所谓痹者，各以其时重感于风寒湿之气也……其风气胜者为行痹，寒气胜者为痛痹，湿气胜者为着痹也。"[5]阐明了若五脏本虚兼有外邪经五体伤人，除之未尽，伏藏于体内，则成为伏邪，复感则发病，甚则伤及脏腑，因感邪部位、受邪时间、外邪种类、脏腑正气情况的不同而产生不同种类的五脏痹，此即为"脏腑风湿"学说的雏形。"脏腑风湿病"因其对五脏的影响有别于肢体风湿病，名中冠以"风湿"二字作为所受外邪的代称，其概念源于痹病而又广于风湿性疾病。这一学说为具有相同特点的多种疑难病的治疗提供新思路。

痹病中有很多疾病都具有脏腑风湿病的临床表现，如尪痹（类风湿关节炎）、大偻（强直性脊柱炎）、骨痹（骨关节炎）、皮痹（系统性硬化症）、燥痹（干燥综合征）等疾病，均有可能出现感受外邪后五体不利，并随病情的进展而累及脏腑，每逢复感，疾病便加重一层的情况。故在治疗这些疾病及其他有相似病理变化的疾病时可参考脏腑风湿学说进行辨治。

陆子贤在《六因条辨》中提出："所谓至虚之处，便是客邪之处也。"脏腑风湿理论的核心亦在于此。脏腑亏虚，与其对应的五体经气不利而易被邪客。邪气入体，正气奋起驱邪，而脏腑亏虚不足以祛邪外出致邪气蛰伏，虽病势渐缓、症状渐消，但隐患已生。如有外邪再次引动，则内外合邪，病甚于前。因此，正确把握"正虚、邪伏"这两个特点是识别脏腑风湿适用证的关键。在治疗上可根据不同阶段正邪交争的特点，采取各有侧重的治疗手段，以达到更好的治疗效果。

三、脏腑风湿学说在痹病中的临床应用

（一）调理脾胃，未病先防

《黄帝内经》云："上工不治已病治未病。"脾胃作为后天之本、气血生化之源，有运化水谷精微、代谢水湿的重要作用。全氏常以"脾胃为轴，四维为轮"[6]形容脾胃的重要性，脾与胃一升一降，是人体的枢纽。脾胃健运则中气流转不休，气血调和；脾胃亏虚则运化无力，营卫不充，易受外邪袭扰。同时脾本湿土，气虚不能化水，则水湿内生。若有外界风寒湿邪相扰，内外合邪，伏于体内，而成脏腑风湿之候。因此素体脾虚、中焦失和者易患痹病，在治未病时首当调理脾胃，畅达气机。

常用方剂为平胃散。平胃散由苍术、厚朴、陈皮、甘草组成，始见于《太平惠民和剂局方》。此方妙在"平"字，苍术性燥，厚朴味苦，可化体内湿邪，前者味甘，后者性温，可补亏虚之脾气，两者合用是为扶正与驱邪并举。陈皮辛温，理气化痰，助脾气升提、胃气和降。

甘草居中调配,共襄平胃之功。治疗的核心在于调补脾胃,流转中气,使外邪无所入。临证时,对于体质有偏颇者可以进行调整,若脾虚甚者,可用六君子汤加减;若痰湿重者,可用二陈汤加减。

(二)痹病初起,散邪通脉

痹病初期,风寒湿邪侵袭肌表,经由五体传至体内。此时因患者体质不同分为两种情况:实者,邪气大盛,当以驱邪为要,用味辛发散之药外透邪气;虚者,中气不足,恐邪内陷,当在补益、流转中气的基础上,用发散之药佐甘淡之品,祛邪外出。但二者均需兼予顾护脏腑,防止邪气内客[1]。在剂型选择方面初期可用散剂,加强驱邪之效。

对于体质壮实而感受风寒湿邪之人,可采用汗法散邪。例如急性起病的风湿性关节炎,表现为关节红肿疼痛不能屈伸且无汗者,仝氏善用麻黄加术汤治疗[7]。麻黄加术汤原用于"湿家身痛",在临床上,"微微似欲汗出"是关键手法,切莫使患者大汗出而开泄其腠理,耗伤其营阴。如《金匮要略》所言:"发其汗,但微微似欲汗出者,风湿俱去也。"在治疗过程中,可仿"桂枝汤法":温覆,少少与饮之,不汗再服,令微汗出。嘱患者补充水分,汗收则诸症缓解。

对于体质较为虚弱而感受寒湿之人,可采用扶正祛邪法。在痹病中,对于首次发病即表现为发热,恶风,自汗出,周身乏力,关节游走性肿胀、疼痛的患者,医者易误以为单纯外感,投以解表之剂,疗效不显而症状加重。此时寒邪外袭,患者中气不足,邪气乘虚而入,侵犯经络,痹阻气血,仝氏善用桂枝加附子汤治疗此类病症[8]。桂枝加附子汤始见于《伤寒论》,用于"太阳病发汗后大汗出,四肢难以屈伸"等情况。组成为附子、桂枝、芍药、生姜、大枣、甘草。桂枝汤为仲景群方之冠,用于治疗一切外感和内伤病中的营卫不和证。附子扶阳固表,通行十二经脉,加入其中加强药力,驱邪扶正。全方蠲痹通络,温经散寒,在祛邪的同时能够防止邪气再次侵犯。

(三)缓解期间,和营通痹

疾病缓解期,患者一般无明显症状或症状较轻,此时不可轻易停药,综观舌脉以判断风寒湿邪是否除尽。《黄帝内经素问吴注·脉要精微论》中提到:"盖营气虚则不仁,卫气虚则不用,又有骨痹、筋痹、肉痹、脉痹、皮痹之不同,其因血气衰少则一也。"因此应当在此阶段调和营卫,活血通痹。

仝氏在临床中常用黄芪桂枝五物汤[9]加鸡血藤对缓解期的痹病患者进行巩固治疗,该方温补兼施、和营通痹,能够起到病后防复的作用。另外,可在季节交替时加用玉屏风散健脾益气固表,防止外邪侵袭,引动体内伏邪。若患者病情长期稳定,在中药剂型上可选取丸药以缓缓调之,扶正培本,寒湿得蠲。另外嘱患者坚持规范用药、注意调护,避风寒、慎起居、畅情志,如有外感务必及时就诊,以防引动伏邪,加重病情。

(四)急性加重,透邪通络

痹病的病情变化与多种因素有关,其中外邪是重要的因素之一。临床上不乏复感外邪导致病情急性加重的情况,此时新邪引动伏邪,邪气欲传至脏腑,病情凶险,但仍有透邪之机。治疗上可趁伏邪发作,采用疏风透表、启玄散瘀等方法在祛风除湿散寒的基础上加大透邪力度,驱邪外出。

全氏认为复感外邪时如单纯解表则易因阳气无力鼓动气血而收效不佳,如全力治里则易"闭门留寇"而致外邪伏而不出[10]。因此,当采用鼓舞阳气与开表散邪并举的治法。在用方上,全氏选用三痹汤为基础方[11]。三痹汤乃《备急千金要方》独活寄生汤去桑寄生,加黄芪、续断而成。"三痹"指的是由于风寒湿三气侵袭体虚之人所致的行痹、痛痹和着痹。在治疗脏腑风湿病时全氏认为桑寄生补肝肾、强筋骨、除风湿、通经络功效明显,常不去桑寄生。此方从气血、阴阳、表里三方面入手治疗痹病。方中黄芪、党参、茯苓、甘草补气健脾,先安未受邪之地。方中生地、赤芍、当归、川芎,合为四物汤,补血活血,补而不滞,运而不伤,所谓治风先治血,血行风自灭。杜仲、桑寄生、续断、牛膝补肝肾、强筋骨。配合肉桂补火助阳,散寒止痛,温经通脉,内散风寒湿邪。独活、秦艽、防风三药解表清热,祛风除湿,通经止痛。诸药合用,具有祛风散湿、补肾舒筋止痛之功,祛邪扶正,标本兼顾。

除透邪外,在治疗时当着重通经络、行气血。用药方面,可以根据受邪性质选用不同的藤类药。藤类多为枝蔓,形如经络,有通络之性。若经络受寒,可使用鸡血藤温经通络;若经络郁热,可使用忍冬藤、络石藤凉经散络;若关节风湿,红肿热痛,可使用雷公藤(配生甘草可减肝毒)。还可以根据所辨证候使用麻黄、桂枝助阳化气、通经络关节;乌头止痛,黄芪补气[7]。急则治其标,在用药时注重寒热配伍,使病情尽可能快速缓解。

另外有一些特殊情况,需要针对性地选方用药。若患者患病日久,偶感外邪,出现寒热往来、头晕肢困、关节酸痛肿胀等症状可以考虑为伏邪引动,加用小柴胡汤和解少阳,使邪气自少阳而透出。此时邪自内发,必当直捣黄龙。此时方中可重用柴胡(30~50 g)清邪热,利枢机,加强透邪的功效[12]。若患者表现为肢体怕冷怕风,雷诺现象明显,可加用大乌头煎。其中制川乌,散寒止痛,辛热走窜,温通经络,祛风除湿为君药。全氏认为临床出现疼痛的症状,如属一派寒象,尤其病邪久羁,深入骨髓,为沉疴痼疾者,非川乌、草乌而不能治[13]。此时需注意川乌必须先煎 2 h 以上,且嘱咐患者注意用药后反应,如出现唇舌麻木,面部、身体麻木时当立即减药,视情况停药。在用量方面,全氏的临床常用量为15~60 g,有时甚至达 120 g。但一般均从小剂量开始,然后根据患者病情的需要逐渐调整用量。合理平衡量效关系是消除患者疼痛,临床取效的关键所在。

(五)久病通络,扶阳益精

若久患痹病,邪气盘踞脏腑、络脉,与痰浊瘀毒交错混杂,反复发作,形成顽疾。此时当以通络为要,可在活血化瘀药物基础上适当配伍虫类之药,入经络搜风剔邪,以增通络之功。全氏常用三个药对治疗痹病累及脏腑者:① 土鳖虫配水蛭通调血脉,治疗瘀在筋骨脏腑而疼痛者;② 三七配血竭活血散瘀、消肿定痛,治疗血脉痹阻、肌肤甲错者;③ 乳香配没药散瘀定痛、活血生肌,治疗肢体痿痹、动则痛甚者[14]。

随着寒湿阴邪的多次侵袭,体内阳气越来越虚,可谓邪进正虚,阳将败矣,治疗当注意顾护阳气,温阳以散寒湿,通络以除顽痹。全氏常用仙茅、鹿角霜、肉苁蓉等温阳扶正,提升阳气。若患者体质虚弱,大肉陷下,可用紫河车、阿胶珠、鹿角胶等血肉有情之品滋阴养血、益精填髓、阴阳同调,而助肌肉生长。

各　论

尪痹——类风湿关节炎

一、尪痹概述

类风湿关节炎(rheumatoid arthritis，RA)是以关节滑膜慢性炎症为主要表现的自身免疫性疾病，病因与发病机制至今不明。多种炎症细胞的浸润、血管翳形成和滑膜增生是本病的基本病理特点，最终导致骨质破坏、关节畸形和残毁[15]。其临床表现除外周关节炎外，还常出现很多关节外表现，如肺间质改变、类风湿结节、皮肤血管炎等。晚期关节可出现不同程度的强直和畸形，丧失关节功能，致残率高。据统计，我国 RA 发病率为0.3%～0.5%[16]，目前全国约有 500 万患者。

在中医学中，类风湿关节炎的中医治疗可以参考"尪痹"辨治。"尪痹"之名是由焦树德于 1981 年提出的，指具有关节变形、肿大、僵化、筋缩肉卷、不能屈伸，骨质受损症状的痹病[3]。"尪"字意为足跛不能行，胫曲不能伸。出自《金匮要略·中风历节病脉证并治》："诸肢节疼痛，身体尪羸……"尪痹属于痹病范畴，符合"风寒湿三气杂至合而为痹"的总病机。

二、尪痹与脏腑风湿

尪痹的发病很大程度与感受外邪有关。外感风寒湿邪，阻遏经脉经气，最终伏留于关节之中难以祛除，若复感外邪则病情加重，日久伤及脏腑。这与脏腑风湿理论相一致，故在论治时可参考脏腑风湿的思想进行辨证。

三、病因病机

(一)外感邪气，经络痹阻

尪痹之病，与外感风寒湿三邪有关。风为阳邪，轻扬开泄，且善行数变，游走周身。若患者汗出当风，风邪自腠理而入，袭于全身肌肉经筋，可使关节出现游走性疼痛、活动不利的症状。寒为阴邪，其性凝滞收引，若患者冲寒冒雨、行立寒水，致寒邪外袭，营卫不畅，血脉不通，则经脉拘急，疼痛难忍，遇寒加重。湿性缠绵，易伤阳气，若患者久处湿地，湿气袭人，日久则湿滞关节，阻滞气机，水湿不化，内生痰浊，痰湿流注关节，使关节沉重，气血受阻,而成瘀血,痰瘀互结,化而为毒,腐蚀关节导致变形废用。此三邪亦可共同为患,使邪气深伏于经络关节,伺机而发[17]。

(二)正气不足,肝肾亏虚

《灵枢·百病始生》云:"风雨寒热,不得虚,邪不能独伤人。"正气不足是尪痹产生的另一原因。若患者禀赋不足,或病后体虚、饥饿过劳,气血不足,无以荣养筋脉脏腑,则易使邪气乘虚而入。另外,若患者生活过逸,缺少锻炼,亦会导致正气渐虚,气血空疏,筋骨脆弱,再加之风寒湿邪稽留日久伤及气血,或风湿之邪久居化热,热盛伤阴导致肝肾亏虚,则稍有外感则无力抗邪,发而为痹。

因此,正虚是尪痹的内在原因,而外邪是尪痹的致病条件,两者共同作用导致疾病的发生、发展。若患者及时治疗,正气抗邪,则邪气渐弱,而达平衡,此时患者症状减轻,疾病进入缓解期。若调护不当复感外邪,极易引动伏于体内的邪气而导致邪气大盛,病情大幅进展。

四、治法

(一)初期:祛风除湿,散寒透表

此时患者初受风寒湿邪,症状以关节肌肉疼痛、恶风、发热、头痛、汗出为主,舌淡红,苔薄白或薄腻,脉浮缓或濡缓。治疗当以透邪为要。全氏认为"微微似欲汗出"是治疗急性关节炎的关键手法,切莫汗出漐漐。如《金匮要略》所言:"发其汗,但微微似欲汗出者,风湿俱去也。"

常用方剂为羌活胜湿汤加减,以羌活、独活、防风三药祛风湿通经络,加用秦艽、威灵仙祛风湿止痹痛,姜黄、鸡血藤通经络,当归、川芎活血化瘀,木瓜舒筋止痛。若患者以疼痛、高热为主要表现,可用麻黄加术汤发其汗,使患者覆被,微微汗出,少量饮水以驱邪外出。

(二)缓解期:培元筑基,调理脾胃

患者处于疾病缓解期时,因邪气内伏而症状不显。叶天士在《临证指南医案·痹》中提出:"举世皆以客邪宜散,愈治愈剧,不明先因劳倦内伤也。盖邪之所凑,其气必虚。参术益气,佐以风药,气壮托出其邪,痛斯止矣……大凡药饵,先由中宫以布诸经。中焦为营气之本,营气失养,转旋自钝,然攻病必藉药气之偏。"全氏认为脏腑风湿,所合为湿,湿源于脾,无湿则风不驻。故调理脾胃是治疗痹病的第一大法,药用黄芪建中汤加减,方中黄芪为君,甘温益气,补在表之卫气。桂枝散风寒而温经通痹,与黄芪配伍,益气温阳,和血通经。桂枝得黄芪益气而振奋卫阳;黄芪得桂枝,固表而不致留邪。芍药养血和营,与桂枝合用,调营卫而和表里,两药为臣。生姜辛温,疏散风邪,以助桂枝之力;大枣甘温,养血益气,以资黄芪、芍药之功;与生姜为伍,又能和营卫,调诸药,以为佐使。诸药并用,调理脾胃,活血益气以扶正。脾胃得健则湿邪自去,使病情逐渐减轻。

(三)发作期:补益肝肾,通络止痛

对于病程较长的尪痹患者,全氏认为在补益肝肾的基础上活血通络是必不可少的,临

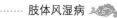

床上常用三痹汤加减治疗[11]。其组成为黄芪、续断、独活、秦艽、防风、细辛、当归、川芎、白芍、生地黄、人参、茯苓、甘草、杜仲、牛膝、桂心、生姜。三痹汤具有补气和血、祛风除湿、散寒止痛、益肾滋阴的功效,主治由风、寒、湿三气杂至而成之痹证。此方乃《备急千金要方》独活寄生汤去桑寄生,加黄芪、续断而成,集祛风除湿、散寒止痛、补气和血、益肾滋阴诸药于一剂,专治风寒湿三气侵袭体虚之人所致的行、痛、着痹,故称"三痹汤",重在益气补肾之功,实为治痹的代表方。方中四物汤补血活血,是谓"治风先治血,血行风自灭"。黄芪、党参、茯苓、甘草益气健脾,祛邪扶正,正气旺则邪气不可干;独活、秦艽、防风是驱风湿、升发阳气、疏通经络,亦为止痹痛之要药;杜仲、续断补益肝肾,荣筋壮骨,少佐以肉桂温补肾阳;牛膝散瘀血、逐恶血、消痈肿、通四肢、除拘挛,治痿痹,诸药合用,具有柔润熄风、通络止痛之功,祛邪扶正,标本兼顾,使血气足而邪气除,肝肾强而痹痛愈。

另外,全氏治疗痛痹,无论其寒热,常常在原有辨证方的基础上加九分散,把它作为止痛药。九分散出自清代费山寿的《急救应验良方》,临床上全氏一般用生麻黄 6～9 g,制乳香、制没药各 6 g,制马钱子粉 0.6 g(分冲)。因制乳没对胃有刺激,故宜饭后服用。若痛剧,可加川乌 15～60 g(先煎 2 h)及芍药甘草汤。

五、病案举隅

【案 1】[18]

患者,男,44 岁。主诉:双下肢肌肉关节剧痛 1 年余。刻下症:双下肢肌肉关节剧痛,凉冷加重,双脚麻木,腰酸,眠差,夜尿多,每晚 4～6 次。舌紫暗,苔白腻,脉沉。既往史:糖尿病 16 年,高血压病 10 余年。

西医诊断:类风湿关节炎。

中医诊断:痹证。

中医证型:寒湿下注。

治法:温阳散寒,除湿止痛。

处方:乌头桂枝汤加减。制川乌、制草乌各 9 g(先煎 2 h),生麻黄 9 g,桂枝 9 g,白芍 15 g,当归 15 g,鸡血藤 30 g,络石藤 30 g,夜交藤 15 g,五加皮 9 g,生薏苡仁 60 g,牛膝 9 g。

7 剂后,痛大减。继续以上方加减服用 20 剂,疼痛基本消失。后改水丸服半年,疼麻木凉等症状消失。

按:本例患者之痹痛因于寒湿,故以乌头桂枝汤温阳散寒,通络止痛为主方,其中川乌、草乌则根据疼痛的轻重,用量在 15～60 g 之间,且需先煎 2 h 以上以减轻毒性;白芍缓急止痛;加麻黄、桂枝使寒从腠理而出;重用生薏苡仁使湿从下出;寒湿日久成瘀,用当归、鸡血藤、络石藤、夜交藤以活血通络止痛;牛膝以补肾。全方共奏散寒除湿、通络止痛、温阳补肾之功。

【案 2】[19]

患者,男,47 岁,2013 年 8 月 31 日初诊。主诉:手足指趾关节疼痛 1 年余,胸闷、心悸

3个月。刻下症见：双手关节疼痛，肿胀明显，足趾亦痛，晨僵，颈项酸痛，心悸时作，时有胸闷，纳食可，夜眠安，二便调。查体：双手关节肿胀明显，表面不红，触之肤温略高。听诊心脏未见明显杂音，律欠齐。苔薄黄，脉细。心电图检查：窦性心律，偶见房性早搏，Ⅱ、Ⅲ、aVF：ST-T异常改变。血沉40 mm/h；类风湿因子1 120 IU/ml。

西医诊断：类风湿关节炎，心律失常。

中医诊断：痹证，心悸。

中医证型：气血痹阻，寒热错杂。

治法：祛风散寒，理气活血，清热通络。

方药：除痹保心方加减。桂枝10 g，白芍30 g，防风10 g，川芎6 g，丹参9 g，生地黄15 g，熟地黄15 g，蜈蚣3 g，露蜂房10 g，川牛膝10 g，羌活10 g，独活10 g，炙甘草3 g，苍术10 g，青风藤15 g。28剂，每日1剂，水煎分早晚2次口服。

二诊（2013年9月28日）：药后足趾疼痛减轻，左手指关节肿痛仍作，颞颌关节、颈部不适，恶寒不显，胸闷减轻，心悸偶作，口苦，纳寐可，二便调。处方：初诊方去熟地黄、独活，加白芷6 g，黄芩10 g。28剂，每日1剂，水煎，早晚分2次服用。

三诊（2013年10月26日）：药后胸闷好转，心悸消失，手足关节肿痛稍减，寐可，饮食稍减，大便稍溏。处方：二诊方去黄芩，加法半夏6 g。28剂，每日1剂，水煎，早晚分2次服用。

四诊（2013年12月21日）：胸闷心悸好转，手指关节肿胀明显消退，仍感疼痛晨僵，足趾肿痛，纳寐可，二便调，苔薄白，脉细。处方：三诊方加僵蚕10 g。守方继进2个月，复查血沉正常、心电图正常。

按：本案患者手指足趾关节肿胀疼痛明显，血沉40 mm/h；类风湿因子1 120 IU/ml，西医诊断为类风湿关节炎，属中医痹病之尫痹，该病因风、寒、湿邪侵袭所致。三邪久羁，痹阻脉络，久郁而化热，耗津伤液，故查体可见患者双手关节肿胀明显，表面不红，触之肤温略高且舌薄黄而脉细痹。久痹不愈，内舍脏腑。该患者主诉疼痛长达1年，为痹久不愈，邪气舍心，故见心悸时作，时有胸闷，心电图提示心脏下壁心肌缺血。根据脏腑风湿理论，该病正处发作期，当以通络止痛为要，病邪入脏，当辅以活血化瘀通络，以助邪气外散，再佐养阴清热，兼顾郁热与伤津之态，治则以祛风散寒、清热除湿、活血通络为主，以除痹保心方加减。用桂枝、防风、羌活、独活、苍术、青风藤祛风散寒；蜈蚣、露蜂房搜风通络，病已入脏，以霸药破其痼疾；"气为血帅"，气行则血行，气滞则血凝，故配伍川芎、丹参、川牛膝理气活血，外通经络、内通心络；生地黄清热凉血，熟地黄补肾填精，白芍柔肝敛阴，三药可制诸风药温燥之弊；辅以炙甘草益气和中，缓诸药峻烈之性，使祛邪而不伤正。二诊因邪从热化，颞颌关节不适、口苦、苔黄，故去熟地黄、独活加黄芩、白芷以清热祛风除湿。三诊因脾失健运，大便稍溏，去黄芩加半夏化湿和中。四诊加僵蚕以增强祛风化痰、解痉止痛之功效。诊疗过程思路明确，患者病痛逐渐得以控制。

【案3】[20]

患者，女，65岁，2016年3月17日初诊。患者手指关节肿胀疼痛，伴畏寒，肢体麻木，并有关节梭形变,晨僵明显,夜间及受凉后加重,反复发作 20 余年。刻下症:乏力,精神差,面色少华,舌淡苔薄白,脉弦弱。查类风湿因子 67 IU/ml,血沉 25 mm/h,C 反应蛋白 24.3 mg/L,手部 X 线提示类风湿关节炎性改变。

西医诊断:类风湿关节炎。

中医诊断:痹证(尪痹)。

中医辨证:肝肾亏虚。

治法:温补肝肾,益气养血,祛邪活络。

方药:独活寄生汤加减。独活 12 g,羌活 12 g,桑寄生 12 g,杜仲 12 g,怀牛膝 10 g,黄芪 30 g,桂枝 10 g,当归 10 g,川芎 10 g,鸡血藤 10 g,忍冬藤 12 g,姜黄 10 g,雷公藤 20 g,甘草 5 g,炮附子 9 g(先煎),炮穿山甲 10 g。14 剂,水煎服用,每日 1 剂,分早晚 2 次分服。

二诊:患者病情明显好转,肿胀消失,疼痛症状减轻,精神改善,舌质淡红,苔薄白,脉细。处方:上方去炮穿山甲与杜仲,独活、羌活、桑寄生改为 10 g,雷公藤改为 15 g,继续服用 14 剂。

三诊:关节活动度明显改善,疼痛缓解。舌质淡红,苔薄白,脉细。处方:上方加用鸡内金 9 g,白术 15 g,继续服用 7 剂后复查血常规、肝肾功能未见明显异常,症状消失,病情平稳。为巩固治疗,在三诊方基础上,去除雷公藤与炮附子,嘱患者继续服用以维持治疗。

按:患者 65 岁女性,其症见手指关节肿胀疼痛,伴畏寒,肢体麻木,并有关节畸形梭形变,晨僵明显,夜间及受凉后加重。根据患者临床症状及理化检查,西医诊断类风湿关节炎,中医诊断尪痹,诊断明确。病情反复发作 20 余年,患者的病情虚实并见,以虚为主。虚者,患者年高,久病消磨,气血虚弱,肝肾不足,出现面色少华,畏寒,肢体麻木,夜间及受凉后加重的症状。实者,风寒湿邪长期盘踞脏腑经络,阻滞气血,导致关节肿痛难消。权衡正虚与邪实,以温补肝肾,益气养血,透邪通络治之。全方以独活寄生汤为主方化裁而来,加用附子温阳,黄芪益气,当归、川芎更能活血行气止痛,防血燥妄行;雷公藤因其有效剂量与中毒剂量相近,应该严格控制用量;炮穿山甲有攻坚破积之效,但考虑其经济原因,中病即止。二诊时患者症状缓解,出现舌质淡红、脉细等阴虚之证,故去杜仲,独活、羌活、桑寄生、雷公藤减量。三诊时病情进一步改善,加用健脾祛湿之药后,病情平稳,去雷公藤、附子等峻烈之药维持治疗,效果佳。

骨痹——骨关节炎

一、骨痹概述

骨关节炎(osteoarthritis,OA)是一种常见于老年人的关节退行性疾病,其特征包括关节软骨侵蚀、边缘骨增生(如骨赘形成)、软骨下硬化,以及滑膜和关节腔发生的一系列生化和形态学改变。它是最常见的慢性关节疾病,通常会引起关节疼痛和畸形,最终可导致慢性残疾[15]。不同关节的骨关节炎发病率不同,最常见的为膝骨关节炎,我国目前的症状性膝骨关节炎的患病率为 8.1%[21]。骨关节炎导致的疼痛和功能障碍使患者的生活质量大幅下降,造成了严重的社会负担。

本病属于中医"骨痹"范畴。骨痹属于五体痹之一,凡有六淫侵扰人体的筋骨关节,痹阻经脉气血,出现肢体沉重、关节剧痛,甚至发生肢体拘挛屈曲,或强直畸形者谓之骨痹[4]。《素问·长刺节论》曰:"病在骨,骨重不可举,骨髓酸痛,寒气至,名曰骨痹。"指出了骨痹的病位在骨,表现为肢体沉重,自觉骨髓酸痛,与外感寒邪有关。《医学举要·杂症合论》有云:"骨痹属肾,痛苦切心,四肢挛急,关节浮肿。"指出了骨痹疼痛剧烈,可导致肢体功能障碍、关节浮肿等临床表现。这些描述均与骨关节炎相一致。

二、骨痹与脏腑风湿

《类经·厥痹痿证》云:"积寒留舍,荣卫不居,卷肉缩筋,肋肘不得伸,内为骨痹,外为不仁。"《素问·痹论》云:"骨痹不已,复感于邪,内舍于肾。"这两段描述体现出骨痹病是由于寒邪侵犯肌肉筋脉,伏留于骨,阻滞气机,营卫失和,肌肉筋脉失于濡养,导致四肢屈伸不利。倘若复感外邪,则引动骨内的伏邪,内舍于肾,外合于邪,导致病情加重。这与脏腑风湿病的病机基本一致,故在诊断治疗上可以参考脏腑风湿病的诊疗思路进行辨治。

三、病因病机

所谓"至虚之处,便是客邪之处",骨痹的发作多在肾脏亏虚的基础上外感风、寒、湿邪,肾主骨生髓,邪气通过骨直中于肾,因为肾气本虚,邪易伏于肾,待再次感受外邪,引动伏邪,导致病情加重。肾为五脏之源,性命之根,人之阳气非此不发,人之阴精非此不滋。故肾虚的程度决定了骨痹的预后。风、寒、湿三邪之中风为阳邪,其性善行数变。寒为阴邪,其性凝滞、收引,易伤阳气。湿为阴邪,其性重浊、黏滞、趋下,亦伤阳气。此三种邪气的偏重决定了骨痹的临床表现。以下分而述之。

(一)寒湿内侵,风邪袭络

该病患者多为中老年人,气血渐衰,卫表不固。风为阳邪,轻扬开泄,风邪袭表而腠理大开,寒湿之邪乘虚而入,经肌表、腠理、肌肉而入于骨骼,阻滞经气,发为骨痹。风善行数变,可伏藏于络脉之中,如有寒湿之邪与之相合,易于引动,使症状加重。患者若年纪相对较轻,肾气稍显不足,亏虚不甚,则外邪尚不能直中于肾,仅伤于与肾相合的骨骼。临床表现以实为主,根据患者体质的差异,临床表现又有寒热之不同。若患者素体阳虚,则表现以寒证为主,疼痛彻骨,肢冷恶寒,得温痛减,舌淡,苔白,脉弦紧;若患者素嗜肥甘,或为酒客,则寒湿入里化为湿热,表现为关节红肿灼热,汗出、心烦、偶有发热,舌红苔黄,脉滑数或细数。

(二)中气不足,痰瘀互结

患者或脾气素虚,或思虑过甚,或饮食失当,伤及脾胃,导致脾失健运,水湿不化,湿聚

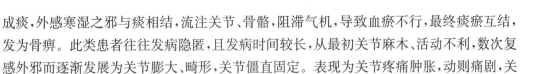

成痰,外感寒湿之邪与痰相结,流注关节、骨骼,阻滞气机,导致血瘀不行,最终痰瘀互结,发为骨痹。此类患者往往发病隐匿,且发病时间较长,从最初关节麻木、活动不利,数次复感外邪而逐渐发展为关节膨大、畸形,关节僵直固定。表现为关节疼痛肿胀,动则痛剧,关节屈曲变形,难以屈伸,活动不利,舌质紫暗,或有瘀斑,苔白腻,脉沉细涩。

(三)肝肾亏虚,筋骨失荣

患者多为年高之人,肝肾亏虚,气血不足。肾虚则骨弱髓空,不能束骨而利关节。肝体不足,不能滋养筋腱,导致筋挛骨痛。外感风寒湿邪,直中于肾,邪盛正虚,发为骨痹。表现为疼痛绵绵不绝,腰膝酸软,肢节屈伸不利,甚则关节变形,下肢无力,足跟疼痛。舌红瘦,苔少,脉细数。

四、治法

本病的治疗可参照脏腑风湿病的治法,分期施治,注意标本同治,驱邪与补肾并举,方可达到满意的疗效。

在疾病的初期,邪气大盛,当以透邪为要,外散风寒湿邪气。若患者以寒证为主,则用薏苡仁汤加减散寒除湿,祛风通络。方中羌活、独活祛风胜湿;川乌、麻黄、桂枝温经散寒;防风、蝉蜕透表驱邪;当归、川芎养血活血;杜仲、桑寄生补肝肾、强腰膝。若关节肿胀或有积液,可采用淡渗通利法,取茯苓、泽泻、车前草化湿利水[3]。若患者以热证为主则用羌活胜湿汤合除湿解毒汤加减,方中金银花、连翘清热解毒,透邪外出;栀子清热除烦;生薏苡仁、土茯苓、木通清热除湿;羌活、独活、防风祛风除湿;川芎、川牛膝活血通络。如发热、关节肿痛明显者可加黄柏、板蓝根。

在疾病的缓解期,患者一般无明显症状或症状较轻,此时不可轻易停药,综观舌脉以判断风寒湿邪是否除尽。此时可根据患者情况配置丸药,以补肾、祛风散寒除湿为法,缓缓图之。

在疾病的加重期当分型论治,对于中气不足、痰瘀互结之人,当用指迷茯苓丸合身痛逐淤汤加减,取半夏、茯苓健脾燥湿化痰;枳壳、朴硝理气软坚润下;当归、川芎、桃仁、红花活血行气逐瘀;五灵脂、没药消肿止痛;地龙、牛膝活血通经;秦艽、羌活胜湿通络。对于肝肾亏虚之人,当用补肾壮筋汤加减。方用熟地黄、山茱萸、牛膝、骨碎补、桑寄生补肝肾之精;杜仲、续断强筋骨,壮腰膝;茯苓健脾利水;当归、鸡血藤活血补血、通络止痛;白芍、木瓜柔肝缓急。但无论何种类型均需注意固护卫表,防止邪气再侵,用方可选取玉屏风散、黄芪建中汤。此外,针对肢体疼痛者,可适当加用藤类药物祛风通络止痛。余治疗可参考尪痹部分。

另外,由于骨痹属于关节退行性疾病,患者年事较高,常有不同程度的肝肾亏虚症状。因此,若发现患者有足跟疼痛、腰酸、腿软等肾气不足的表现时,当及时培补肾气,先安未受邪之地。仝氏多用六味地黄丸治疗以肾虚为主的足跟疼痛,收到了很好的疗效。方药中熟地黄滋补肾阴,为补肾之君药;山茱萸滋阴益肝、涩精固肾;山药补益脾阴而固精;此三味共成三阴并补之势,补其真阴以收到补肾治本之功。另有泽泻配熟地黄以泻肾降浊;

牡丹皮配山茱萸以泻肝火,同时抑制山茱萸之温性;茯苓配山药渗湿健脾;此三药共成"三泻"之势。本方用其"三补"配"三泻",可谓补中有泻,寓泻于补,达到补益肝肾、运行气血的功效而使足跟痛得以解除[25]。

五、病案举隅

【案1】

患者,女,74岁,2017年7月初诊。主诉:右膝关节肿痛,双足趾关节、双肩关节痛、双上肢疼痛多年(具体时间患者难以回忆)。刻下症:右腰髋部酸困,右小腿外侧麻胀,遇风冷加重。双下肢轻度浮肿,双手背上臂外侧散在红斑、紫斑、口苦、口气、夜寐欠佳,夜尿频,大便可,纳可,恶风畏寒,眼屎多,视物模糊,面颧部红丝络。舌质暗红,苔黄白腻;脉左虚弦,按之无力。辅助检查:右膝关节CR示骨质增生。

西医诊断:右膝骨关节炎。

中医诊断:痹证(骨痹)。

中医辨证:脾虚湿阻,络瘀水停。

处方:玉屏风散加减。生黄芪15 g,炒白术12 g,防风10 g,桂枝8 g,赤白芍各12 g,炒杏仁9 g,炒薏苡仁30 g,当归12 g,生地黄12 g,鸡血藤15 g,夜交藤15 g,豨莶草12 g,忍冬藤12 g,制乳没各3 g,炙甘草6 g,14剂,水煎服,早晚分服。

二诊:服上方2周,全身性关节疼痛、肿胀改善,尤以双上肢改善明显。刻下症:右髋、右膝关节酸痛,右下肢麻木发凉,活动后加重,采用温热药热敷自觉上火,拔罐出水疱,伴颜面及双下肢轻度浮肿,目眵多,轻度口干苦,夜尿频,夜寐较差,偶有胃痛,食硬或受凉则痛,大便尚可,仍饥饿急躁,双上肢斑疹减少,面色黄,颧部红斑,易疲劳。舌偏暗红,有裂纹,苔薄白,脉左寸关滑大尺弱,右沉细。处方:太子参12 g,沙参15 g,威灵仙12 g,秦艽12 g,当归12 g,川芎6 g,炒桑枝15 g,赤芍12 g,晚蚕沙15 g(包),防风8 g,防己10 g,忍冬藤15 g,伸筋草12 g,苦参6 g,甘草3 g。

服上方20余剂,2日1剂或3日2剂。病情相对平稳。双肩关节痛及双上肢疼痛减轻,口干口苦好转。

按:患者以关节疼痛肿胀为主要症状,受累关节较多,伴疼痛、变形,遇风寒加重。当抓住患者"营卫不和,表气不固"的核心病机,以和营卫,固肌表。方中采用玉屏风散补气固表;桂枝、白芍调和营卫;炒薏苡仁健脾祛湿与杏仁相伍化气利水;生地黄清热凉血;当归、鸡血藤活血通络;豨莶草、忍冬藤、夜交藤祛风通络;制乳没理气止痛。炙甘草与白芍相伍亦有芍药甘草汤之意,缓急止痛。患者关节疼痛减轻之后,当以治本为要。抓住患者以下主证:下肢麻凉,劳后加重,易疲劳为气血亏虚、不能濡养全身之象。另有胃痛、易饥、急躁、眠差等症状,为脾胃不和、心火亢盛之象。故治以益气养血、清心和胃。方中太子参、沙参补益气阴;当归、川芎、赤芍养血活血;威灵仙、秦艽、忍冬藤、桑枝、伸筋草祛风除湿、通络止痛;防风防己二药合用散风水以驱邪外出,苦参消斑疹,甘草调和诸药。守方常服以巩固疗效,使病情平稳。

【案 2】[26]

尹某,男,68 岁,初诊 2018 年 5 月 20 日。患者 2 月前受凉后出现左膝关节疼痛。外院 X 片示:左膝关节骨质增生。刻下症:局部肿胀,灼热感,膝关节屈伸时疼痛明显,口干,纳寐可,二便调。舌暗,苔薄白,脉沉细。

西医诊断:左膝骨关节炎。

中医诊断:痹证(骨痹)。

中医证型:寒邪内侵,湿热互结。

处方:三痹汤加减。桑寄生 20 g,桂枝 10 g,党参 20 g,茯苓 15 g,川芎 15 g,白芍 20 g,秦艽 10 g,细辛 3 g,牛膝 20 g,杜仲 10 g,续断 10 g,薏苡仁 90 g,苍术 10 g,黄柏 10 g,威灵仙 10 g,乌梢蛇 5 g。

服药 7 剂后,疼痛如前,但肿胀较前减轻,大便偏稀,每日 2～3 次,在原方基础上将黄柏减至 5 g,薏苡仁减至 60 g。继服 7 剂后患者觉膝关节肿痛明显好转,灼热感减轻,遂嘱其继服上方 14 剂以巩固疗效,服药后膝关节肿痛基本消失。

按:患者年岁已高,肾气转衰,正气不足,一则易受邪气侵犯,二则邪气羁留,久久难祛。本病为风寒湿三气杂至,扰人筋骨关节,痹阻经脉血络,加之寒湿之邪久郁化热,故见局部肿胀、灼热感以及膝关节屈伸时疼痛明显。根据脏腑风湿理论,权衡正邪虚实,当治以补益肝肾为主,兼以除湿通络,方用三痹汤加减。扶正方面,以杜仲、牛膝、桑寄生、续断补益肝肾,川芎、白芍养血和血,党参、茯苓健脾利湿;祛邪方面,给邪气以出路,以秦艽、细辛、桂枝、威灵仙、乌梢蛇祛风寒湿邪通络,透邪外出,再加用黄柏、薏苡仁、苍术以清热利湿。不仅给邪出路,同时兼顾寒湿久郁化热的情况。

【案 3】[27]

石某,男,49 岁。2006 年 4 月 26 日初诊。主诉:患者膝关节疼痛 4 年余。1 年前因跌仆损伤而加重,左侧疼痛更甚,下蹲困难,下蹲后难以起立,不能久行。曾在当地几家医院采用中药、西药、针灸、按摩等多种方法治疗而无效。刻下症:双膝关节肿胀、疼痛,遇冷加重,行动困难,下蹲困难,左侧尤甚。X 线平片显示:膝关节间隙变窄,髁间突骨刺形成,髌骨边缘骨赘形成,膝关节活动时有骨摩擦声,舌质紫暗,唇色紫暗,脉细涩。

西医诊断:双膝骨关节炎。

中医诊断:痹证(骨痹)。

中医证型:肝肾阴虚,气滞血瘀。

治法:补肝益肾,行气活血。

处方:桃红四物汤加减。熟地黄 24 g,山茱萸 10 g,枸杞子 15 g,当归 10 g,麦冬 15 g,桃仁 12 g,红花 12 g,杜仲 12 g,怀牛膝 12 g,川牛膝 12 g,威灵仙 12 g,骨碎补 12 g,血竭粉 3 g(冲)。水煎服,每日 1 剂,分 2 次服。

针灸:取穴内膝眼、外膝眼、梁丘、阿是穴、阳陵泉、阴陵泉、足三里。每日 1 次,12 次为 1 个疗程。以上穴位,均施平补平泻法。每日针治 1 次,每次留针 30 min。留针期间,行针(提插捻转)1～2 次。

用以上针药结合的方法治疗 1 个疗程(12 日)后,症情明显缓解,疼痛大大减轻,但关节屈伸不利,活动时依然疼痛。治疗已初见成效,当擂鼓再进。遂以上方加乳香、没药各 10 g,水蛭粉 3 g(冲),蜈蚣 2 条,伸筋草 12 g。针刺取穴加膝阳关、委中,并加强针刺手法,增加刺激强度。针药结合继续治疗 2 个疗程后,膝关节疼痛基本消失,屈伸活动明显好转,已能下蹲。再以上法继续治疗 1 个疗程后,膝部疼痛消失,活动自如。以后随访 3 年,患者一如常人。

按:患者经西医诊断为膝关节骨关节炎,中医属骨痹,依据脏腑风湿理论分析,该病之本为肝肾亏虚,筋骨痿软,再因外受风寒湿邪,痹阻经络。正气不足,无力抗邪,邪气羁留骨中,发为骨痹。故治疗以补益肝肾、强壮筋骨为主,同时兼以活血通络,给邪出路,祛邪外出。方用熟地黄、山茱萸、枸杞子、杜仲、怀牛膝、骨碎补以补肝肾、强筋骨,用威灵仙祛风除湿,当归、桃仁、红花、川牛膝、血竭活血止痛。针刺内膝眼、外膝眼、阿是穴、阳陵泉、梁丘等局部穴位,可通痹止痛,开通局部气血;阴陵泉、足三里健脾化湿,给邪出路。次诊已见成效,再加乳香、没药、水蛭粉、蜈蚣、伸筋草以加强祛风除湿、活血化瘀的力度,以求散邪止痛。本案重点在于按照脏腑风湿病的思路采取针药并用的方法综合治疗膝关节、骨关节炎,无论用药和取穴都补虚与驱邪共用,取得了很好的疗效。

皮痹——系统性硬化症

一、皮痹概述

系统性硬化症(systemic sclerosis, SSc)是一种病因不明的多系统结缔组织病。本病常见于女性,呈慢性病程。SSc 的临床特征表现为皮肤硬化和增厚(硬皮病)。根据皮肤受累程度,将 SSc 分为局限皮肤型和广泛皮肤型两种主要亚型。但还有一种特殊的 SSc 亚型包括有自身免疫性风湿病的特点(重叠综合征),具有 SSc 的血管及脏器受累及血清学表现,但缺乏典型的皮肤硬化,称作无硬皮病型 SSc,诊断线索包括雷诺现象、SSc 甲襞毛细血管和 SSc 相关的标志性自身抗体[15]。

本病在中医中属“皮痹”范畴,皮痹最早出现在《素问·痹论》中曰:“风寒湿三气杂至,合而为痹也……以秋遇此者为皮痹……皮痹不已,复感于邪,内舍于肺。”又曰:“痹,在于皮则寒。”其中也就皮痹的临床表现作了简单的描述,如云:“病久入深,荣卫之行涩,经络时疏,故不通,皮肤不营,故为不仁。”《素问·五藏生成篇》云:“卧出而风吹之,血凝于肤者为痹。”提出了皮痹与外感风邪之后血行瘀滞有关。《圣济总录·皮痹》更明确指出皮痹的病因是感受风寒湿三气所致,同时还指出皮痹除皮肤表现外,还可以见到肢体与脏腑的症状,如项强背痛、四肢缓弱、胸满短气、言语声嘶、腹胀胁满、大肠不利等症。

二、皮痹与脏腑风湿

风湿性疾病及一些免疫相关的疾病与外邪侵袭密不可分,可以从脏腑风湿角度论治。"脏腑风湿病"是由于风寒湿邪侵袭五体,久病不愈,复因外感,邪气内合脏腑,盘踞伏留脏腑为病;或因脏腑脆弱,风寒湿邪直中脏腑为病。皮痹本属五体痹之一,但五体痹的发生是基于与五体相合的脏腑功能不足,加上风寒湿邪侵袭导致皮、脉、筋、骨等部位出现气血闭塞[2,28]。因此,皮痹的形成亦符合脏腑风湿之"外邪侵袭伏留"和"脏腑功能不足"两大特征。

三、病因病机

(一)风寒湿邪痹阻皮肤经络

皮痹的发作主要由风寒湿三邪所导致。风为百病之长,常夹杂不同的邪气而致病。寒性收引,痹阻经络,是导致皮肤紧绷、雷诺现象等的原因;湿性重浊黏滞,导致疾病缠绵难愈。皮痹的发生与气血的流行分布有关,"春气在经脉,夏气在孙络,长夏气在肌肉,秋气在皮肤,冬气在骨髓中",而"邪气者,常随四时之气血而入客也"。故皮痹常发生于秋季,有一定的季节性,因秋季与肺相应,金气旺,肺与皮毛相应,气血偏向于在皮肤中运行,故皮肤易受邪侵犯。皮为五体之一,发生于皮肤的疾病往往是由于滋养它的营卫之气不足所导致,如《黄帝内经素问吴注·脉要精微论十七》中提到:"盖营气虚则不仁,卫气虚则不用,又有骨痹、筋痹、肉痹、脉痹、皮痹之不同,其因血气衰少则一也。"经络气血不足,风寒湿邪往往更易侵袭、伏留。

(二)脏腑功能失调

脏腑失调是皮痹发生的内在因素。饮食劳倦损伤脾胃,气血化源不足,皮肤失荣;先天禀赋不足,或房劳伤肾,肾阳虚则皮肤无以温煦,肾阴虚则皮肤无以濡润,均能导致外感新邪引动伏邪,诱发皮痹,或使皮痹加重。外邪留滞皮肤,或气虚阳虚,使气血津液运行障碍,进而形成痰浊瘀血,痰浊瘀血阻滞于皮肤是皮痹的继发因素。总之,外邪侵袭、痰浊瘀血以及气血阴阳的不足,皮肤之经络瘀阻,皮肤失养是皮痹形成的基本病机,其中痰瘀常可贯穿该病的始终。

四、治法

皮痹的治疗需依据病变的不同阶段和疾病寒热虚实的不同性质来决定治疗方法。一般疾病初起,外邪侵袭,经络被阻,治疗应以祛邪通络为主;若病情进一步发展,痰瘀痹阻,治疗应以化痰活血通络为主;若皮痹日久,损及正气,则需以补益气血、温补脾肾为主。至于虚实夹杂证,则需祛邪与扶正兼施。本病寒证、瘀证居多,因此,温阳散寒、活血化瘀是本病的主要治法。本病累及脏腑出现喘息、心悸心痛、吞咽困难时,可按肺痹、心痹、脾痹等病辨证论治。

（一）外邪侵袭，祛邪通络

皮痹以寒证为多，患者外感寒邪，收引皮部，导致肢冷肤寒，皮肤紧张。治以祛风散寒、祛湿通络。处以麻杏苡甘汤加减，麻杏苡甘汤出自《金匮要略》："病者一身尽疼，发热，日晡所剧者，名风湿。此病伤于汗出当风，或久伤取冷所致也，可与麻黄杏仁薏苡甘草汤。"寒邪内侵，阻滞经络，气血运行不利，卫阳不充，失于防御，风湿之邪乘虚而入，或经脉久有劳伤，复感风湿之邪，肌表失于温煦，皮部拘挛变硬。麻杏苡甘汤中麻黄疏风散邪，除湿温经；杏仁宣肺卫之表，充卫通阳；薏苡仁除湿祛风，兼能运脾化湿；甘草和诸药，补益脾胃。四药合用，有除风、祛湿、解表、通阳的作用，与脏腑风湿之病机相切合。

（二）重视脾胃，益气养血

皮痹发作，外邪阻于皮部经脉，皮肤失于荣养，导致皮肤萎缩，肌肉瘦削，肌肤麻木。脾胃为后天之本，脾在体合肉，在治疗上当以调补脾胃为主，辅以养血和营通络，方以黄芪桂枝五物汤加减。若患者素体血虚又经脉受寒，寒邪凝滞，血行不利，阳气不能达于四肢末端，营血不能充盈血脉，遂呈手足厥寒不过肘膝、脉细欲绝之象。当以当归四逆汤温经散寒，养血通脉。本方以桂枝汤去生姜，倍大枣，加当归、通草、细辛组成。方中当归甘温，养血和血；桂枝辛温，温经散寒，共为君药。细辛温经散寒，助桂枝温通血脉；白芍养血和营，助当归补益营血，共为臣药。通草通经脉，以畅血行；大枣、甘草，益气健脾养血，共为佐药。重用大枣，既合归、芍以补营血，又防桂枝、细辛温通性烈，耗伤阴血，合甘草以缓其性。

（三）邪伏皮部，温阳通络

皮痹日久，经络不利，气滞血瘀，痰浊内生，导致皮肤坚硬如革，胸背紧束，不能俯仰，吞咽困难。此时病情深重，治以活血化瘀、祛痰通络，方以身痛逐瘀汤合二陈汤加减。方中地龙、桃仁、红花、川芎活血祛瘀，当归、杭芍、丹参活血养血，穿山甲、浙贝母化痰软坚散结，二陈化痰，羌活走窜力宏、有行气活血之功。诸药合用具有活血化瘀、祛痰通络的作用。若关节痛甚者加用青风藤；肢冷肤寒者加制附片、桂枝；肌肉消瘦者加黄芪、山药；吞咽困难者加苏梗、枳壳；胸痹心痛者加薤白、延胡索。伴有阳虚表现者，可以使用阳和汤治疗。阳和汤为治疗阴疽（血虚寒凝痰滞）的著名方剂，方中熟地黄温补营血，填精补髓；鹿角胶温阳填精；二药相合，温阳补血，填精补髓，温壮元阳。肉桂入营，温通经络；炮姜温中，破阴通阳；芥子利气机，通经络，善治"皮里膜外之痰"；生麻黄辛温发散以散寒邪，能引阳气，开寒结，并防熟地黄、鹿角胶之腻；甘草调和诸药。方中虽主要由温热药组成，但用量不大，目的在于使阳气冲和，气血自生。

五、医案举隅

【案1】

患者，女性，65岁。主诉：间断雷诺伴皮肤紧绷感15年，加重1个月。患者于2003年秋遇冷后出现双手变白变紫，伴刺痛麻木感，温暖环境后可改善，此后上述症状进行性加重，逐渐出现指端及面部皮肤僵硬绷紧增厚，手背肿胀，呈非凹陷性，双手关节僵硬，握拳不能。2010 年开始患者出现进食哽噎,进食过程常需用水缓解,偶有进食后反酸、烧心症状,未治疗。间断服用醋酸泼尼松龙、青霉胺片、环磷酰胺片等药物治疗。1 个月前患者吹空调后双手变白变紫、皮肤变硬、绷紧感加重。刻下症见:双手手指皮肤发硬,遇冷变紫,热敷后缓解;面部皮肤绷紧、僵硬,怕冷,口干、口苦,时有吞咽困难,呃逆、反酸烧心时有发作,时有心慌,无明显皮肤变薄;无胸闷、气短。无饮水呛咳、无咳嗽咳痰,眠可,纳一般,大便 1~2 日 1 次,便干。既往:否认冠心病史,曾患高血压史,最高达 160/90 mmHg,具体发病时间及用药史不详,现未服降压药物、未检测血压。有脑出血病史 6 年,遗留言语不利。有心律失常、慢性胃炎病史。查体:双手远端皮温减低,皮肤变硬,捏起不能,弹性下降,双手指屈曲畸形,鼻翼变薄、嘴唇变薄。辅助检查:CRP <1 mg/L,ESR30 mm/h,IgM 3.66 g/L,IgG 19.7 g/L。ANA 抗体谱:ANA 阳性(胞浆型、均质型),anti-Scl-70(+++)。

西医诊断:系统性硬化症。

中医诊断:皮痹。

中医证型:寒湿痹阻。

治法:温经散寒,养血活血,化痰通痹。

处方:麻杏苡甘汤加减。炙麻黄 6 g,炒杏仁 9 g,炒薏苡仁 30 g,草豆蔻 9 g,当归 15 g,川芎 10 g,炒芥子 9 g,炮姜 6 g,秦艽 12 g,桂枝 12 g,鹿角霜 15 g,白芍 12 g,浙贝母 6 g,海螵蛸 30 g,甘草 3 g,大枣 10 g,生姜 1 片。

复诊(11 月 22 日):患者自觉双手皮肤紧绷感及关节疼痛较前缓解,仍不思饮食,脘腹胀满,舌质淡,苔薄白,脉沉紧。处方:上方加豆蔻 10 g 以健脾温中,5 剂,煎服法同前。

三诊(11 月 29 日):患者诉双手皮肤紧绷感明显减轻,关节疼痛不明显。续服上方 10 剂巩固疗效,随访半年,病情平稳。

按:2003 年秋季,患者外受寒湿邪气,侵及双手,寒凝经脉导致双手间断性出现发白发紫,经热敷可缓解;湿性重浊,侵及皮表,表现为皮肤的局部麻木;寒湿凝滞经脉,导致气滞血瘀,血脉运行不畅而出现刺痛;另外,湿性重浊黏滞,致使疾病缠绵难愈,反复发作 15 年,并且在反复发病的过程中,局部皮肤因病邪的影响而无法得到气血的荣养而出现局部皮肤的变硬。在长期的病变过程中,邪气内侵,影响脾胃从而出现吞咽困难的表现;湿邪伤阳,加之患者年老体衰,故见怕冷。中医辨为皮痹,方中当归、川芎、白芍取四物汤之意,养血活血;炙麻黄、炒杏仁散寒利肺,给邪以出路;秦艽、炒薏苡仁、草豆蔻、炒芥子、浙贝母燥湿化痰通痹;鹿角霜、炮姜、桂枝温通经脉。全方温经散寒、养血活血、化痰通痹,疗效良好。

【案 2】[29]

患者,女,46 岁。2017 年 3 月 2 日初诊。主诉:双手、双前臂皮肤变硬 3 年。患者 3 年前无明显诱因出现双手遇冷水后皮肤发白,继而变红、变紫,痛麻不适。3 日后又出现双手及双前臂活动不利,皮肤冷感。曾于当地诊断为系统性硬化症,更医数次,具体用药不详,疗效一般。近日外感后加重。刻下症:双手及双前臂肿胀,皮肤变硬,前臂皮肤发白,双手颜色紫红,握拳不利,阴雨天加重,劳作后,胸闷憋气,咳嗽无痰,情绪波动后,上述症状加重,时有烘热感,自觉发热时,汗出急迫,淋漓如雨,无其他关节肿痛,无发热,无溃疡,无眼干涩,无脱发及面部红斑,无进食咳呛,纳差,眠可,小便清,大便可。体格检查:颜面部皮肤绷紧发亮,皱纹减少,双手及双臂皮肤增厚,手掌、手背及双腕部皮纹消失,毛发稀疏,干脆少泽,皮肤呈蜡样光泽,指间有少许灰褐色色素沉着,双手雷诺征(+)。双肺中下部存在 Velcro 啰音。舌质淡红,舌苔中厚边薄,脉沉细无力。辅助检查:红细胞沉降率 32 mm/h,免疫球蛋白 G 24.3 g/L,抗拓扑异构酶抗体(+++),血常规、类风湿因子、抗环瓜氨酸肽抗体及补体未见异常。双肺 CT 示:双肺中下部纹理呈毛玻璃样及网格状高密度影,提示双肺间质纤维化。

西医诊断:系统性硬化症,肺间质纤维化。

中医诊断:皮痹。

中医证型:阳虚寒凝、肝肾阴虚。

治法:温阳散寒。

处方:阳和汤加减。熟地黄 30 g,鹿角胶 7 g(烊化),炮姜 6 g,桂枝 15 g,生麻黄 9 g,炒白芥子 12 g,牡丹皮 15 g,麸炒山药 20 g,茯苓 20 g,陈皮 15 g,砂仁 9 g(后下),柴胡 9 g,香附 12 g,桑枝 30 g,王不留行 20 g,荜澄茄 9 g,蜂房 9 g,细辛 3 g,地骨皮 20 g。14 剂,水煎服,早晚分服。

西医治疗:① 醋酸泼尼松 30 mg,每日 1 次,口服;② 每日低流量吸氧 6 h;③ 每日饮水 2000 ml。嘱患者多休息,调畅情志,节喜怒,注意保暖,虽为春季,不能随意减少衣物,勤按摩局部皮肤。

二诊(2017 年 3 月 15 日):患者自觉服药后,热感自腹部向四肢扩散,双手及双前臂肌肉稍软,皮肤淡红,活动增加,冷感减轻;劳作后胸闷憋气症状明显缓解,心慌症状偶发,情绪波动较少,烘热感时作,汗出急迫,汗量不减,纳眠可,二便调。舌边尖发红,舌苔略黄,脉弦细数。处方:上方去桂枝、生麻黄,加鸡血藤 30 g,女贞子、墨旱莲各 15 g,生龙骨、生牡蛎各 30 g,荜澄茄加至 20 g。14 剂。醋酸泼尼松改为 15 mg,每日 1 次,口服。无须吸氧。

三诊(2017 年 3 月 28 日):患者极少出现烘热感,汗出亦少,双手及双前臂肌肉变软明显,前臂皮肤红黄,双手皮肤淡红,劳作后,少见胸闷憋气症状。纳眠可,二便调。舌淡红,苔薄白,脉沉。复查血常规、尿常规、红细胞沉降率未见异常。处方:上方去蜂房、白芥子、生龙骨、生牡蛎,加地龙 12 g(后下)。15 剂,成丸剂,每日服用半剂量丸药。醋酸泼尼松改为 10 mg,每日 1 次,口服。

四诊(2017 年 4 月 26 日):患者皮肤肌肉柔软度已接近正常水平,憋喘偶有发作,纳眠可,二便调。处方:上方去鹿角胶,麸炒白术加至 30 g。14 剂,成丸剂,每日服半剂。未见再次复诊。

按:该患者经西医诊断为系统性硬化及肺间质纤维化,中医诊断为皮痹,属五体痹之一。皮痹成因,是由于风寒湿邪气杂至,侵袭人体皮部,痹阻经络而成,邪气久羁,再受外邪引动,易内舍脏腑。西医诊断肺间质纤维化,可见病已入脏。根据脏腑风湿理论,此类风湿病,祛邪外出乃首要,然患者从其脉沉细、小便清,可见其阳虚,且病发初起之时,先在

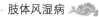

四肢末节,四肢为诸阳之末,阳气不足,则易为邪气所侵,正气不足,无力抗邪。故当扶正以祛邪,治法温阳散寒,扶助肾阳,滋阴补肾,疏肝解郁,给予阳和汤加减。患者以肾阳不足为本,寒湿侵袭为标,故以鹿角胶温其肾阳,阴阳互根,相生相长,善补阳者,必于阴中求阳,加之患者"时有烘热感,自觉发热时,汗出急迫,淋漓如雨",故以牡丹皮、地骨皮、熟地黄益阴除蒸,解除烘热的同时可于阴中求阳,还可防鹿角胶生风动血之弊。患者双手及双前臂受风寒湿邪侵犯,肌肉经络为邪所痹,闭塞不通,故双手及双前臂肌肉变硬,前臂皮肤发白,双手颜色紫红,肌肉僵硬,握拳不利,故以桑枝、桂枝、牡丹皮、荜澄茄、蜂房通利四肢经络、祛湿除痹,血络通畅,则正气易达,邪气易散。皮痹舍肺,以生麻黄、桂枝、白芥子开宣肺气,温散寒湿,给邪气出路。久病必生瘀血及入络,故配细辛及王不留行以行瘀滞之血。"情绪波动后,上述症状加重",患者情绪波动,则全身气机不能循贯如常,故上述症状加重,加柴胡、香附疏肝解郁。"纳差"不仅因寒邪侵袭所致,肾阳虚,火不暖土,情绪不佳,气机不畅,皆可影响食欲,故以炮姜温运脾胃,以茯苓利水通阳,以陈皮、砂仁理气助运,麸炒山药健脾益气。全方合用,以补益肾阳为主,兼顾肾阴,驱散肌表之寒湿,透发入里之寒凝,行已滞之血,疏肝解郁而和络,行气开郁而醒脾,取得了良好的疗效。

【案3】[30]

患者,女,42岁,2013年3月6日初诊。患者于11年前发现左肩背及上肢皮肤相继出现大片硬化斑片,经多家医院确诊为"硬皮病",但屡治乏效。刻下症见:左侧肩背至手腕处皮肤暗褐色硬化斑片,呈带状分布,其上汗毛脱落,有蜡样光泽,触之坚厚如革,不易捏起,伴见形寒肢冷,食少便溏,舌质淡黯,边有齿痕,舌苔白厚,脉沉细。上消化道造影示:食道蠕动减慢,排空降低。

西医诊断:硬皮病。

中医诊断:皮痹。

中医证型:脾肾阳虚,寒湿阻络。

治法:温阳散寒,活血通络。

处方:当归四逆汤加减。当归10 g,桂枝20 g,白芍20 g,通草6 g,细辛3 g,黄芪30 g,党参20 g,桃仁10 g,红花10 g,川芎9 g,熟地黄20 g,黑附子10 g,蜈蚣2条,乌梢蛇10 g,䗪虫6 g,守宫8 g。7剂,水煎服,每日1剂。

复诊(2014年3月7日):上方进退治疗1年,原皮损处除留有淡褐色色素沉着外,与正常皮肤几无异常。上消化道造影示:未见异常。病属临床治愈,遂改服软皮丸(院内制剂)巩固疗效,并嘱忌食生冷,注意保暖。

按:本案由阳气不足,寒湿外犯,闭阻肤络,致气血瘀滞,并循经内客食管,渐损脾阳,符合脏腑风湿发病规律。方中桂枝、附子、细辛温化寒湿,通经活络;党参、黄芪益气达邪,并推血助行;桃红四物汤养血活血,散瘀通络;诸虫类药性善走窜,搜经通络,无微不至。守宫一药最善上达食管而活络散结,为治疗食管痹证之要药,为韩世荣经验所得。诸药内外合用,寒湿得散,血脉得通,阳气得充,标本兼治,集蠲痹通络诸法于一方,使气血调畅、肌肤得养而诸症自愈。

大偻——强直性脊柱炎

一、大偻概述

强直性脊柱炎(ankylosing spondylitis，AS)是一种人类白细胞抗原(HLA)－B27 相关、病因不明的慢性炎症性疾病。强直性脊柱炎起病隐匿，早期可无任何症状。西医学发现外伤、受凉或受潮以及消化道、泌尿道或呼吸道感染是其常见的诱因[31]。早期常累及骶髂关节，晚期可以累及中轴骨，也可出现外周关节受累[15]。其临床表现主要有骨骼表现和骨骼外表现，骨骼表现有腰背痛及僵硬、胸痛、关节及关节外特定部位压痛；骨骼外表现有疲劳、体重降低、低热、骨质疏松等；也可累及眼、心血管、肺、肾等器官组织。

在中医学中没有强直性脊柱炎这一病名，《素问·生气通天论》曰："阳气者……开阖不得，寒气从之，乃生大偻。"王冰注曰："身体俯曲，不能直立。偻，背脊弯曲。"因此，焦树德认为"大偻"指病情深重、脊柱弯曲、背俯的一类疾病，可以将强直性脊柱炎归于"大偻"范畴[32]。学术界亦有将其归为"骨痹、腰痛、肾痹、尪痹、龟背"等范畴。

二、大偻与脏腑风湿

大偻的发病有一虚一实两个要素。其一为患者素体阳亏，督脉空虚；其二为患者外感风寒湿邪。风寒湿邪乘虚而入，伏于督脉，用药之后症状缓解，而后复感外邪，引动伏邪，症状加重。病情逐渐进展，累及肾脏，则脊柱硬如竹节，正如《素问·痹论》中所言："肾痹者，善胀，尻以代踵，脊以代头。"因此，该病之病机与脏腑风湿相符，在治疗时可参考脏腑风湿的思想进行辨治。

三、病因病机

大偻，其病位在督脉、骨骼，其病因有内在之虚和外界之邪两个方面。

（一）至虚之处，邪客之所

脾胃居于中焦，为后天之本。脾胃气虚则水谷不化精微，气血无所生而失和。筋属肝，气血不充则肝血不足，筋失濡养，易受外邪侵袭，屈伸不利。正如《诸病源候论》[33]"背偻候"所云："血为阴，气为阳，阳气精则养神，柔则养筋，阴阳和同则气血调适，共相荣养也，邪不能伤。若虚则受风，风寒搏于脊膂之筋，冷则牵急，故令背偻。"

肾主骨生髓，为先天之本。若先天不足则肾精亏虚，无以化气生髓，脊髓失充，督脉失养；《素问·骨空论》云："督脉为病，脊强反折。"督脉挟脊贯腰中，督脉衰则腰脊空虚。若年事已高，后天难以滋养先天，则肾气日亏，无以壮督脉。腰为肾之府，肾虚则易导致腰痛。正如《医学入门》所云："腰痛新久总肾虚。"

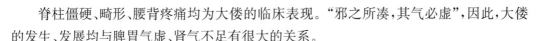

脊柱僵硬、畸形、腰背疼痛均为大偻的临床表现。"邪之所凑,其气必虚",因此,大偻的发生、发展均与脾胃气虚、肾气不足有很大的关系。

（二）外感邪气,伏于督脉

《证治准绳》中提到:"若因伤于寒湿,流注经络,结滞骨节,气血不和,而致腰胯疼痛。"阐述了外邪伤人而生大偻的病机。患者素体阳气不足,督脉空虚,如遇冷、淋雨、落水等,调护不当,进而感受风寒湿邪,风性开泄,助寒湿自腠理而入,由五体传入经脉。寒湿二邪均为阴邪,易伤阳气。督脉为阳脉之海,总督人体的阳气,最易受伤。邪留于督脉中,壅滞气血运行,导致脊柱活动不利。若有外邪再次侵袭,引动伏邪则病情加重。正如《东医宝鉴》所言:"中湿背伛偻,足挛成废。腰脊间骨节突出,亦是中湿。"

（三）肾督两伤,瘀血阻络

肾气本不足,督脉亦不充,邪气稽留日久,且每每再次引动,病加一层,迁延难愈。邪气交结于经脉,气血凝滞,痹阻关节,筋骨失于濡养,最终伤筋败骨,而使患者不能俯仰,腰胯固定,骨质疏松,丧失劳动能力。"尻以代踵,脊以代头"便是大偻晚期的临床表现。

四、治则治法

（一）初期:清热利湿,通络止痛

此期多见于青少年患者,身体素健,因起居不慎而感受风寒湿邪,突然出现腰骶疼痛,时上窜胸颈,时下窜大腿、足跟,甚则活动受限,生活不能自理,伴有心烦口干,大便干结,或发热恶寒等症状,多为大偻急性发作。由于患者素体壮实,阳热有余,故邪气的表现以热证为主,而正虚尚未外露。故以治标为主,法以清热利湿,通络止痛。可采用连翘败毒散加减治疗,方用白花蛇舌草 15 g,半枝莲 15 g,虎杖 15 g,金银花 15 g,连翘 10 g,土茯苓 15 g,白鲜皮 10 g,牡丹皮 10 g,忍冬藤 10 g,桂枝 6 g,川乌 5 g,甘草 6 g[34]。方中使用清热解毒药主攻邪热,利湿之品渗邪外出,辅以通络止痛之品,达到快速缓解症状的效果。

（二）缓解期:调补脾胃,补肾强督

此期为患者经治疗后腰、脊、背、胸、颈及关节等部位疼痛、僵硬基本消失或明显减轻,无发热,生化指标基本在正常范围内。故以治本为主,方用黄芪桂枝五物汤[35]。《金匮要略·血痹虚劳病脉证并治》曰:"血痹脉阴阳俱微,寸口关上微,尺中小紧,外证身不仁,如风痹状,黄芪桂枝五物汤主之。"此方主要用于治疗经脉痹阻,营卫气血亏虚证,又考虑患者肝肾亏虚乃致病的根本,故治疗时常在黄芪桂枝五物汤的基础上,加用补益肝肾之品,调整中气流转,补益肾精,强健筋骨。剂型上可使用中成药或水丸,缓缓图之,防止疾病复发。

（三）发作期:祛风散寒除湿,温肾壮督

此期患者复感外邪,腰骶、脊背、颈项酸痛重着,伴僵硬、转侧、屈伸不利,遇寒或劳累加重,得温痛减。患者肾气已亏,督脉失充,寒湿阴邪伏留体内,又经外邪引动,需标本同治,以驱邪为主,方用阳和汤加减[36]。腹部为阴,背部为阳,脊柱为督脉所主,且督脉是阳脉之海,贯通一身之阳气,温煦五脏六腑、四肢百骸。督脉为病,阳气不足,引起筋脉拘急,萎废不用,发生脊柱强直,即大偻。在治疗时,注意对有毒副作用药物的配伍及炮制,保证治疗的安全性。若患者患病日久,而复感外邪,此时肝肾已亏,气血痹阻于经络之内而外邪正盛,当从气血、阴阳、表里三方面入手治疗,方用三痹汤加减。

五、病案举隅

【案1】[37]

患者,男,40岁,2011年9月14日初诊。患者确诊为AS已20年,加重半个月余。患者20年前出现下腰部疼痛,晨僵半小时内可缓解,未予以特殊诊治,后症状加重,颈椎活动受限。遂来安徽中医药大学第一附属医院就诊,近半个月来腰骶部疼痛加重,疼痛夜甚,活动不利,伴咳嗽、咳痰,晨僵明显,约1 h缓解,双膝关节肿痛,口干咽痛,纳差,舌红苔黄腻,脉滑数。实验室检查:红细胞沉降率(ESR)95 mm/L,C反应蛋白(CRP)148 mg/L,免疫球蛋白G(IgG)40.6 g/L,葡萄糖-6-磷酸异构酶(GPI)1.14 μg/L。

西医诊断:强直性脊柱炎。

中医诊断:腰痛(大偻)。

中医证型:湿热瘀阻。

治法:清热化湿,活血通络。

处方:五味消毒饮合胃苓汤加减。蒲公英30 g、白花蛇舌草20 g、紫花地丁15 g、法半夏15 g、陈皮15 g、猪苓15 g、茯苓15 g、薏苡仁20 g、山药20 g、炒麦芽15 g、炒谷芽15 g、泽泻15 g、丹参15 g、威灵仙15 g、甘草5 g。4剂,水煎服,每日1剂。服中药期间未用其他药物。

二诊(2011年9月18日):患者服药4日后即感腰部疼痛较前明显减轻,现仍双膝关节疼痛,晨僵时间明显缩短,舌红苔白,脉滑。ESR 76 mm/h,CRP 75 mg/L,IgG 41 g/L。治疗拟健脾化湿、化瘀通络之法。处方:法半夏15 g、陈皮15 g、猪苓15 g、茯苓15 g、薏苡仁20 g、山药20 g、丹参15 g、桃仁15 g、红花15 g、杜仲10 g、炒麦芽15 g、炒谷芽15 g、威灵仙15 g、甘草5 g。7剂,水煎服,每日1剂。

三诊(2011年9月25日):患者服药后诸症基本缓解,时有腰背酸痛、周身乏力。处方:上方加黄芪、当归,再进7剂以加强补脾益气之功。服药后诸症消失,复查ESR 72 mm/h,CRP 35.7 mg/L,IgG 34.6 g/L。此后,患者坚持口服中药,以清热化湿、活血通络法为基础加减药物,病情得以控制。

按:该患者首诊以腰骶部疼痛为主,还伴有双膝关节红肿热痛、疼痛夜甚、舌红等症,表现为疾病活动期,辨证为湿热痹阻,故先治其标,以清热利湿、活血通络为治则。待湿热症状消除,再以补肾健脾益气法治其本,使正气充足而抵御外邪,体现了脏腑风湿的治疗思路。方中茯苓、山药、甘草健脾以化湿,炒麦芽、炒谷芽助脾胃运化,陈皮、半夏行气燥湿,从脾胃入手,中央健而四旁通。痹证起于风寒湿,寒湿久郁易化热,以蒲公英、紫花地丁清郁热,白花蛇舌草、猪苓、泽泻清热利湿,给邪出路。久病入络,血脉瘀痹,以丹参活血化瘀通络,威灵仙祛风除湿通络。

【案 2】

周某,女,25岁,2012年6月4日初诊。患强直性脊柱炎8年余。2004年因患者因晨起僵硬、腰痛于在当地医院检查,进而确诊为强直性脊柱炎,一直服用柳氮磺胺吡啶片,多次检查发现服用此药后易引起白细胞下降,且自2年前开始腰痛范围加大,晨僵加重。其姐姐亦有强直性脊柱炎。刻下症见:腰骶、双髋关节疼痛明显伴有麻木,晨僵明显,肌肉酸痛。夜寐多梦,多噩梦,性急,易怒,易疲劳,不欲多言,皮肤易瘀斑。关节怕风,汗出多。舌苔厚,微腻,底瘀;脉沉细弱,右尺偏弱。

西医诊断:强直性脊柱炎。

中医诊断:腰痛(大偻)。

中医辨证:寒湿瘀阻。

治法:补益脾肾,益气活血。

处方1:黄芪桂枝五物汤加减。生黄芪30 g,川桂枝9 g,白芍15 g,鸡血藤30 g,狗脊30 g,炒杜仲30 g,骨碎补30 g,补骨脂30 g,阿胶珠9 g(烊化),龟板胶9 g(烊化),鹿角胶9 g(烊化),黄柏15 g。28剂。水煎服,每日1剂,分早晚2次服。

处方2:九分散。生麻黄0.2 g,制川乌0.3 g,制乳香、制没药各0.2 g,制马钱子0.1 g。28剂。上药打为散,用处方1汤剂送服,每次1 g,每日3次。

二诊(2012年7月9日):患者服药1个月后,睡眠明显好转,已不做噩梦,腰骶、髋关节疼痛减轻、麻木消失,体力改善,苔薄白,底瘀,脉细弦数。处方:在上方处方1基础上加独活30 g,淫羊藿15 g,处方2不变,继服1个月。

三诊(2012年8月6日):腰骶疼痛、肌肉酸痛皆明显减轻,晨僵减轻几近一半,脉数偏弱。综合处方1、处方2制水丸,每次9 g,每日3次。电话随访至今病情控制平稳。

按:本案基本还原了仝氏治大偻在发作期向缓解期过渡的治疗方略调整。体现了脏腑风湿的治疗思想。首诊时使用黄芪桂枝五物汤加减,方中运用生黄芪补气,桂枝与白芍配伍调和营卫,鸡血藤补血活血通经络,狗脊祛风湿补肝肾强筋骨、炒杜仲、骨碎补、补骨脂、阿胶珠、龟板胶、鹿角胶补益肝肾,再佐以黄柏以防诸补肾药过于温燥。集调补脾胃、补肾强督于一体。另附止痛方——九分散(制生麻黄、马钱子、制乳香、制没药)散风寒,通血络,化瘀滞。二方合用标本兼治,起到祛邪扶正的作用。需要注意的是九分散药性峻猛,需炮制完全,制成散剂,微量启用,不能大剂量应用。

【案 3】[38]

刘某,男,49岁。2017年10月9日初诊。患者因"双膝及髋关节处疼痛3月余"来诊。3个月前患者自觉髋部及双膝部疼痛不适,遇寒加重,得热则减,活动受限,自服布洛芬缓释胶囊等止痛药无明显缓解。近来腰背部及双下肢疼痛加重,活动困难,早晨时症状尤为明显,主要表现为肢体僵直无力。观其面呈青灰色,神疲乏力,双下肢屈伸不利,行走艰难,舌质淡,脉沉细无力。实验室检查:HLA-B27阳性;CT显示骶髂关节毛糙,有退行性病变。

西医诊断:强直性脊柱炎。

中医诊断：腰痛(大偻)。

中医证型：肝肾不足,寒湿痹阻。

治法：补益肝肾,祛风散寒,除湿止痛。

处方：三痹汤加减。黄芪30 g,党参12 g,生地黄10 g,白芍12 g,川独活10 g,防风10 g,秦艽9 g,川芎10 g,桂心12 g,杜仲10 g,续断10 g,茯苓12 g,川牛膝15 g,细辛6 g,陈皮6 g,生姜6 g,大枣2枚,甘草6 g。10剂,水煎服,每日1剂。

二诊(2017年10月24日)：患者自觉双下肢及髋部疼痛略有减轻,但仍觉疼痛不适,活动不便。处方：上方加全蝎3 g、制川草乌各6 g。14剂,水煎服,每日1剂。

三诊(2017年11月10日)：患者诉肢体疼痛明显减轻,活动好转。上方继服10剂。

四诊(2017年11月23日)：患者腰髋部及双下肢疼痛明显缓解,能够自由活动,日常家务及起居可以自理,嘱多注意休息,避免剧烈运动。如此调养,后未见复发。

按：强直性脊柱炎起初多间歇性疼痛,逐渐发展为关节软骨、韧带等发生骨化,最终导致脊柱强直性改变。本案患者活动不利,肢体重着疼痛,晨起僵硬明显。素体亏虚,肾气不足为发病之本,而正气亏虚是痹病发生的基本条件,风寒湿侵袭是痹病发生的使动因素,符合脏腑风湿的病机。因此在治疗上当标本同治,以补肾填精、祛风散寒除湿、通络止痛为治疗大法。方中黄芪、党参补气升阳,桂心、生姜温阳化气,杜仲、续断、牛膝补益肝肾、强壮筋骨。独活、防风、秦艽、细辛祛风散寒,其中细辛专攻止痛,川芎活血行气,生地黄、白芍敛阴滋阴。加之陈皮理气健脾,大枣、甘草健脾益气。全方用药得当,共达补益肝肾、祛风散寒、除湿止痛之效用。二诊时患者仍觉疼痛,再加用全蝎与制川草乌以增强搜风通络止痛之功,效果斐然。患者虽以疼痛不适为主,实则气血亏虚于内,而风寒湿之邪侵袭机体于外,治以温补为主,兼顾祛除外邪,如此痹病得蠲。

参考文献：

［1］杨映映,张海宇,沈仕伟,等.仝小林"脏腑风湿论"述要[J].北京中医药,2018,37(06)：519 - 524.

［2］仝小林.《内经》五体痹证探讨[J].安徽中医学院学报,1986(01)：1 - 5.

［3］路志正,焦树德.实用中医风湿病学[M].北京：人民卫生出版社,1996：5.

［4］仝小林,刘文科,田佳星.论脏腑风湿[J].中医杂志,2013,54(07)：547 - 550.

［5］郭霭春.黄帝内经素问校注[M].北京：人民卫生出版社,1992：555 - 558.

［6］杨映映,邸莎,张海宇,等."脏腑风湿"与"中焦胃系"关系探讨[J].北京中医药,2018,37(07)：672 - 676.

［7］沈仕伟.痹证辨治[N].中国中医药报,2016 - 03 - 09(004).

［8］周强,赵锡艳,逄冰,等.仝小林运用桂枝加附子汤治疗结缔组织未分化病验案[J].河南中医,2013,33(06)：852 - 853.

［9］周强,彭智平,赵锡艳,等.仝小林基于"络病"理论运用黄芪桂枝五物汤治疗糖尿病周围神经病变经验[J].安徽中医学院学报,2013,32(02)：44 - 46.

［10］彭智平,周强.仝小林运用桂枝加附子汤经验[J].中国中医药信息杂志,2013,20(07)：86 - 87.

［11］徐孝旺.仝小林教授应用三痹汤治疗糖尿病合并腰椎间盘突出症案例分析[J].亚太传统医药,2015,11(19)：80 - 81.

[12] 周守红,周强,李欣. 仝小林教授从"伏气温病"辨治原因不明发热病案解析[J]. 吉林中医药,2013,33(10):1064-1065.

[13] 逄冰,赵锡艳,彭智平,周强. 仝小林应用大乌头煎验案举隅[J]. 中国中医基础医学杂志,2013,19(01):101-103.

[14] 田佳星,李君玲,张宸,等. 仝小林辨治高尿酸血症思路探析[J]. 辽宁中医杂志,2013,40(02):215-217.

[15] Gary S. Firestein. 凯利风湿病学[M]. 北京:北京大学医学出版社,2011:1089.

[16] 张进玉. 类风湿关节炎. 第2版[M]. 北京:人民卫生出版社,1998:348-447.

[17] 刘维. 中西医结合风湿免疫病学[M]. 武汉:华中科技大学出版社,2009:191.

[18] 王青,杨映映,刘彦汶,等. 诸寒湿郁,久治不愈,皆属于瘀——仝小林教授对寒湿郁久致瘀病机探讨[J]. 吉林中医药,2018,38(04):398-401.

[19] 马诺莎,汪悦. 类风湿关节炎心脏损害的中医治疗[J]. 中医杂志,2019,60(06):532-534.

[20] 卢文艺,周祖山,周艳华,等. 周祖山教授分期辨治类风湿关节炎经验探析[J]. 中医药信息,2019,36(01):58-61.

[21] 刘康妍,郑聪,胡海澜. 骨关节炎流行病学研究[J]. 中华关节外科杂志(电子版),2017,11(03):320-323.

[22] 吴咸中. 中西医结合风湿免疫病学[M]. 武汉:华中科技大学出版社,2009,11:391.

[23] 仝小林,刘文科,田佳星. 论脏腑风湿[J]. 中医杂志,2013,54(7):547-550.

[24] 仝小林,李济仁,泰德平.《内经》五体痹证探讨[J]. 皖南医学院学报,1986(01):49-54.

[25] 吴笛. 仝小林用六味地黄丸治疗糖尿病合并足跟痛举隅[A]. 中华中医药学会(China Association of Chinese Medicine). 第十二届全国中医糖尿病大会论文汇编[C]. 中华中医药学会(China Association of Chinese Medicine),2010:2.

[26] 黄杰,李向荣. 李向荣教授治疗痹症的临床经验[J]. 中国中医药现代远程教育,2018,16(24):75-76.

[27] 许治国,许志远. 诸云龙教授治疗膝关节骨性关节炎经验之谈[J]. 中国中医药现代远程教育,2018,16(23):78-80.

[28] 李济仁,仝小林. 痹证通论[M]. 合肥:安徽科学技术出版社,1985:8.

[29] 张超,李大可. 周翠英教授治疗硬皮病经验[J]. 风湿病与关节炎,2018,7(06):46-48+56.

[30] 李宁,李美红,韩世荣. 韩世荣应用通络法治疗硬皮病经验[J]. 中华中医药杂志,2017,32(10):4500-4502.

[31] 王承德,沈丕安,胡荫奇. 实用中医风湿病学[M]. 北京:人民卫生出版社,2009,694.

[32] 焦树德. "大偻"刍议[J]. 中国中医药信息杂志,2000,7(6):1-3.

[33] 焦树德. "大偻"病机分析与辨治[N]. 中国中医药报,2003-02-13.

[34] 刘志勤. 王为兰治疗强直性脊柱炎经验[J]. 中医杂志,2005(05):341-342.

[35] 彭智平,周强. 仝小林辨治强直性脊柱炎经验[J]. 河南中医,2013,33(07):1040-1041.

[36] 袁名泽. 仝小林运用阳和汤加减治疗强直性脊柱炎验案1则[J]. 河北中医,2012,34(5):645-646.

[37] 董文哲,方妍妍,文建庭,等. 刘健教授治疗强直性脊柱炎经验总结[J]. 风湿病与关节炎,2018,7(08):47-49.

[38] 陈世洲,毛国庆. 三痹汤加减治疗痹证验案3则[J]. 江苏中医药,2018,50(09):49-50.

附 篇

从"脏腑风湿"的角度辨治
卵巢癌的初步探讨

一、卵巢癌概述

卵巢癌(ovarian cancer)是指发生于卵巢表面体腔上皮或卵巢间质的恶性肿瘤,是妇科三大恶性肿瘤之一,老年女性多见[1]。卵巢癌早期多无症状,约 60％～70％ 的患者在就诊时已属晚期,常伴有消化不良、消瘦等症状[2]。中医认为卵巢癌与肝、脾、肾三脏及冲任督带关系密切,多由外感六淫、饮食不节、内伤七情、房劳过度等因素引起,这些致病因素使得气血亏虚、脏腑失和,进而气机阻滞,瘀血、水湿、痰浊内生[3-5]。其外,周毅德认为,卵巢癌具有"伏邪稽留日久而渐成,有明显症状时已成顽疾恶候"的特点。因此,结合仝氏的"脏腑风湿"学说,以风寒湿为启动因素的卵巢癌则是一类"胞宫风湿病",属于"脏腑风湿病"范畴[6-8]。

二、卵巢癌病机的历史沿革

卵巢癌为西医学病名,据其临床表现可将其归属于"癥瘕""癥积""瘕聚""石瘕""腹痛"等范畴。《广韵》曰:"癥,腹病也。"《说文》曰:"瘕,女病也。"

关于"瘕"的记载,首见于《黄帝内经》,如"任脉为病……女子带下瘕聚""石瘕生于胞中,寒气客于子门,子门闭塞气不得通……状如怀子,月事不以时下,皆生于女子"。此为类似于卵巢癌疾病表现的较早记载,指出"瘕"因寒邪、血瘀所致,皆发于女子,临床表现为腹胀大,如怀子。《金匮要略》中"癥病"亦与卵巢癌相似,并认为此病应用下法,提出第一处方桂枝茯苓丸,"妇人宿有癥病……胎动在脐上者……所以血不止者,其症不去故也,当下其症,桂枝茯苓丸主之。"《中藏经》曰:"积聚癥瘕皆五脏六腑真气失,而邪气并,遂乃生焉。"说明此类疾病正虚的特点。《集验方》载:"妇女脐下结坚,大如杯升,月经不通,寒热往来,下痢羸瘦,此为癥气,不可疗。"表明该类疾病的难治性。《脉经》中"肝肾俱至,则疝痕,少腹痛,妇人月事不来",与卵巢癌临床表现相符。隋代《诸病源候论》载"癥痕者,皆由久寒积冷饮食不消所致",提示"癥痕"的发病与寒、积密切相关,"若积引岁月,人即柴瘦,腹转大,遂致死",似为卵巢癌晚期消瘦、腹水临床表现的描述。唐代《备急千金要方》载"寒湿入胞,结在小腹,牢痛为积聚",论述寒湿之邪伏于胞宫,胶结成积成瘤,又云"凡癥坚之起,多以渐生,如有卒觉,使牢大,自难治也,腹中癥有节积,便害饮食,转羸瘦",此与卵巢癌发病特点十分相像,逐渐形成,但有明显症状时已至晚期,有纳呆、消瘦的临床表现。宋代《妇人大全良方》云"妇人癥痞皆由饮食不节,脾胃亏损,邪正相搏,积于腹中,牢固不动,有可徵验,故名为癥",说明饮食因素与"癥"密切相关。明代《景岳全书·妇人规》:"瘀血留滞作癥,惟妇人有之,其证则或由经期,或由产后……总由血动之时……而渐成癥矣。"认为瘀血是"癥"形成的必然因素,此病由正邪交争,日月相积而渐成。"或暴怒伤肝,气逆而血留……则留滞日积而渐以成癥矣。"《医学正传》曰:"其癥与痕独见于脐下,是为下焦之疾,故常得于妇人……若待胀满已成,胸腹鼓急,虽仓扁复生,亦莫能救其万一。"论述了癥痕为恶候,若不能及时诊治,可形成胸水、腹水,反复难愈,预后不良。清代《医学源流论》云:"妇人之疾……多癥痕之疾……以经带胎产之血易于凝滞,故较之男子为多。"《类证治裁·积聚》:"然初病为气结在经,久则血伤入络,必理血分,兼通络。"强调血瘀对于妇人癥痕的重要性。由此可见,历代医家对卵巢癌的主要病机认识为正虚、寒凝、气滞、血瘀。

三、脏腑风湿与卵巢癌

全氏基于《黄帝内经》的"痹证"和"伏邪"理论,结合自身临床经验,提出了"脏腑风湿"学说。该学说强调风寒湿邪通过多种途径伏留脏腑,久而导致痰瘀内生,甚至形成癥痕积聚。全氏将这类因风寒湿邪潜伏于脏腑而造成的系列疾病称为"脏腑风湿病",其可发生于各个脏腑[6]。卵巢癌发于下焦,隶属"衍系"("四焦八系"范畴,指生殖系统)。"脾肾阳虚,寒湿凝滞,气滞血瘀,湿瘀久蕴成毒"是卵巢癌的发病途径之一,结合"脏腑风湿"的相关概念,可知该类卵巢癌(寒湿型)属于"胞宫风湿病"范畴[8]。现将寒湿型卵巢癌与"脏腑风湿"风湿的相关性阐述如下。

（一）脏腑虚损是发病基础

妇人因经、带、胎、产等生理特征,而大多具有"肾精亏虚、阴血不足"的病理特性。肾精亏虚,则卫气不足;精血亏损亦不能濡养脏腑,更不能载气以抗外邪。如在经期或产后,胞宫气血空虚,风寒湿邪易乘虚而入,停滞胞宫[8]。另外,由于饮食不节等因素,使得脾胃损伤,运化水谷不力,进而气血生化不足、水湿痰饮内生。气血不足,则抗邪无力;水湿中阻,久而可酿湿为痰,下注胞宫[8]。如宋代《妇人大全良方》云:"妇人癥痞皆由饮食失节,脾胃亏损,邪正相搏,积于腹中……"现代研究也发现卵巢癌患者的饮食习惯明显偏向于高脂肪食物、甜食、腌制食品、肉类、鸡蛋,同时肥胖可导致卵巢癌发生率的增加,亦表明痰湿与卵巢癌的发生及预后有着密切的关联性[9-11]。因此,"脾肾阳虚、肝血不足"是发生"胞宫风湿病"的基础,更是寒湿型卵巢癌发生的基础。

（二）寒湿内侵（内生）是致病要素

胞宫位于盆腔底部，下与阴道相通，因此风寒湿等邪气易通过阴道黏膜直接侵袭胞宫，"寒湿入胞，结在小腹，牢痛为积聚"（《备急千金要方》）。另外，由于长期暴露脚踝等不良习惯，使得风寒湿邪通过足三阴经上传胞宫；由于多产、长期暴露脐背等因素，使得肾阳虚损，肾阳虚则温化不足，导致胞宫虚寒、水饮内停；由于贪凉饮冷等因素使得脾阳受损，脾阳虚则运化不力，导致中焦虚寒、水湿内生。然不管是外来之风寒湿邪，还是内生之寒湿邪气，皆可使得寒湿堆积胞宫，久而导致卵巢癌的发生，如《灵枢·百病始生》所云："积之始生，得寒乃生……"

（三）痰瘀毒等病理因素缠绵互结是致病关键

全氏指出："诸寒湿郁，久治不愈，皆属于瘀。"[12]风寒湿邪伏留胞宫，阻滞气机，进而瘀血内生；寒湿久聚，凝聚为痰；痰瘀互结，或成癥瘕，或酿为毒，或郁而化热。如此恶性循环，使痰凝血瘀渐重，局部寒湿痰瘀胶着难解，脏腑功能持续下降，进而成瘤、成癌。

四、寒湿型卵巢癌分期辨治

周毅德结合"脏腑风湿"学说及自身临床经验，将寒湿型卵巢癌的病程分为三个阶段：① 早期：寒湿阶段；② 中期：寒湿瘀阶段；③ 晚期：寒湿瘀癥阶段。在中晚期，由于痰浊、瘀血、癥瘕、郁热等继发性病理因素的产生，作为起始因素的"风寒湿邪"往往被遮盖而难以辨认。另外，对于寒湿型卵巢癌的选方用药，需注意以下几点：① 重视补虚。"至虚之处，乃客邪之所"，"虚"这一内在因素，切不可忘，尤其对于久病患者。② 重视"阳光"（温阳药物）。红日当空，阴霾自散。③ 重视治络。久病入络，应及时通络。④ 重视攻积，及时祛邪。⑤ 用好风药，风药可升阳、透邪、胜湿，亦有引经之功。

（一）寒湿阶段（早期）

① 主证：症状不明显，可有胃脘胀满，腹部肿块，腹股沟以及皮下有结节肿物，面色㿠白水肿，身倦乏力，畏寒，喜热食，时有恶心，纳食稍减少。尿少色淡，大便溏稀。舌润，舌体胖大，苔白腻水滑，常见红色芝麻点，脉滑偏细紧或细弦。② 辨证：脾肾阳虚，痰湿阻滞。③ 治法：温肾健脾，利湿化痰。④ 方药：附子理中汤合五苓散加减。

附子理中汤出自《太平惠民和剂局方》，原方由甘草、人参、黑附子、干姜组成，全氏临床喜用附子理中汤治疗中焦和下焦的虚寒症，每获良效。方中附子为君，补一身之阳，重击伏寒；干姜、人参为辛热与甘温相合，寒虚兼治，为臣药；白术合人参复脾运而正升降，又可燥化湿邪，为佐药；炙甘草甘温益气，和诸药为佐使。此方对于由中下虚寒所致之腹泻、痛经、带下、痹症、特发性水肿、腰痛等病证均有良好疗效。五苓散出自《伤寒论》，原方由白术、泽泻、猪苓、茯苓、桂枝组成，可温阳化气，利水渗湿，多用于缓解卵巢癌早期的水肿。卵巢癌患者常因久食寒凉，伤及脾胃阳气，脾阳不足，运水无力，温煦乏源，久则成痰饮寒湿，下注胞宫，故应乘寒湿之邪尚未坚筑之时，振奋脾阳，温化寒湿，同时缓解消化道及水肿症状。如《医学正传》所云："其癥与瘕独见于脐下，是为下焦之疾，故常得于妇人……若待胀满已成，胸腹鼓急，虽仓扁复生，亦莫能救其万一。"癥瘕为恶候，可形成胸水、腹水，反复难愈,预后不良,治疗卵巢癌时应参其原理,早期即重视水湿之患,以苓术等物利水防变。此二方相合标本同治,附子理中汤治脾阳虚之本,合五苓散可治水肿之标,临证根据正气充足与否,配合下文推荐的靶药再行加减。

(二)寒湿瘀阶段(中期)

① 主证:腹部包块坚硬固定,隐痛,腹胀明显,面色晦暗无华,食欲减退,形体消瘦,肌肤甲错,神疲乏力,大便干结或黏滞不爽,尿少色黄。舌质淡红或淡暗,可有瘀斑,苔薄腻微黄,脉沉细涩或细弦。② 辨证:气滞血瘀,寒湿瘀阻。③ 治法:行气活血,化湿泄浊。④ 方药:少腹逐瘀汤合萆薢分清饮加减。

少腹逐瘀汤出自《医林改错》,原方由小茴香、干姜、延胡索、没药、当归、川芎、肉桂、赤芍、蒲黄、五灵脂组成。此为清代王清任创立的治下焦盆腔瘀血之效方,活血化瘀,温经止痛,全方以活血化瘀止痛药物为主,配以小茴香、干姜、肉桂温经散寒通络。萆薢分清饮出自《杨氏家藏方》,原方由益智、川萆薢、石菖蒲、乌药组成。方中川萆薢利湿分清治白浊为君;益智仁温肾暖脾固精为臣;乌药温肾暖膀胱助气化,石菖蒲芳化湿浊,佐萆薢分清别浊;以盐为使,入肾。四药合用,共奏温暖下元、分清化浊之功。卵巢癌日久成瘀,与痰湿胶结,又因寒邪而紧束。故在治疗时必温通、化瘀、化痰合用,方能深入病所,化而散之。按需配合靶药加减。

(三)寒湿瘀癥阶段(晚期)

① 主证:腹部肿块,腹胀痛明显,或伴有腹水量中等,不规则阴道流血,血色暗黑有块,面色偏黄、晦暗乌青,困顿乏力,精神不振,大便干燥,尿黄灼热,口干不欲饮。舌质暗红或瘀紫,苔厚腻,脉沉弦。② 辨证:湿瘀蕴久,湿毒积聚。③ 治法:清热利湿,解毒散结。④ 方药:阳和汤合甘露消毒丹、抵当汤加减。

上三方分别出自《外科证治全生集》《医效秘传》《伤寒论》。熟地黄、鹿角胶益精补血补阳以扶其本,合全氏扶阳法——淫羊藿(太阳)补命火;附子(阳光)散阴霾;人参(能量)补养正气;肉桂、炮姜温阳散寒而通利血脉,少量麻黄发越阳气,开泄腠理,以散肌表腠理之寒凝。湿、瘀胶结日久,肿瘤局部生毒生热,以滑石、茵陈、黄芩、木通、连翘、射干清解之,但需谨慎使用,勿令过寒伤及阳气,建议配以半夏、干姜交转中气,疏中焦气机。以大量白芥子消皮里膜外之痰,重用茯苓健脾利湿,配贝母、石菖蒲、白豆蔻、藿香散结去湿浊。若患者血瘀重且正气未衰,可用水蛭、虻虫、桃仁、大黄破血下瘀,效专而力强,亦可用莪术活血破瘀散结,配三七、浙贝母(全氏常用此三药治疗各类消化道及妇科癌症、肌瘤、增生、结节等)。临床根据患者正气盛衰,寒、热、痰、湿、瘀、癥比重确定用药比例,联合适量抗癌靶药,随病情变化及时调整治疗。

(四)靶药

通过以上论述,我们将寒湿型卵巢癌分作"三期"以论治,同时给出了各期的治法治则及代表方药。但卵巢癌复杂多变,虚实夹杂,寒热交织。针对这种情况,周毅德提倡以全氏提出的"态靶因果"理念化裁制方,在"调态"的同时,结合"靶药"精准治疗。以上所给出的各期代表方即是从整体上调理患者的内环境状态(调态)。但为了更精准地消除癌毒或

解决相关临床症状,还需定向使用"靶药"以打靶。现将周毅德常用的卵巢癌相关"靶药"汇总如下:

抗癌靶药:半枝莲、半边莲、龙葵、白英、干蟾皮、土茯苓、土鳖虫、木馒头、白花蛇舌草、莪术等。

缓解兼症的靶药:① 腹胀甚者:木香、槟榔、大腹皮、枳实、佛手等。② 腹水多者:水红花子、抽葫芦、天葵、甘遂、大戟、芫花等。③ 腹部肿块坚硬者:土鳖虫、穿山甲、莪术、水蛭、桃仁、虻虫等。④ 白带多或带下黄稠腥臭者:川草薢、蜀羊泉、黄柏、半枝莲、露蜂房、椿根白皮、生薏苡仁、土茯苓等。

放化疗在打压病邪的同时,亦损伤人体正气,针对放化疗后的人体状态,尚有以下靶药:① 党参、白术、枸杞子、女贞子、菟丝子、补骨脂、芦根、生地黄、天冬等药可扶正培本;② 白扁豆、党参、黄芪、灵芝等(益气类)药,鳖甲、玄参、天冬、沙参、麦冬、黄精等(养阴类)药,肉桂、仙茅、淫羊藿、菟丝子、锁阳等(助阳类)药,可提高和调整机体免疫功能;③ 黄芪、当归、白芍、地黄、丹参、鸡血藤、首乌等药,可减轻放疗、化疗毒副反应;④ 鹿茸、紫河车、阿胶、鸡血藤、党参、黄芪、枸杞子、女贞子、地黄、当归、白术、龙眼、锁阳、补骨脂、巴戟天等,可增加红细胞和白细胞数量;⑤ 人参、丹参、鸡血藤、山茱萸等,可增加白细胞数;⑥ 当归、白芍、地黄、龙眼、三七、山茱萸、女贞子、大枣、肉苁蓉、狗脊等,可增加血小板数量,改善骨髓造血功能。

五、验案举隅

【案1】

李某,女,59岁,2017年12月27日初诊。主诉:卵巢癌8年。患者2009年确诊为浆液性卵巢癌,行卡铂加紫杉醇化疗后于2011年行卵巢癌切除手术。但于2013年7月(术后2年)发现卵巢癌盆腔转移,2016年发现直肠转移,即行直肠全切、结肠造瘘术。2011年术后持续化疗40余次,因血小板降低而停止化疗。现盆腔多发转移。刻下症:乏力易困,大便由右侧结肠造瘘排出,泄泻、清稀如水,便中有不消化的食物,每日5~6次,双下肢水肿,食欲可。舌齿痕,苔薄黄,脉弦硬,尺弱。

西医诊断:卵巢癌术后,胃肠功能紊乱。

中医诊断:癥瘕,飧泄。

中医证型:脾肾阳虚。

处方:茯苓60 g,炒白术9 g,黄芪45 g,红参15 g,三七30 g,淫羊藿45 g,巴戟天24 g,生姜3片,大枣6枚。日1剂,4次分服。

二诊(2018年1月10日):服上方半月。乏力,后背疼痛,大便如水样,每日3~4次,完谷不化,双下肢水肿好转,夜间易醒。脉沉弦、偏硬数、尺弱。辅助检查:血常规 WBC 3.96×10^9/L,RBC 3.95×10^{12}/L,PLT 89×10^9/L,HBG 119 g/L。处方:上方茯苓加量至90 g,加莪术30 g,去生姜易干姜30 g。

三诊(2018年2月7日):服上方1个月。服药后双下肢水肿消失,纳可,夜间易醒好转 30%，大便由右侧结肠造瘘出，每日 2～3 次，已基本成形，便中仍有未消化食物。舌暗齿痕，苔淡黄；脉弦硬。辅助检查：血常规：WBC $5.07×10^9$/L，RBC $3.95×10^{12}$/L，PLT $176×10^9$/L，HBG 129 g/L。处方：上方茯苓减至 45 g。

四诊（2018 年 3 月 21 日）：服上方 1 个月。自觉乏力、耳鸣好转 50%，精神状态好，纳眠可，大便日 1～2 次，成形，偶夹杂未消化食物，小便尚可。舌暗底瘀，苔淡黄腻，脉弦硬。辅助检查血常规：WBC $6.17×10^9$/L，RBC $4.17×10^{12}$/L，PLT $153×10^9$/L，HBG 124 g/L。处方：上方莪术加量至 45 g。后继续接受中西医抗癌治疗。

按语：患者卵巢癌病史 8 年，正气早已不足，风寒湿邪反复侵淫胞宫，未规范治疗，积聚胞宫，日久成癥。近期出现完谷不化，大便次数增多，泄泻如水状，属于中医"飧泄"范畴，《景岳全书》云"泄泻之本，无不由于脾胃"，《素问·藏气法时论》载"虚则腹满肠鸣，飧泄食不化"。因此患者正气不足，脾胃虚弱是脏腑风湿发生的内在因素。

该患者卵巢癌术后使用卡铂联合紫杉醇持续化疗 40 余次。紫杉醇为红豆杉树皮中分离纯化出的天然抗癌物质，但临床发现，使用紫杉醇后常出现一系列阳虚症状，如神疲乏力、少气懒言、畏寒怯冷、肌肤不温、便溏、关节冷痛等[13]。近年的研究显示，含铂类化疗药物杀灭癌变细胞的同时，患者的免疫功能也受到抑制，对康复和治疗极为不利[14]。紫杉醇联合卡铂治疗卵巢癌时易造成腹泻、腹痛等不良反应[15]。由于靶向性化疗药物本身为寒性之品，直接作用于卵巢、胞宫，亦使寒湿之邪直接侵袭脏腑，成为胞宫风湿发生的直接原因。

初诊时应用大剂量茯苓，利小便以实大便。茯苓甘淡，渗湿健脾，利水而不伤气。《药品化义》记载："茯苓为利水除湿要药。"《世补斋医书》说："茯苓可以行水……又可以行湿。"可用于治疗各种泄泻。患者化疗后血小板、白细胞偏低，血红蛋白、红细胞正常低限，故用黄芪 45 g 配红参补气而生血。患者卵巢癌已盆腔转移，故选用淫羊藿 45 g 直接抗癌，配合三七 30 g 亦活血化瘀消癥，病久且重，故非大剂量则不能撼动已成之癥瘕。最后佐以生姜、大枣以调和脾胃。患者胃肠功能较弱，处方药物剂量偏大，恐吸收不利，故嘱患者服药时少量频饮，1 日 1 剂，4 次分服。二诊时双下肢水肿好转，大便仍如水样，症状稍有改善。故加大茯苓用量至 90 g，加强利水渗湿的作用。加入莪术 30 g 增加化瘀消癥之力。生姜易干姜 30 g 突出温中散寒的作用。三诊时患者诸症明显改善，双下肢水肿消失，飧泄已由每日 5～6 次减至 2～3 次。复查血常规各项指标均至正常范围。患者飧泄好转，茯苓减至 45 g 以徐徐图之。四诊时患者飧泄已止，精神状态明显好转，且白细胞已从初诊时的 $3.96×10^9$/L 上升至 $6.17×10^9$/L，血小板由 $89×10^9$/L 上升至 $153×10^9$/L，红细胞由 $3.95×10^9$/L 上升至 $4.17×10^{14}$/L。继续加莪术至 45 g 以化瘀消癥抗癌。

【案 2】[16]

（李可医案）女，50 岁，2007 年 9 月 11 日初诊。巨型卵巢癌术后半年，化疗 6 次，近发现肝部肿物 2 cm，性质待定，疑转移。面色苍黄乌暗，两头角胀痛，目睛时时向内收引，手脚指端胀痛。二便调，脉右沉滑，左滑，按之散，掌心热甚，时或畏风冷。厌食，食后胃难受如烧灼样，时觉心悸动。化疗后白细胞下降至 $3.5×10^9$/L，升白针（吉粒芬）注射 60 日无效,反致脊柱、手部关节胀痛,血小板亦低。夜尿 3 次以上。中气大伤,损及肾气,但扶其正。

西医诊断:卵巢癌术后;肝转移癌?

中医诊断:癥瘕。

中医证型:脾胃寒湿。

处方:制附片 100 g,炮姜 90 g,红参 90 g(杵),白术 90 g,龟甲 30 g,砂仁米 30 g(姜汁炒),炙甘草 120 g,吴茱萸 30 g,生山茱萸 90 g,生姜 45 g,枣 25 枚,童子尿 100 ml(对入),加水 300 ml,文火煮取 200 ml,日分 3 次服。30 剂。

二诊:胃气来复,伏邪从手太阴足太阳缓缓外透,脉觉稳有根,舌紫暗转红,正气仍弱。以上方合阳和汤加减,并用漂海藻、川贝母等散结之物,更以黄柏炒炭去其苦寒,去性存其燥湿之用,以防伤下焦之阳。30 剂。

至 2008 年 1 月 24 日四诊时,卵巢癌化疗后转移,已服药 120 剂,肝部肿物 2 cm 已消。后随具体症状,配以乌梅丸等方加减,仍以温阳散寒法治之,纵期间正气渐复,邪从热化,虑其本寒依旧,未敢妄伤其阳。

七诊(2008 年 4 月 5 日):已控制进展,伏邪有外透之机,继以前法稳固之。

按:结合患者症状,可见患者本质属脾肾阳虚、寒湿内停,因气血阴阳不足,固以四逆汤温中祛寒、回阳救逆;二诊阳气来复,以阳和汤温阳补血、散寒通滞,并配以攻积散结之药;至四诊时,肝区肿物消失,后仍始终贯彻温阳散寒之法,顾及痰、湿、瘀、毒胶结于内,佐以白芥子、薏苡仁、漂海藻、干蟾皮等,又以止痉散通其经络,加强疏散气血之力。

【案 3】[16]

(曹建雄医案)女,52 岁,湖南永州人,2015 年 5 月 11 日初诊。主诉:腹部胀满疼痛伴子宫不规则出血 2 年,加重 3 个月。患者于 2013 年 8 月初发现腹部包块,伴腹胀、间接性子宫不规则出血,消瘦、神疲乏力、纳差,在永州市中心医院行腹部彩超提示盆腔内包块(8.2 cm×12 cm),考虑癌可能性大,建议活检。2013 年 8 月 12 日在湖南省肿瘤医院行根治术,术后病理示:右卵巢浆液性乳头状囊腺癌,右闭孔淋巴结 3/8 转移。术后行 TC 方案(紫杉醇 210 mg d,＋卡铂 280 mg d2 化疗 6 个周期,其后规律复查未见明显复发及转移征象。2015 年 3 月初因腹胀满痛、子宫不规则出血增多,胸闷短气,食入呕吐,乏力神疲于永州市中心医院住院治疗,复查 CEA 及 CA125 均升高,腹部彩超提示盆腔内低回声包块 655 mm×45 mm),考虑恶性肿瘤复发可能性大;腹膜后多个淋巴结肿大,最大者 16 mm×8.1 mm,考虑转移可能行大;中量腹水。2015 年 3 月中旬于省肿瘤医院行 EP 方案(VP－16 80 mg d_{1-5}＋CBP 100 mg d_{1-5})化疗 2 个周期,因不能耐受副作用遂暂停化疗,其间放腹水(血性)治疗 2 次。现为寻求中医治疗遂来我院。刻症见:面色萎黄无华,神疲乏力,胸闷短气,咳嗽,咳少量白黏痰,畏寒,四肢厥冷,腹胀满拒按,腹壁青筋隐约可见,有明显胀痛感,按之绷紧感明显,子宫不规则出血,色红,有血块,量较多,纳食饮水后气逆欲呕,喜温拒寒,寐不安,大便不通,4～5 日一行,小便量少。舌质淡紫,苔浊黄白相间,脉弦细。

西医诊断：卵巢癌术后。

中医诊断：癥积。

中医证型：阳虚痰凝。

处方：炮附子10 g，法半夏30 g，甘草9 g，大枣9枚，吴茱萸3 g，太子参15 g，山药15 g，白术10 g，大腹皮15 g，蒲黄15 g（包煎），败酱草15 g，大黄3 g。7剂。用法：加生姜3片水煎服，每日1剂，分2次温服。并嘱患者简化思想，调畅情志，调整作息及饮食，适度锻炼。

二诊（2015年5月18日）：患者服药后腹胀痛较前稍减轻，胃纳较振，能进食少量米粥，时有气逆呕吐，仍胸闷偶咳，咳少量白黏痰，畏寒肢冷，腹胀大稍减，按之绷紧感较前减轻，腹壁青筋隐约可见，出血量较前减少，寐好转，自觉行走较前有力，大便已解，小便量增多。舌质淡紫，苔浊白厚，脉细弦。上方改太子参为党参15 g，大黄减为2 g，加黄芪15 g，炒鸡内金5 g，小茴香5 g。7剂，服法同前。

三诊（2015年5月25日）：患者诉腹胀痛感明显减轻，胃纳增强，能进食少量米饭，无气逆呕吐，胸闷明显减轻，偶有咳嗽，精神状况明显好转，语声有力，言谈甚欢，腹部明显减小，按之较柔软，腹壁青筋已消退，子宫不规则出血明显好转，寐可，大便通畅，黄软成形，日一行。舌质淡紫，苔薄黄，脉细弦。原方去吴茱萸、白术、大腹皮，另加川芎10 g，全蝎5 g，薏苡仁15 g。14剂，用法同前。

四诊（2015年6月8日）：患者基本恢复正常生活，腹胀痛缓解，无胸闷，无咳嗽，不畏寒，四肢温暖，偶有子宫不规则出血，饮食、睡眠、大小便均可。舌质红苔薄黄，脉平有力。复查彩超示：未见明显腹腔积液。CEA及CA125均降至正常，续予八珍汤合化积丸加减巩固治疗。随访患者至今病情稳定，无特殊不适。

按：附子粳米汤出自《金匮要略·腹满寒疝宿食病脉证治》："腹中寒气，雷鸣切痛，胸胁逆满，呕吐，附子粳米汤主之。"此方以炮附子温阳散寒止痛为君，吴茱萸散寒止呕下气，法半夏蠲饮降逆止呕，蒲黄收敛止血，败酱草抵抗癌毒，太子参、山药、白术健脾益气，共为臣药，大腹皮行气宽中，少量大黄引寒邪从肠道而出，为佐药，甘草、大枣缓中补虚调和诸药为佐使。后调整处方加用益气、温中、健脾、活血、利水、通络等药，时时以温中健脾为主线，运用抗癌药物时去性存用，不忘固护阳气，患者重获良好生活质量，病情稳定。

六、小结

通过以上论述，可以发现"寒湿态"这一内环境基础在卵巢癌的发生、发展过程中发挥着重要的作用。因此，我们结合全氏提出的"脏腑风湿"学说，探讨了寒湿型卵巢癌的病因病机及病理演变过程，并结合名家医案及现代研究阐述了该理论指导治疗寒湿型卵巢癌的合理性和有效性。同时，我们还结合周毅德的临床经验，将寒湿型卵巢癌分作三期以辨治，阐述了各期的主症、治法和方药，并以3则病案为例，阐述从脏腑风湿论治卵巢癌。卵巢癌患者常于确诊后接受手术治疗，但不及时改善患者"寒湿"的"态"，纵使局部癌灶（寒湿痰瘀胶结之处)移除,仍然极易复发转移。因此,临床上在运用手术或抗癌"靶药"的同时,要积极散寒祛湿、活血化痰,以改善患者的内环境状态。

参考文献:

[1] 孙其新. 李可肿瘤医案[M]. 北京:人民军医出版社,2014:97 - 105.

[2] 侯丽,田邵丹,李平. 中西医结合肿瘤学[M]. 北京:北京科学技术出版社,2014:3.

[3] 石远凯,孙燕. 临床肿瘤内科手册[M]. 第 5 版. 北京:人民卫生出版社,2007.

[4] 占义平. 200 例卵巢癌临床发病特点及中医证型分析[D]. 南京:南京中医药大学,2013.

[5] 林铭堉.《神农本草经》对研发抗肿瘤中药的贡献[D]. 广州:广州中医药大学,2011.

[6] 杨映映,张海宇,沈仕伟,等. 仝小林"脏腑风湿论"述要[J]. 北京中医药,2018,37(06):519 - 524.

[7] 杨映映,邸莎,张海宇,等. "脏腑风湿"与"中焦胃系"关系探讨[J]. 北京中医药,2018,37(07):672 - 676.

[8] 张莉莉,马将,沈仕伟,等. 论胞宫风湿病[J]. 北京中医药,2018,37(7):676 - 679.

[9] 高洁. 膳食因素对女性卵巢癌发病的影响[J]. 中国计划生育学杂志,2015,23(6):423 - 424,428.

[10] 张梦婷,田金徽,王子静,等. 体力活动与卵巢癌发病风险相关性的 Meta 分析[J]. 中国循证医学杂志,2014,14(10):1194 - 1200.

[11] 范云龙,杨建华. 微生物在卵巢癌发病机制与治疗中的作用[J]. 中国计划生育和妇产科,2018,10(5):24 - 28.

[12] 王青,杨映映,刘彦汶,等. 诸寒湿郁久治不愈皆属于瘀——仝小林教授对寒湿郁久致瘀病机探讨[J]. 吉林中医药,2018,38(04):398 - 401.

[13] 陈宇,杨扬,王杰,等. 参附注射液改善紫杉醇化疗后肿瘤患者阳虚症状临床观察[J]. 按摩与康复医学,2015,6(10):52 - 53.

[14] 梁媛,刘佳丽,张振勇,等. 复发性卵巢癌不同化疗方案临床疗效的 Meta 分析[J]. 中华肿瘤防治杂志,2011,18(6):453 - 456.

[15] 卢佳,芦芸,杨永秀,等. 紫杉醇酯质体联合卡铂治疗卵巢癌疗效及安全性的系统评价[J]. 中国循证医学杂志,2012,12(1):42 - 48.

[16] 张涵. 跟师李可抄方记[M]. 北京:中国医药科技出版社,2010:153 - 157.

经典名方在脏腑风湿病中的应用举隅

潜伏盘踞于脏腑的风寒湿是"脏腑风湿病"的发病基础,具体病变部位有的表现于脏腑,如支气管哮喘;有的则与外界之风寒湿相合表现于肢体官窍,如类风湿关节炎。因此,运用疏风、散寒、祛湿等方法透邪外出,是该病的治疗原则[1]。结合"脏腑风湿"的相关概念,可知乌头汤、附子汤、麻黄升麻汤等诸多经典名方可用于多种"脏腑风湿病"的治疗。沈仕伟通过介绍自己的数个临床案例,以简单阐述经典名方在"脏腑风湿病"治疗中的应用。

一、乌头汤治疗急性痛风性关节炎

(一)乌头汤释义

乌头汤出自《金匮要略·中风历节病脉证并治》,原方用于治疗"病历节,不可屈伸,疼痛"及"脚气疼痛,不可屈伸"[2],其组成为川乌、麻黄、黄芪、白芍、炙甘草、白蜜。方中乌头虽为大毒之品,但却是治疗寒湿痹证的第一要药,现代药理研究也证明乌头有明显的抗炎和镇痛作用[3]。麻黄、黄芪宣通卫气、通阳除痹,白芍、甘草资助营阴、柔筋止痛,四药合用可行营卫以除风湿。甘缓之白蜜,可减乌头之毒。另外,《本草思辨录》中指出:治疗历节痛,乌头和麻黄必当并用,其云:"麻黄气轻,驱风寒在肌肤者多;乌头气重,驱风寒在脏腑者多……麻黄伸阳而不补,乌头补阳而即伸。此治历节不可屈伸疼痛,二物所以必并用之故。"[4]

(二)乌头汤治疗急性痛风性关节炎的理论探讨

痛风是嘌呤代谢紊乱和(或)尿酸排泄障碍所致的一组异质性疾病,急性痛风性关节炎是痛风最典型的临床表现,且常为首发症状,大多发生于下肢关节,其中以第一跖趾关节最为常见,全身各个关节均可受累。其典型表现为第一跖趾关节急性发作的剧烈红肿热痛[5]。痛风患者,素喜饮酒,加之进食高嘌呤食物,使机体形成"湿热"的内环境状态,故针对急性痛风性关节炎,近代医家多从湿热下注的角度来论治,运用四妙散等加减治疗,但部分病例疗效欠佳。

笔者细查此类病例,发现素体阳虚或寒湿内盛的患者在大量饮酒(尤其是凉啤酒)或过食高嘌呤食物后并非直接形成"湿热"的内环境,而是进一步损伤脾胃阳气,形成"寒湿"的内环境状态,寒湿久郁,可成"湿热"。另外,急性痛风性关节炎常于受风寒后发作,如《素问·痹论》所云:"痛者,寒气多也,有寒故痛也"[6];《金匮要略》亦认为历节病发作的原因为"饮酒汗出当风"[2]。现代研究也表明"着凉"是女性痛风发作的第二位诱发因素[7]。因此,风寒湿邪在急性痛风性关节炎的致病因素中占据重要地位,加之此病具有反复发作的临床特点,故笔者常将此类急性痛风性关节炎纳入"脏腑风湿病"范畴论治,运用疏风、散寒、化湿等法,以乌头汤加减治疗,常收到满意疗效。正如《金匮要略述义》所言,此方"治历节初起急剧证,功效不可言"[8]。

（三）验案举例

陈某,男,67 岁,2018 年 7 月 20 日初诊。主诉:右足第一跖趾关节疼痛一周。现病史:患者有痛风病史 9 年,常于劳累或受寒后发作,一个月发作 2～3 次,发作时服止痛药及秋水仙碱可好转,无痛风石形成。1 周前患者又因足部受寒而出现右足第一跖趾关节的疼痛,服用止痛药和秋水仙碱后出现胃出血等异常反应,经对症处理后好转,改求中医治疗。刻下症:右足第一跖趾关节剧烈疼痛,局部红肿,伴右足后跟疼痛,无恶寒发热,无恶心呕吐,胃纳可,大便可,舌质略红,苔薄,脉滑数。个人史:饮酒 10 年,戒酒 1 年余。辅助检查:血尿酸:379 μmol/L,血常规基本正常,HCRP 27.9 mg/L。

西医诊断:痛风。

中医诊断:历节病。

治则:祛风散寒,化湿宣痹。

处方:乌头汤加减。麻黄 15 g,制川乌 9 g(先煎 1 h),白芍 15 g,黄芪 15 g,生甘草 15 g,白术 15 g,炒扁豆 10 g,5 剂,水煎,早晚服用。

1 个月后电话随访,患者诉服药 2 剂后疼痛开始减轻,服药 4 剂后疼痛明显好转,服完 5 剂后疼痛近愈,但自觉出现乏力感,故停药。近 1 个月来,关节疼痛未再发作。

按语:结合病史及舌脉,可知该患者痰湿内盛,阻滞中焦,且形成了"寒湿"的内环境状态。久而湿浊下注,阻滞经络,郁而化热,再逢外寒引动而急性发作。患者虽在外表现为"热象",但其内部"寒湿"是发病之本,故以乌头汤加减标本兼治。方中麻黄、制川乌散寒除痹、透发热邪,又可温中以治其本;白芍、黄芪和营通经;生甘草、白术、炒扁豆健脾祛湿,又制乌头之毒。

二、五积散治疗颅脑术后慢性头痛

（一）五积散释义

五积散出自《仙授理伤续断秘方》,原方用于治疗"五痨七伤,凡被伤头痛,伤风发寒"[9],其组成为麻黄、肉桂、白芍、当归、川芎、苍术、厚朴、半夏、茯苓、陈皮、桔梗、枳壳、白芷、干姜、甘草、生姜。宋代《太平惠民和剂局方》收录此方,使其流传于世,两者所载五积散在药物组成上一致,但剂量上略有不同。五积散看似庞杂,其实法度严谨,包含了麻黄汤、桂枝汤、平胃散、二陈汤、四物汤等名方。方中苍术、厚朴、陈皮等化湿理气;麻黄、肉桂、白芷、干姜等外散风寒、内驱生冷;半夏、茯苓等祛痰;当归、白芍、川芎活血调营;枳壳、桔梗调节气机升降。因此,本方具有解表温中、燥湿化痰、理气活血等功效,可用于治疗外感风寒,内伤生冷,气、血、痰、湿、食等积滞所致的各种病证。

（二）五积散治疗颅脑术后慢性头痛的临证体会

颅脑术后慢性头痛,指因颅内疾病(如脑膜瘤)行手术而遗留的慢性头痛,表现为头部隐痛或重痛,常在阴雨天诱发或加重,反复难愈,如《金匮翼》所云:"因湿而痛者,痛而头重,遇天阴尤甚。"[10]头为诸阳之会,"六腑清阳之气,五脏精华之血,皆会于此"[10]。故无论外感风寒暑湿之邪或内伤气血痰瘀之滞,均可阻遏清阳,而致头痛。颅脑术后遗留的慢性头痛,因手术后引起,且缠绵难愈,故有瘀血入络;又因其常在阴雨天诱发或加重,故有风寒湿邪。因此,该病常为风寒湿瘀杂合发病。五积散,辛温宣通,可针对风、寒、湿、气、血、痰等多种病因。故笔者常以"脏腑风湿"理论为指导,运用祛风、散寒、化湿、理气、化痰、活血等方法,以五积散加味来治疗该病,其疗效明显优于通窍活血汤、川芎茶调散、羌活胜湿汤等治疗靶点较为单一的处方。

（三）医案举例

林某,男,69 岁,2018 年 7 月 20 日初诊。主诉:阵发性头痛 3 年。现病史:3 年前行头部脑膜瘤切除术,术后开始出现头痛,多在阴雨天加重。刻下症:头部重痛,疼痛不剧,间歇性发作,略有怕风,口苦,腰痛,颈部发胀,记忆力下降,胃纳可,二便调,夜寐安,舌略暗红,苔薄白腻,脉略滑。

中医诊断:头痛。

治则:祛风化湿,散寒活血。

处方:苍术 10 g,生白术 10 g,淡附子 10 g(先煎),远志 10 g,天麻 9 g,川芎 10 g,葛根 10 g,红花 10 g,藁本 10 g,升麻 10 g,茯苓 15 g,14 剂,水煎,早晚服用。

二诊(2018 年 8 月 4 日):服药后口苦好转,腰痛略有减轻,但头痛无明显好转,余同前。改用五积散治疗,处方:枳壳 10 g,桔梗 10 g,法半夏 10 g,茯苓 20 g,甘草 10 g,陈皮 10 g,苍术 10 g,制厚朴 10 g,麻黄 6 g,肉桂 6 g,生白芍 10 g,当归 10 g,川芎 10 g,干姜 6 g,白芷 10 g,14 剂,水煎,早晚服用。

三诊(2018 年 8 月 20 日):服药后头痛好转 60%,头部不再怕风,颈部胀痛及腰痛消失,记忆力有所改善。因头痛为手术后引起,考虑瘀血入络,故在二诊方的基础上加蜈蚣 1.5 g,并加制川乌 10 g(先煎)以加强祛风散寒除湿之力,继服 14 剂。

四诊(2018 年 9 月 4 日):服药后头痛好转 90%,记忆力改善,余症消失。继服三诊方 14 剂以巩固疗效。

按语:结合病史、症状及体征,可知该患者湿浊内盛,具有"寒湿"的内环境基础;且风湿外蕴,阻滞经络。故在治疗时需内外双解,驱散寒湿,方用五积散加减。方中苍术、制厚朴、陈皮、干姜以平胃散法温化内部寒湿;法半夏、陈皮、茯苓、枳壳以二陈汤法健脾祛湿化痰,引痰湿从小便而解;麻黄、肉桂、白芷温经以散外寒,生白芍、当归、川芎养血和营,桔梗、枳壳宣降肺气。全方内化外散,开鬼门,洁净府,使周身湿邪得以祛除。

三、麻黄升麻汤治疗急性化脓性扁桃体炎

（一）麻黄升麻汤释义

麻黄升麻汤出自《伤寒论·辨厥阴病脉证并治》,原方用于"伤寒六七日,大下后,寸脉沉而迟,手足厥逆,下部脉不至,咽喉不利,唾脓血,泄利不止者……"[11],其组成为麻黄、升麻、当归、知母、黄芩、玉竹、芍药、天门冬、桂枝、茯苓、炙甘草、石膏、白术、干姜。该方为

治疗太阳、阳明、太阴、厥阴四经合病的专方,仝氏曾解释道:方中之麻黄、桂枝外解太阳之寒,石膏、知母、升麻、黄芩清解阳明之热毒,白术、茯苓、干姜温化太阴之寒湿,玉竹、芍药、当归、天冬滋养厥阴之阴血。但在具体临证中,需根据寒、热、湿、虚的偏重,调整各经药物的剂量。因此,对于病机复杂的咽喉不利,甚至咳唾脓血患者,可用麻黄升麻汤加减论治。

（二）麻黄升麻汤治疗急性化脓性扁桃体炎的临证体会

急性扁桃体炎为腭扁桃体炎的急性非特异性炎症,常伴有不同程度的咽黏膜和淋巴组织炎,是一种常见的咽部疾病,一般在春秋两季气温变化时发病。其临床常表现为高热、恶寒、关节酸痛、剧烈咽痛、食欲下降等,中医称之为"烂乳蛾""喉蛾风"[12]。在临床中,笔者发现该病常在"上焦热盛"的基础上,外受风寒湿邪而成,正如《医宗金鉴》所云:"此证由肺经积热,受风凝结而成。"[13]但是,有一部分患者的"上焦热盛"是由"中焦寒湿郁阻化热"而成。因此,对于这类患者而言,"中焦寒湿"为本,"上焦热盛"为标,"外感风寒"为诱因。故笔者将这类急性化脓性扁桃体炎纳入"脏腑风湿病"范畴,运用麻黄升麻汤治疗此病,收到了良好疗效。但急性发作期需以清解热毒为要,重用升麻,同时加用金银花、野菊花、牛蒡子、桔梗等清热、解毒、利咽之品。缓解期则以温化寒湿为要,重用茯苓、白术、干姜,同时可加用生薏苡仁、炒白扁豆、苍术等药。另外,在服药时应遵循少量频服的原则,这样既可快速退热、消除咽喉症状,还可保护脾胃。对于儿童等服药不配合者,可在方中加适量甜叶菊以改善口感。

（三）医案举例

患者,男,62岁,2018年11月7日初诊。主诉:咽部疼痛伴发热四天。现病史:患者于11月4日晚无明显诱因出现咽部疼痛伴发热,吞咽时疼痛剧烈,严重影响睡眠,遂自行服用超剂量头孢呋辛酯片,外用金喉健喷雾剂,及解毒利咽中药1剂(金银花30 g,野菊花30 g,桔梗15 g,生甘草30 g,陈皮15 g,川贝母6 g),但疗效并不显著。至11月6日晚,因外出散步,又偶感风寒,出现怕冷。遂于11月7日早就诊于广安门医院耳鼻喉科,查体示:左侧咽弓充血肿胀,左侧扁桃体表面附有脓性分泌物,Ⅲ度肿大;右侧咽弓稍红,右侧扁桃体Ⅰ度肿大。舌体胖大、伴齿痕,苔白厚腻。诊断为急性化脓性扁桃体炎,建议静脉滴注抗生素治疗。因患者事务繁忙,不便输液,故该求中药治疗。

西医诊断:急性化脓性扁桃体炎。

中医诊断:喉蛾风。

证属:中焦寒湿,郁阻化热,毒火上攻。

处方:麻黄升麻汤加减。生麻黄15 g,升麻90 g,桂枝15 g,野菊花30 g,金银花30 g,生甘草30 g,茯苓30 g,桔梗15 g,牛蒡子15 g,柴胡9 g,葛根15 g,生姜15 g,1剂,配方颗粒。加龙爪散(3袋)含化。

下午开始服药,当晚疼痛大减,几近消失。11月9日早上,左侧Ⅲ度肿大的扁桃体减为Ⅰ度,腐腻苔消失。处方:上方升麻减为60 g,2剂,配方颗粒。服完2剂后,只有少量痰液,其余诸症消失。

按语：该患者素体脾虚湿盛，以致湿浊中阻，日久形成"寒湿"的内环境状态，这为脏腑风湿病的形成奠定了基础。湿浊内蕴，久而化热，又逢外感风寒，伏邪引动，热邪上蒸咽喉，发为"乳蛾"。此种化脓性扁桃体炎在利咽解毒之时，需时时兼顾脾胃之寒湿，亦需外散风寒，标本兼治。方中麻黄、桂枝、葛根外散风寒，升麻、野菊花、金银花、柴胡、牛蒡子、桔梗、生甘草清热、解毒、利咽，茯苓、生姜和脾祛湿。全方标本兼治，重在治标。

四、小续命汤治疗腰椎间盘突出症

（一）小续命汤释义

小续命汤出自《备急千金要方》，原方用于治疗"卒中风欲死、身体缓急、口目不正、舌强不能语"等[14]，其组成为麻黄、杏仁、桂心、芍药、人参、甘草、川芎、防风、防己、黄芩、附子、生姜。此方被认为是治疗风证之通剂，方中麻黄、杏仁、桂心、白芍，蕴含麻黄汤、桂枝汤之意，外散风寒、调和营卫；人参、甘草益气健脾；当归、川芎补血行血；防风、附子、防己分别针对风、寒、湿邪；黄芩清热为反佐。全方配伍合理，作用全面，既可外散风寒湿邪，又重扶正，故孙思邈认为此方"诸风服之皆验，不令人虚"[14]。

（二）小续命汤治疗腰椎间盘突出症的临证体会

腰椎间盘突出症是因腰椎间盘变性、纤维环破裂、髓核组织突出而压迫和刺激腰骶神经根、马尾神经所引起的一种综合征，是导致腰腿痛的常见原因，其临床表现为腰痛、坐骨神经痛、下肢麻木等[15]。《医宗金鉴·杂病心法要诀》云："风痛无常掣引足，经虚当用寄生痊，经实非汗不能解，续命汤加牛杜穿。"[13]"风痛无常掣引足"指出了风邪是导致腰痛的常见病因，"掣引足"也正好与腰椎间盘突出症引起的下肢牵扯痛一致。另外，笔者在临床上发现大部分腰椎间盘突出症患者有脾胃寒湿的内环境基础，中焦寒湿久而下注，与腰部之风寒湿邪相合，可导致腰部病变，表现为腰部的胀痛或酸痛，伴或不伴下肢的疼痛麻木[16]。同时，这类腰痛患者亦常因为外受风寒湿邪而诱发或加重。因此，笔者将此类腰椎间盘突出症纳入"脏腑风湿病"范畴，以小续命汤加减治疗。另外，笔者在运用小续命汤治疗此病时，常加入续断、杜仲、鹿角片等补益肝肾；若下肢麻木明显者，则加葛根、独活、水蛭以舒筋通络。其外，因为方中含有麻黄、桂枝、防风等辛温发表药，故少量患者在服药后有发热感或略微出汗，此均为正常反应。另有部分患者在服药后出现胃脘饱胀、泛酸、胃纳减退等反应，此时可嘱患者少量频服，上述症状自会消失。小续命汤虽被认为是"不令人虚方"，但笔者以为体虚之人使用此方仍需谨慎，可用常规半量，或加黄芪补气固表。

（三）医案举例

钟某，男，47岁，2013年7月25日初诊。主诉：反复腰痛3年余，加重3日。现病史：患者3年前因劳作后诱发腰痛，3年来反复腰痛不适，常因劳累或阴雨天诱发或加重，伴左下肢抽掣疼痛、麻木，不能久行，夜间翻身疼痛。3日前腰痛再作，在外院行小针刀和推拿治疗后反而加重，左下肢抽掣疼痛、麻木明显，无法行走，就诊时需两人搀扶。查腰椎MR：腰椎退行性改变，腰3/4、腰4/5、腰5/骶1椎间盘变性，腰3/4、腰4/5椎间盘向后偏左突出,腰 5/骶 1 椎间盘向后偏右突出,伴椎管不同程度狭窄。舌淡苔薄,脉略紧。

西医诊断:腰椎间盘突出症。

中医诊断:腰痛。

治则:祛风散寒,温经止痛。

处方:小续命汤加味。

麻黄 15 g,杏仁 15 g,桂枝 25 g,白芍 25 g,党参 15 g,炙甘草 10 g,当归 15 g,川芎 20 g,防风 15 g,防己 15 g,淡附子 15 g(先煎),川续断 30 g,杜仲 30 g,黄芩 15 g,3 剂,水煎,早晚服用。

二诊(2013 年 7 月 28 日):服药后腰痛减轻,左下肢抽掣疼痛、麻木明显好转,复诊时已可独立行走,但无法久站及久行。患者诉服药后有发热感,略微汗出。继予上方 5 剂。

三诊(2013 年 8 月 4 日):服完后腰痛及下肢疼痛、麻木近愈。继予上方 7 剂以巩固治疗。2 年后笔者电话随访,患者诉 2 年来已经不再干重活,腰痛也未再复发。

按语:该患者腰痛反复发作,且常于阴雨天诱发或加重。结合其舌脉,可知其虽表现为肢体病变,但实为"寒湿"内伏"腰府"的"脏腑风湿病"。故以麻黄、杏仁、防风、防己宣肺启腠以开透邪之门,以桂枝、淡附子温阳散寒,以川续断、杜仲强筋壮骨以对症治疗,以白芍、当归、川芎养血和营,以党参、甘草健脾和中,更以黄芩制约诸药之辛热。全方温阳散寒、补肾养血,更宣透腠理、透邪外出。

五、小结

综上所述,依据全氏提出的"脏腑风湿"学说,阐述了经典名方在"脏腑风湿病"中的应用,如乌头汤、五积散、麻黄升麻汤、小续命汤可分别用于治疗痛风性关节炎、颅脑术后慢性头痛、急性化脓性扁桃体炎、腰椎间盘突出症。除此之外,麻黄加术汤、附子汤、大秦艽汤、消风散、麻杏薏甘汤、防风通圣散等经典名方皆可用于多类"脏腑风湿病"的治疗,其中所蕴含的巨大临床价值,有待进一步挖掘。

参考文献:

[1] 杨映映,张海宇,沈仕伟,等. 全小林"脏腑风湿论"述要[J]. 北京中医药,2018,37(06):519 - 524.

[2] 张仲景. 金匮要略[M]. 北京:人民卫生出版社,2005:18 - 19.

[3] 钟赣生. 中药学[M]. 北京:中国中医药出版社,2012:162.

[4] 周岩. 本草思辨录[M]. 山西:山西科学技术出版社,2016:70 - 71.

[5] 陆再英,钟南山. 内科学[M]. 北京:人民卫生出版社,2008:830.

[6] 田代华整理. 黄帝内经素问[M]. 北京:人民卫生出版社,2005:66,85,86.

[7] 中华医学会风湿病学分会. 2016 中国痛风诊疗指南[J]. 中华内科杂志,2016,55(11):892 - 895.

[8] 丹波元坚. 金匮玉函要略述义[M]. 北京:人民卫生出版社,1983:23 - 24.

[9] 蔺道人. 仙授理伤续断秘方[M]. 胡晓峰整理. 北京:人民卫生出版社,2006:28.

[10] 清·尤怡. 金匮翼[M]. 北京:中医古籍出版社,2003:122.

[11] 汉·张仲景. 伤寒论[M]. 北京:人民卫生出版社,2005:97.

[12] 田勇泉. 耳鼻咽喉头颈外科学[M]. 北京:人民卫生出版社,2013:130.

[13] 吴谦. 医宗金鉴[M]. 郑金生整理. 北京：人民卫生出版社,2006：509,800.

[14] 唐·孙思邈. 备急千金药方[M]. 高文柱,沈澍农校注. 北京：华夏出版社,2008：169.

[15] 周谋望,岳寿伟,何成奇,等. "腰椎间盘突出症的康复治疗"中国专家共识[J]. 中国康复医学杂志,
2017,32(02)：129 - 135.

[16] 沈仕伟. 从风邪论治慢性腰痛刍议——附验案 3 则[J]. 江苏中医药,2013,45(06)：54 - 55.

"三伏饮"疗法在"脏腑风湿病"防治中的应用

　　"脏腑风湿"学说为一系列因"寒湿内伏"所致疾病的治疗提供了思路[1]，邵建柱在跟全氏学习期间，深受启发，自拟"三伏饮"疗法。并通过多年临床验证，发现该法可有效防治"脏腑风湿病"。

一、"三伏饮"疗法的提出

　　《素问·四气调神大论》言："夫四时阴阳者，万物之根本也。所以圣人春夏养阳，秋冬养阴，以从其根。"后世医家在此启发下，提出了"春夏养阳""冬病夏治"等治病、防病理念，并发明了"三伏天天灸"等治疗手段，以防治"冬病"。所谓"冬病"，即冬季易于发生或加重的一系列疾病，这类疾病往往具有反复发作、迁延不愈的临床特点，且多为寒湿内伏所导致[2]。可见"冬病"是因风寒湿邪内伏于五体或脏腑，在外邪（风寒湿）的引动下发作或加重的一类疾病。因此，结合"脏腑风湿"的概念，可知"冬病"亦属于"脏腑风湿病"范畴[1]。然一身之阳气，在"养"的同时，更需"通"，如《金匮要略·脏腑经络先后病脉证》所言："若五脏元真通畅，人即安和。"因此，在"春夏养阳"的同时，也需要"春夏通阳"，所谓"春夏通阳"即指在春夏阳气渐长之时，尤其是阳气最旺的三伏天，借助天地间的生长之气，采用通阳之法，将体内的阳气通达于上下内外，进而祛除体内的伏寒、伏湿。《伤寒论》中有多个经方为"通阳"而设，如苓桂术甘汤、当归四逆汤等。然通阳之法，非独一法，是多种治法的综合性称谓，如发表通阳、理气通阳、利水通阳、祛痰通阳、祛湿通阳、透热通阳等，运用之时，视具体病证而取之[3]。

　　在"治未病"理念的影响下，三伏贴疗法已在全国广泛流行。其以"天人相应"为指导，在自然界阳气最旺的三伏天，利用人体腠理疏松开泄、营卫通达的生理特性，采用穴位贴敷疗法，使药物通过穴位渗透于人体某部，以预防和治疗"冬病"。该法可提高机体的非特异性免疫力，降低人体过敏状态及改善丘脑-垂体-肾上腺轴功能。并能培补正气，将机体内的寒湿邪气祛除于外，起到"未病先防、既病防变"的目的[4]。在三伏贴疗法的启发下，邵建柱结合"春夏通阳"思想，自拟了"三伏饮"疗法[5]，即在三伏天阳气最为充盛之时，通过服用通阳化饮、温阳化饮汤药，使阳气通达上下内外，温养周身，进而祛除体内的伏寒、伏湿，以预防和治疗"脏腑风湿病"或"冬病"。

二、"三伏饮"疗法简介

（一）"三伏饮"疗法的优点

　　三伏饮与三伏贴均以"治未病"为目的，但两者具有以下区别：① 三伏贴是外敷疗法，其配方相对固定,多具温散之功;三伏饮则属内服疗法,其配伍及剂量可根据病情而适当加减,除温散之力外,亦具温补之功。② 三伏贴通过穴位将药物渗灌于人体某部,以发挥其散寒除湿的效力;三伏饮则通过脾胃吸收药物,使药性从里向外发挥,更顺应阳气升腾发散的生理特性。另外,在方中适当使用引经药物,可使全方定向发挥其温散、温补之功。③ 三伏贴在使用过程中有不少患者会出现皮肤过敏现象,这限制了三伏贴的使用。而三伏饮为中药汤剂,对其过敏者相对较少。

(二)"三伏饮"疗法的适用范围

《素问·四气调神大论》曰:"圣人不治已病治未病,不治已乱治未乱。"三伏饮与普通汤剂的区别,简而言之即为"治已病"与"治未病"的区别。普通汤剂为"已病"而设,通过口服汤剂以缓解现有的症状和体征,属"治已病"范畴。而三伏饮是针对好发于冬季的"未病"而设,在三伏天阳气最旺之时通过口服汤剂以温通阳气,未病先防,属"治未病"范畴。此时的"未病",对于"脏腑风湿病"而言,正是其无症状的缓解期,如寒性鼻衄病、寒哮、寒湿痹等在三伏阳旺时期病情多缓解而无症状,但寒湿邪气依然伏留于脏腑。故在此时用通阳、温阳化饮之法驱邪以尽,可防止脏腑风湿病在冬季的发作。

(三)"三伏饮"疗法的基础方——苓桂术甘汤

邵建柱所创的"三伏饮"疗法以苓桂术甘汤为基础方,该方首见于《伤寒论》,是治疗痰饮病的代表方。《伤寒论》第 67 条言:"伤寒,若吐、若下后,心下逆满,气上冲胸,起则头眩,脉沉紧,发汗则动经,身为振振摇者,茯苓桂枝白术甘草汤主之。"《金匮要略·痰饮咳嗽病脉证并治》言:"病痰饮者,当以温药和之""心下有痰饮,胸胁支满,目眩,苓桂术甘汤主之""夫短气有微饮,当从小便去之,苓桂术甘汤主之。肾气丸亦主之。"后世医家将其广泛应用于以"呕、咳、喘、满、痛、肿、悸、眩"这八类症候为主症的多种疾病[6]。

苓桂术甘汤以茯苓为君,其性平,味甘淡,既可渗湿,亦可健脾。王好古言茯苓可"泻膀胱,益脾胃"。桂枝、白术为臣,桂枝味辛气温,可通阳化气,温通经脉。白术味苦性温,亦可健脾祛湿,《医学启源》言白术"除湿益燥,和中益气,温中,去脾胃中湿,除胃热,强脾胃,进饮食,和胃,生津液"。炙甘草味甘性平,为佐使药,一者助茯苓、白术健运脾胃,培补中气。两者与桂枝相配,辛甘化阳,温通中焦。四药合用,可温通中阳,健脾化湿。方中虽未有附子、干姜等大温之药,但通过健运脾胃,温化中焦湿浊痰饮,通行水道,而尽达通阳之功,即"通阳不在温,而在利小便"。三伏天暑热淫逸,过服温补反而伤津耗气,苓桂术甘汤以其甘淡微辛之法,通阳化气,再借助三伏天自然界的阳热属性,使人体阳气以脾胃为中心周流全身,温通经脉,进而达到防治"脏腑风湿病"的目的。

(四)"三伏饮"疗法防治"肺系风湿病"的临床疗效观察

笔者在门诊运用"三伏饮"疗法治疗多种"脏腑风湿"类疾病,如哮喘、鼻炎、小儿体虚易感、老年寒湿性关节疼痛等。通过多年的临床观察,发现"三伏饮"疗法可有效缓解这类患者的临床症状。另外,从 2013—2015 年间,笔者运用"三伏饮"疗法治疗了 50 例"肺系风湿病"患者。这 50 例患者中,男性 26 例,女性 24 例,年龄最小 7 岁,最大 79 岁。其中哮喘患者 14 例,慢性支气管炎患者 28 例,过敏性鼻炎患者 14 例,过敏性鼻炎和慢性支气管炎并见者 4 例,过敏性鼻炎和哮喘并见者 2 例。这 50 例患者的临床表现有咳嗽、气喘、流涕、喷嚏、鼻塞等,且均具有在冬季病情加重的特点。我们以苓桂术甘汤为基础方配制了"三伏饮"(每位患者在每个时期的"三伏饮"汤药均以苓桂术甘汤为基础加减,但药方及剂量并不固定),让患者分别于头伏、中伏、末伏服用"三伏饮"5 剂(水煎服,日 1 剂),持续治疗 1~2 年,以上临床症状的发作频率及程度均有明显减轻。因此,对于哮喘、慢性支气管炎、过敏性鼻炎等"肺系风湿病",以苓桂术甘汤为基础方的"三伏饮"疗法可有效减轻其在冬季发作的程度和频率。

选方依据:"肺系风湿病"的发生往往是在肺气虚损的基础上,由寒湿邪气内伏于肺系所致。然脾为肺之母,脾胃的虚损是造成肺气虚的重要原因。脾胃虚损,痰湿内生,上溢于肺,与外来之寒湿相互裹挟,则难解难分[7]。故对于"肺系风湿病"的治疗,健运脾胃是前提,散寒除湿是关键。苓桂术甘汤恰具健脾化痰、化饮之功,故以此方为基础方加减配制"三伏饮"治疗"肺系风湿病"。

三、验案举隅

(一)当归四逆汤合苓桂术甘汤治疗雷诺病

患者王某,女,73 岁。2015 年 7 月 13 日(头伏)初诊。主诉:双手皮肤遇冷变色,手指冷痛近 5 年。现病史:患者 5 年前因遇冷后出现双手皮肤变色,手指冷痛,未予重视及规范治疗。2014 年病情加重,并于天津医科大学总医院住院治疗,生化检查示:细小病毒 B19IgG 抗体阳性、抗 EB 病毒核抗原 IgG 抗体阳性,免疫球蛋白 E 185.00 IU/ml,抗核抗体阳性,抗着丝点蛋白 B 抗体阳性,抗环瓜氨酸肽抗体 20.8 U/ml,类风湿因子(IgA 型)31.9 U/ml,类风湿因子(IgG 型)25.0 U/ml,抗双链 DNA 抗体 150.8 IU/ml,血沉 27 mm/h,尿潜血(++),尿红细胞 7 个/HP,尿白细胞 12 个/HP,CHO 6.57 mmol/L,TG 6.42 mmol/L,LDL 3.58 mmol/L。胃镜示:慢性胃炎。出院诊断:未分化结缔组织病、雷诺病、高脂血症、慢性肾炎。平素口服羟氯喹片、辛伐他汀片、雷公藤多苷片等药物治疗。刻下症:每遇冷则双手指疼痛、手指皮肤苍白,揉搓后潮红。舌淡暗有瘀斑,苔白,舌底络脉瘀滞。西医诊断:雷诺病;中医诊断:痹证。处方:当归尾 10 g,桂枝 20 g,赤芍 15 g,通草 10 g,细辛 3 g,丹参 20 g,络石藤 20 g,丝瓜络 10 g,红花 6 g,牛膝 10 g,桔梗 12 g,炙甘草 5 g,茯苓 12 g,炒白术 15 g,生姜 3 片,大枣 3 枚。每伏服中药 5 剂,水煎服,日 1 剂。2016 年 7 月 16 日复诊(三伏饮疗法后 1 年),自述经去年三伏饮疗法后,今年冬天病症未曾发作,为巩固疗效计划今年继续接受三伏饮疗法。

按:该患者年事已高,气血皆衰,阳气难达四末,又逢外界寒湿邪气,以致血脉痹阻而成此证。当归四逆汤出自《伤寒论》第 351 条:"手足厥寒,脉细欲绝者,当归四逆汤主之。"《医宗金鉴》云:"此方取桂枝汤,君以当归者,厥阴主肝为血室也;佐细辛味辛,能达三阴,外温经而内温脏;通草性寒,能利关节,内通窍而外通营;倍加大枣,即建中加饴用甘之法;减生姜,恐辛过甚而速散也。"在此基础上加络石藤、威灵仙、羌活等品以祛风通络,加丹参、桃仁之品以活血祛瘀,加茯苓、白术以成苓桂术甘汤意,以健脾祛湿,温通中阳;加牛膝、桔梗,以协调升降,宣上导下。另外,现代药理学研究表明,当归四逆汤具有扩张血管、改善血液循环、降低血液黏稠度、抗凝、抗炎及镇痛的作用[8-10]。故以当归四逆汤合苓桂术甘汤作为三伏饮来防治此证,以达到冬病夏治的目的。

(二) 苓桂术甘汤合三子养亲汤治疗咳喘

李某,女,67 岁,2014 年 7 月 13 日(头伏)初诊。主诉:反复咳嗽气喘 10 年余。现病史:患者自述每于受凉后则咳嗽、气喘,并咯白色黏痰。冬日易发,偶有胸闷,舌淡红,苔白厚腻根部略黄,脉沉。处方:茯苓 20 g,肉桂 6 g,炒白术 15 g,炙甘草 10 g,紫苏子 15 g,莱菔子 30 g,白芥子 6 g,苦杏仁 15 g,制款冬花、炙百部、蜜紫菀各 20 g,地龙 9 g,赤芍 12 g,半夏曲 12 g,桔梗 10 g,五味子 10 g,每伏 5 剂,水煎服,日 1 剂。以上方加减,经两度三伏饮疗法,至 2016 年,该患者咳喘诸症明显减轻,冬日鲜有发作。

按:该患者年老气弱,阳气匮乏,无力温化痰饮,故发咳喘之证。故以苓桂术甘汤合三子养亲汤共奏温阳化饮、降气平喘之功。又因该患者久病咳喘,肾气亦虚,自当纳气平喘,故易桂枝为肉桂以温肾助阳,引气入肾。再加苦杏仁、炙款冬花、炙百部、蜜紫菀以降气润肺,加半夏曲以燥湿化痰、平喘降逆,加桔梗以宣发肺气,加五味子以滋肾敛肺。再配以治喘常用药对地龙、赤芍(地龙搜风通络平喘,且具有缓解支气管平滑肌痉挛的作用;赤芍凉血活血,可改善长期慢性炎症所造成的肺部微小血管瘀血)。诸药相合,可肺、脾、肾三脏同调,同时借助自然之阳,以温脾肾之阳,进而恢复肺脏宣发肃降的生理功能,以预防冬日咳喘的再发。

(三) 苓桂术甘汤加减治疗腹痛

王某,女,43 岁,2014 年 7 月 20 日(头伏)初诊。主诉:反复腹痛 7 年余。现病史:患者 7 年前无明显诱因出现小腹胀痛,自觉冷气走窜,后每逢遇冷则病情反复或加重,得温痛减,排气则舒,喜热饮,大便可,舌淡胖苔薄白。处方:茯苓 30 g,桂枝 10 g,炒白术 10 g,炙甘草 10 g,玫瑰花 10 g,石斛 20 g,黄精 15 g,黄芩 10 g,生黄芪 30 g,柴胡 10 g,香附 10 g,川芎 10 g,炒神曲 15 g,厚朴 15 g。每伏 5 剂,水煎服,日 1 剂。经上方调治一个三伏周期,至 2015 年复诊时,患者遇冷则腹痛的程度及发作次数明显减少。

按:通过分析症状及舌像,可见该患者为寒湿中阻之证。故以苓桂术甘汤为基础方,健脾化湿,并借助三伏阳气升发体内阳气。同时配以柴胡、黄芪使阳气升发并布散于表,顺势祛除邪气。又因该患者为中年女性,情绪多有不畅,肝气郁结。故加柴胡、玫瑰花、香附以疏肝理气;加石斛、黄精、川芎以滋阴养血;时值暑季,湿热难免,故加神曲、厚朴以助运化,微加黄芩以防止化热太过。全方合用,以温通中阳,祛湿外出为核心,兼以疏肝理气,滋阴养血[5]。

四、小结

"三伏饮"疗法以苓桂术甘汤为基础方,咳喘有痰者,常合入三子养亲汤;血虚寒厥者,常合入当归四逆汤。本法要求患者分别于头伏、中伏、末伏根据病情服用数剂"三伏饮"汤药,以温通人体阳气,进而实现"未病先防,既病防变"的目的。邵建柱运用"三伏饮"疗法多年,经临床验证,本法疗效显著,可有效防治哮喘、过敏性鼻炎等"肺系风湿病"及雷诺病等其他"脏腑风湿病",进而为"脏腑风湿病"的防治提供了有效的方案,同时也开阔了"治未病"的思路。

参考文献:

[1] 杨映映,张海宇,沈仕伟,等. 仝小林"脏腑风湿论"述要[J]. 北京中医药,2018,37(06):519-524.

[2] 高志平. 冬病夏治论析[J]. 中国针灸,2014,34(4):401-404.

[3] 刘庆申.《伤寒论》通阳法初探[J]. 中国当代医药,2014,21(18):159-160+163.

[4] 黄永辉,陈杰彬,杨晓红. 从冬病夏治浅析"三伏贴"的治病机理[J]. 中国中医药现代远程教育,2009,09:96-97.

[5] 董阿茹汗,邵建柱. 邵建柱治未病思想下三伏饮在脾胃病中的应用[J]. 内蒙古中医药,2017,36(05):36-37.

[6] 刘红芸,王晓良. 苓桂术甘汤加减治疗痰饮病举隅[J]. 中国中医急症,2014,23(8):1574-1575.

[7] 林轶群,王强,仝小林,等. 黄飞剑基于"脏腑风湿"理论辨治支气管哮喘临床思路[J]. 北京中医药,2018,37(06):524-527.

[8] 熊辉. 当归四逆汤的现代药理与临床应用分析[J]. 中国医药指南,2014,(13):301-302.

[9] 黄芳,黄罗生,成俊,等. 当归四逆汤活血化瘀作用的实验研究[J]. 中国实验方剂学杂志,1999,5(5):33-35.

[10] 窦昌贵,成俊,黄芳,等. 当归四逆汤镇痛抗炎作用的实验研究[J]. 中国实验方剂学杂志,1999,5(5):40-41.

从"寒湿疫"角度探讨
新型冠状病毒肺炎(COVID－19)的
中医药防治策略

新型冠状病毒肺炎(coronavirus disease 2019，COVID－19)是人体感染新型冠状病毒(SARS－CoV－2)引起的一种急性呼吸道传染病，以发热、干咳、乏力为主要表现[1]。截至2月13日下午1点，中国累计报告59 885例确诊感染者，死亡1 368例[2]。在日本、韩国、美国、法国、越南、新加坡等国家也均已出现确诊患者[3]。世界卫生组织宣布中国疫情构成国际关注的突发公共卫生事件(PHEIC)[4]。这场疫情被认为可能起源于武汉市的一家海鲜市场，研究者在这家市场发现了数量可观的新型冠状病毒[5]。经调查，早期的感染患者多数具有海鲜市场暴露史，而随着时间的推移，感染途径明确为人与人之间的飞沫及接触传播[6,7]。COVID－19潜伏期1～14日，多为3～7日，而无症状感染者依然存在较强的传播能力，这造成了大量隐密传染源及感染者的出现，加重了此次疫情的防治难度[8]。

仝氏曾作为中日友好医院中医、中西医结合治疗组组长参与2003年SARS的防治工作，深知中医药在烈性传染病的防治工作中占据重要地位。如中西医结合治疗SARS患者，肺部阴影平均吸收时间与纯西药组相比显著缩短，纯中药治愈的SARS患者随访至今未见明显并发症[9]。针对此次疫情，仝氏通过对武汉市金银潭医院收治确诊病例的实际调查，在1月26日刊发的《健康报》上初步提出本病归属于"寒湿(瘟)疫"[10]，最终在对武汉市多家定点医院病房、急诊留观、发热门诊及社区卫生服务中心的实地走访，及实际观察并诊治大量患者的基础上，总结出"寒湿疫"的学术观点。下面就"寒湿疫"的病名、病因、病机及治疗进行系统介绍。

一、"寒湿疫"的提出

"疫"指瘟疫，是中医学对烈性传染病的概称。瘟疫在中国史料中早有记载，《说文解字》指出"疫，民皆疾也"，《周礼·天官·冢宰》记载："疾医掌养万民之疾病，四时皆有疠疾。"《素问·刺法论》指出："五疫之至，皆相染易，无问大小，病状相似……正气存内，邪不可干，避其毒气。"此次武汉市爆发的COVID－19具有较强的传染性，可通过飞沫及接触进行人与人之间的传播。据报道患病年龄最小者仅有数月，而老年患者亦不少见，具有广泛流行性，且患者症状类似，主要表现为发热、干咳、乏力、周身酸痛、脘痞呕恶、腹泻便秘等症状，重者可出现呼吸窘迫甚至休克。因此COVID－19可归属于中医"疫"病的范畴。

"寒湿"是从中医病因层面对COVID－19所作的定性，一是感染患者临床多表现出明显的寒湿之象,二是武汉市的发病背景以寒湿为主。全氏通过实地观察武汉市本地的确诊病例,发现多数患者由寒湿起病,在疾病早中期呈现寒湿袭表、阻肺、碍脾的临床表现,寒湿袭表则症见恶寒发热、周身酸痛之表证;寒湿阻肺则症见胸闷、胸紧、气短、乏力、干咳少痰等肺失宣肃的临床表现;寒湿碍脾则症见脘痞、呕恶、纳差、腹泻、大便黏腻不爽等运化失司的临床表现。且患者舌质淡胖、齿痕,苔多白而厚腻或腐,或虽有黄苔,但细察舌体发暗,呈青紫色,脉滑或濡,寒湿之象非常明显。另一方面,据气象局统计资料显示,武汉市地区 2020 年 1 月份降雨量是过去 20 年同期平均降雨量的 4.6 倍,连绵不断的阴雨加重了武汉地区的寒湿之气,人居其中,也受其害(见附表 1,附图 1)。且病发于冬季,按照"冬九九"来看,正值"一九"前后(2019 年 12 月 22 日至 2019 年 12 月 30 日),虽是暖冬,毕竟数九寒天,复遇多雨天气,"寒湿"之邪显而易见。全氏通过走访武汉市武昌区的社区卫生

附表 1　武汉地区近 20 年同期降雨量及温度记录

年份	1 月最高温度(℃)	1 月最低温度(℃)	1 月降水量(mm)	年份	12 月最高温度(℃)	12 月最低温度(℃)	降水量(mm)
2000	5.2	0.9	108.2	1999	13.5	3.6	0
2001	7.6	2.6	109.2	2000	11.4	4.8	38.9
2002	12.1	4	33.5	2001	7.3	2.3	87
2003	9.7	2.2	34	2002	8.4	3.5	90.3
2004	8.1	2.6	55.6	2003	9.4	3	21.1
2005	7.5	1.1	33.4	2004	11.4	4.8	44.8
2006	7.5	1.8	51.2	2005	9.9	2.9	1
2007	8.4	1.5	65.8	2006	11.5	3.8	24.1
2008	4	−0.8	74.4	2007	10.9	5.7	32.1
2009	9	1.4	19.6	2008	12.5	3.5	6.5
2010	8.3	1.1	26.2	2009	9.6	3	43
2011	5	−2.7	16	2010	12.7	1.7	16.3
2012	6.2	0.3	27.4	2011	9.8	0.8	6
2013	9.2	−1.5	32.7	2012	7.8	1.1	49.5
2014	12.9	0.1	40.6	2013	12.4	−0.7	1.3
2015	11.1	0.9	37.7	2014	11	0.4	1.7
2016	7	0.9	42.7	2015	10.1	2.9	13.4
2017	10.9	3	44.4	2016	12.4	3	63.9
2018	5.9	−0.8	88.8	2017	11.8	1.1	9.2
2019	7.1	0.8	53.4	2018	8.1	3.2	71.6
2020	7.3	1.9	229.6	2019	12.5	2.7	54.3

注:数据来源于 https://www.weatheronline.cn。

服务中心了解到,天气转晴、气温升高后,发热门诊数量大幅度下降,由每日一百余人次下降到二十余人次,证明了气候对发病的影响。寒湿本为天之常气,但物无美恶,过则为灾,正如《四圣心源》所言:"六气五行,皆备于人身,内伤者,病于人气之偏,外感者,因天地之气偏,而人气感之。"寒湿过盛化为六淫,恰逢时行戾气,两者合而为患,侵害人体,疫病乃起。因此,综合仝氏在武汉市当地所观察到的临床特征、发病时间及气候特点,提出可从"寒湿疫"角度论治武汉市疫区的感染患者。

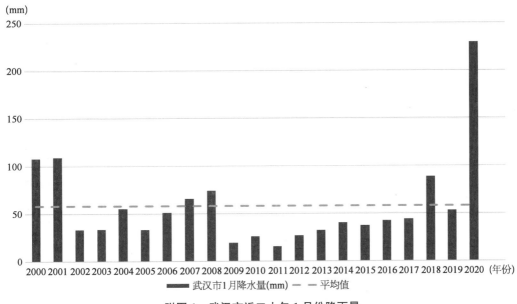

附图1　武汉市近二十年1月份降雨量

二、"寒湿疫"的病机与临床特征

此次疫病由寒湿裹挟戾气侵袭人群而为病,故名之为"寒湿疫"。病位在肺脾,可波及心、肝、肾。以寒湿伤阳为主线,兼有化热、变燥、伤阴、致瘀、闭脱等变证。

六淫之寒湿,由风所挟而伤人,先袭其表,由表及里。寒湿裹挟戾气,则不循常道,或浸肌表而侵,或由口鼻而入,甚或直中于里,侵袭肺脾,波及他脏。一者寒湿侵袭体表,表气郁闭,肺主表,则见发热、恶寒、头痛、身痛等表证;二者戾气从口鼻而入,侵袭肺脏,肺之宣发肃降受扰,则见咳嗽、气喘、胸闷等呼吸道症状,两者相互影响,肺卫郁闭更甚;三者寒湿直中脾胃而运化失司,则见呕恶、纳差、腹泻等胃肠道症状。此外,病之所发,虽由寒湿,然疫病伤人,传变最速,变证有五,一曰化热、二曰变燥、三曰伤阴、四曰致瘀、五曰闭脱。化热之源,一者肺卫郁闭,秽浊着里,湿阻气机,郁而化热,此类寒湿化热,世多有论,不再赘述。两者体质有别,地域有异,或遇阳热体质,或遇伏热之人,或染疫之人抵达燥热之地,亦可化热、化燥,耗伤阴津;变燥者,言化燥之急也。湿与燥反,如何化燥?盖湿阻气机,疫伏三焦,气机不畅,肺失宣降,水道不通,津液不散,加之阳伤失煦,蒸腾无力,津不上承,旱涝不均,致使一身之中,既有湿阻之象,亦存燥化之征,故虽感寒湿戾气,其反干咳少痰；化热变燥，皆可伤阴，病及中后，多有阴伤，重症者气阴亏耗，故见舌暗红而少苔、剥苔之症，病将愈者，多有肺脾气虚，亦合伤阴之理；再论致瘀，疫毒闭肺，寒凝血脉，湿阻经络，加之气机不畅，瘀血遂生，故活血化瘀而通络，施治勿忘，以防西医之谓肺毁损、肺纤维化；病之深重，则见闭脱。闭者邪热壅遏于内，炼液化痰，痰热瘀闭阻包络，则见神昏、烦躁不安。脱者阴阳离绝，气脱则失神而蜷卧，正气欲脱，阴液失于固摄，则见气促而汗多，阴液亏虚太甚，致使阳气暴脱，则见四肢厥冷，呼吸浅促，冷汗淋漓，脉细微欲绝。病至于此，死生过半矣。疫病伤人，变证多端，然伤阳则一也。盖寒湿皆为阴邪，寒湿困阻，最伤阳气，故老者得之易亡，少者得之易愈，阳气多少有别也。

上述诸证，既可循序渐进，交替为患，亦可出现暴疠，诸证错杂，变生他证。故寒湿戾气伤人，起病即见化热、变燥者，不在少数。细观临床，寒湿疫病，可分四期。一为初期，寒湿郁阻，进而伤阳，舌脉可参，见恶寒发热、干咳、乏力、脘痞、呕恶、便溏诸症，舌质紫暗，苔白厚腻，脉濡或滑（见附图2）。兼见初期即有化热者，症见发热、干咳、咽痛、肌肉酸痛，舌红苔黄，脉滑数，当分而治之；二为中期，见身热不退或往来寒热，咳嗽痰少，腹胀便秘，胸闷喘憋，舌红，苔黄燥、腻，脉数，此疫毒闭肺、内热丛生之象（见附图3）；三为重症期，见呼吸困难，动辄气喘，甚见神昏，烦躁，汗出肢冷，舌质紫暗，苔厚燥、腻，或可因气阴大伤而见舌暗质红、少苔、无苔，脉浮大无根，此病邪深重，阴阳不相接续，内闭外脱之象（见附图4～附图6）；四为恢复期，见气短、乏力、纳差、痞满、大便无力、便溏不爽，舌淡胖、苔白腻，此疫病初愈、肺脾皆有亏损之象。

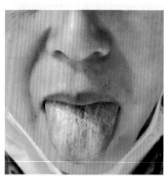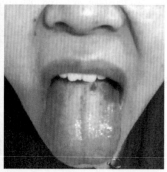

附图 2　初期寒湿郁阻之舌象

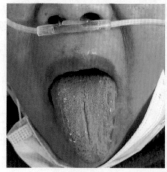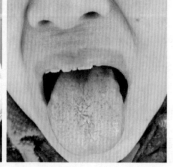

附图 3　中期化热、变燥之舌象

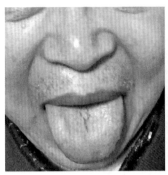
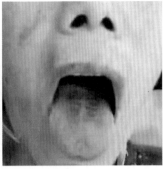

附图 4　重症伤阳之舌象

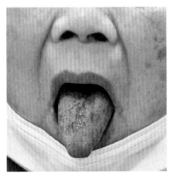
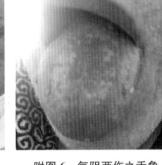

附图 5　重症伤阴之舌象　　　附图 6　气阴两伤之舌象

疫病,千人万人,皆相染易,所病相似,何以故?所感戾气一也。然毒力有强弱,禀赋有厚薄,体质有寒热,年龄有老少,故疾有浅深,虽感同一戾气,传变转归必有不同,此正是疫病辨识紧要之处。更何况同一季节,多种外感之病混杂,鱼目混珠,寒温殊途,尤需拨开迷雾,去伪存真。寒疫可伤阳,至死仍寒。亦可化热、变燥、伤阴,以致气阴大伤,然绝无温疫化寒之理也。"寒湿疫"证机虽繁,论其核心,寒湿疫毒闭肺困脾是也(见附图 7)。故总

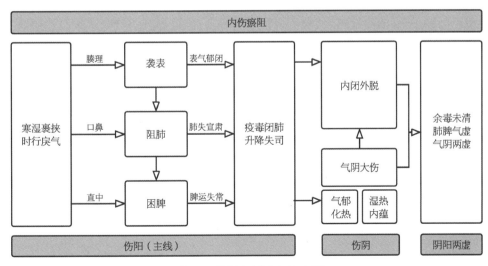

附图 7　"寒湿疫"病机演变图

以散寒除湿、避秽化浊、解毒通络为治则,兼顾变证,随症治之。

三、"寒湿疫"的治疗

"寒湿疫"一病,寒湿是戾气适合生长之环境,戾气是此次疫病之始作俑者。故而治疗当以"祛除戾气"为本,以"改善环境"为标。仝氏基于对"寒湿疫"的认识,结合实际诊治经验,提出了通用方和分期辨证论治两套治疗方案。通用方适用于疫病中心区——武汉市等大面积发病的疫区,集中发药通治 COVID-19 疑似病例,亦可应用于确诊初期。分期辨证论治适用于疾病各个阶段,提供更加准确的处方用药指导,临床医生可酌情选择。

(一)通用方——"武汉抗疫方"

通用方适用于 COVID-19 疑似病例,亦可应用于确诊初期患者。症见乏力和(或)周身酸痛,发热和(或)恶寒,咳嗽、咽痛,纳呆和(或)恶心呕吐,腹泻和(或)大便不爽、秘结,舌质淡胖和(或)齿痕,舌苔白厚腻或腐腻,脉沉滑或濡。由于确诊及疑似病例不断增多,通用方是大规模开展中药治疗的有力途径。

针对"寒湿疫"寒湿疫毒闭肺困脾的核心病机,治以宣肺透邪、健脾除湿、避秽化浊、解毒通络,从表、肺、脾胃三个角度开通肺气,进而制定了"武汉抗疫方":生麻黄 6 g,生石膏 15 g,杏仁 9 g,羌活 15 g,葶苈子 15 g,贯众 15 g,地龙 15 g,徐长卿 15 g,藿香 15 g,佩兰 9 g,苍术 15 g,茯苓 45 g,生白术 30 g,焦三仙各 9 g,厚朴 15 g,焦槟榔 9 g,煨草果 9 g,生姜 15 g。

组方思路:本方以麻杏石甘汤、葶苈大枣泻肺汤、藿朴夏苓汤、神术散、达原饮等化裁而成,以开通肺气、祛湿化浊、解毒通络为主要原则进行治疗,从"态、靶、因、果"四个层面入手:寒湿既是本病之因,也是初感之态,故散寒除湿调理内环境以治"因"调"态"。药用生麻黄、羌活、苍术、生姜等温药可以散寒;羌活、藿香、佩兰、苍术、茯苓、生白术、厚朴、草果等药从胜湿、化湿、燥湿、利湿等多个角度祛除湿邪。治"靶"者,从体表、呼吸道、消化道黏膜入手,同时治疗各自相应的症状,如生麻黄、杏仁、生石膏以麻杏石甘汤法开肺通表,加葶苈子泻肺平喘,治疗发热、气喘等表证和呼吸道症状;厚朴、槟榔、草果以达原饮法开通膜原,祛除秽浊湿;茯苓、苍术、白术、厚朴等药以神术散法健脾祛湿;藿香、佩兰、厚朴、茯苓等药以藿朴夏苓汤法芳香化湿,治疗纳呆、恶心呕吐、腹泻、大便不爽等消化道症状;疫之为病,容易疫毒内陷,损肺阻络,并出现肺纤维化之"果",用大剂量白术、茯苓补土生金,扶固肺气,并用贯众、徐长卿解毒消炎,与地龙合用,共奏解毒活血通络之效,防止已病传变为肺痹、肺闭及肺衰之证。

上方每日 1 剂,水煎服,每日 3 次,早中晚各 1 次,饭前服用。应用时要结合患者实际情况和当地气候、物候条件,因时、因地、因人制宜,辨证施治,随症加减。高龄或有心脏病患者,应注意麻黄用量或不用。针对常见伴发症状,仝氏也根据实际诊治经验为通用方制定了详细的加减推荐,方便临床实际选用(见附图 8)。

加减法如下。

(1)恶寒发热、背痛、体痛者,加桂枝 9~30 g;恶寒重、无汗、体温 39℃ 以上,重用生麻

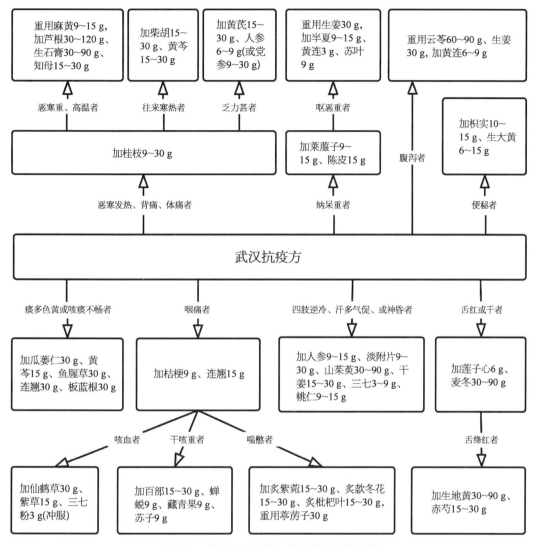

附图8　武汉抗疫方的加减用药及推荐剂量

黄至 9～15 g,重用生石膏至 30～90 g,加芦根 30～120 g,知母 15～30 g;往来寒热加柴胡 15～30 g,黄芩 15～30 g;乏力明显加黄芪 15～30 g、人参 6～9 g(若无人参,党参 9～30 g)。

（2）咽痛加桔梗 9 g,连翘 15 g;干咳重加百部 15～30 g,蝉蜕 9 g,藏青果 9 g,苏子 9 g;喘憋加炙紫菀 15～30 g,炙款冬花 15～30 g,炙枇杷叶 15～30 g,葶苈子加至 30 g;咳血加仙鹤草 30 g,紫草 15 g,三七粉 3 g(冲服)。

（3）痰多色黄或咳痰不畅,加瓜蒌仁 30 g,黄芩 15 g,鱼腥草 30 g,连翘 30 g,板蓝根 30 g。

（4）纳呆重,加莱菔子 9～15 g,陈皮 15 g;呕恶重,加半夏 9～15 g,黄连 3 g,苏叶 9 g,生姜加至 30 g。

（5）腹泻，加黄连 6～9 g，生姜加至 30 g，重用茯苓至 60～90 g。

（6）便秘，加枳实 10～15 g，生大黄 6～15 g。

（7）舌红或干，加莲子心 6 g，麦冬 30～90 g。

（8）舌绛红加生地黄 30 g，赤芍 15～30 g。

（9）四肢逆冷、汗多、气促，或神昏，舌淡暗或紫暗，脉细数，加人参 9～15 g，淡附片 9～30 g，山茱萸 30～90 g，干姜 15～30 g，桃仁 9～15 g，三七 3～9 g。

（二）分期辨证论治

分期辨证论治适用于各个治疗阶段的 COVID-19 患者。如前所述，"寒湿疫"分为初期、中期、重症期及恢复期四个阶段。不论在何阶段，其治疗总以开肺气之闭为核心，恢复患者肺之宣肃、肌表开合以及脾胃升降运化之功能。

初期患者多有寒湿袭表、阻肺、碍脾的临床表现，如恶寒发热、头身疼痛、胸闷气短、脘痞纳差等，治疗以散寒祛湿、除秽化浊为主，可选藿朴夏苓汤、达原饮、神术散化裁加减，药用藿香、苍术、厚朴、草果、麻黄、槟榔之类，高龄或有心脏病者应注意麻黄用量或不用。若早期即有湿郁化热，热症突出，可酌情使用清解之剂，选用甘露消毒丹、小柴胡汤化裁，药用茵陈、柴胡、黄芩、石菖蒲、豆蔻、薏苡仁、连翘、半夏等；中期患者多为疫毒闭肺，肺气闭阻进一步加重，表现为身热不退或往来寒热，腹胀便秘，胸闷气促等，需宣肺气、启脾胃、通腑泄热，可用宣白承气汤、麻杏石甘汤、葶苈大枣泻肺汤、达原饮化裁加减，药用瓜蒌、杏仁、石膏、麻黄、葶苈子、桃仁、大黄、草果、苍术等，酌加解毒通络化瘀之品；重症期患者证属内闭外脱之危象，应中西医结合积极对症治疗，本期患者多为疫毒闭肺伤脾，正气已衰难以抗邪，以致内闭外脱，治以回阳救逆、开闭固脱，方用参附汤、四逆汤之类，配合苏合香丸或安宫牛黄丸；恢复期则可针对患者肺脾气虚、气阴两虚兼有余毒未清的特点，选用六君子汤等益气健脾化痰，或沙参麦冬汤、竹叶石膏汤、生脉散等益气养阴的方剂，并酌加祛湿解毒之药；另外针对恢复期患者可能出现的肺纤维化，选用活血化瘀通络的中药，帮助恢复肺的气机。尤应注意的是，老年体弱多病，乏力明显患者，应及早加用温阳补气、健脾除湿之品。而重症患者，传变迅速，应根据病情，随证治之。

四、讨论

（一）名家观点撷英

国医大师周仲瑛教授认为，新型冠状病毒肺炎属于"瘟毒上受"，基本病机演变是"湿困表里，肺胃同病，如遇素体肺有伏热者，则易邪毒内陷，变生厥脱"。治疗应以表里双解、汗和清下四法联用为主。预防疫病要注重调畅情志、顺应四时、饮食有节、动静有度，以提高人体"正气"[11]；王永炎院士认为，新型冠状病毒肺炎属于"寒疫"范畴，源于气候失时，疫毒湿寒与伏燥搏结，壅塞肺胸，损伤正气。治疗分为初期、中期、危重期及恢复期四期进行辨证论治，提出首要治法为辟秽解毒，谨守病机，随证治之[12]；国医大师薛伯寿教授同样认为本病归属于"寒湿疫"，提出四季皆有风、湿、寒，冬发之疫，必须重视寒。提倡麻黄剂治疗"寒湿疫"病，同时重视表里、寒热、虚实、气血八纲，循序六经辨证论治，辨证施治[13]。宋柏衫医师亦从天时、发病地和病例三方分析,将本病定性寒湿[14]。

(二)"寒湿疫"的防治需要三因制宜

目前在全国各地均有COVID-19的确诊或疑似病例,各地环境不同,人群体质有别,这也决定了本病的中医治疗与预防必须因地制宜,不可一味滥投苦寒或温燥之药。在武汉市本地的居民和医学观察期的患者,以保护阳气为要,避寒趋暖,预防感冒,或服用有散寒除湿、芳香化浊作用的药食,如藿香正气胶囊(水)、大蒜、洋葱等。而在治疗期的患者,需要注意减少不必要的输液,盖寒湿阻肺困脾,体湿已重,再大量输液,有加重湿邪之弊;武汉市以外发现的确诊患者多为武汉市传出病例,疫疠之气相同,发病环境相同,所以主体治疗相同。非武汉地区,气候特点、生活饮食习惯相仿的地区亦可遵循前法。其他地区可在总结当地病例临床特征的基础上,因人、因时、因地,辨证论治。

(三)戾气之寒热温燥有待深入研究

"寒湿"是此次武汉市COVID-19爆发的关键因素,但戾气自身之寒热属性尚无定论,戾气的传播也并非以寒湿环境为必要条件,这也恰是"不正之气""非时之气"致病的特点之一。戾气传染性极强,在全国各地均出现了无武汉地区接触史的确诊病例,因而戾气致病可结合当地气候及人群体质,遇热可从热化,遇燥可从燥化,遇寒可从寒化,临床特征与病机规律皆有差别。有限的证据表明,基于中医传统五运六气的分析观点,"寒湿疫"之戾气倾向于"燥"邪,考虑"燥热"为"寒湿"所困,合而为患,有待进一步研究[15]。

(四)局限性的说明

从"寒湿疫"的角度论治新型冠状病毒肺炎,是以武汉本地区为研究背景,结合目前最新的流行病学研究结果,根据笔者所观察、诊治的实际病例资料而提出的。由于目前疫情仍在不断变化,获得的医学证据仍然较少,中医药临床疗效与安全性的长期观察亦尚未展开,因此"寒湿疫"理论仅作为目前中医药防治COVID-19的指导建议。

五、小结

在中国历史上,中医药曾多次抗御烈性传染病。《伤寒杂病论》便是东汉张仲景在细致观察诊治"伤寒"这一传染病的基础上撰写而成[16]。明清时期瘟疫频发,吴又可首先提出"疠气"致瘟的病因学观点,强调邪从口鼻而入。叶天士、吴鞠通等医家将瘟疫归纳为"温病学"范畴,并建立了卫气营血、三焦辨证的完整理论体系,使中医对瘟疫的防治从理论到临床逐渐成熟。17年前,SARS肆虐,仝氏曾提出"肺毒疫"辨治理论体系,指导中医、中西医结合治疗感染患者,疗效确切。面对形势仍然严峻的疫情,仝氏呼吁中医研究者联起手来,求同存异,齐心协力,为抗击COVID-19贡献有效的中医药策略,并呼吁西医学与中医药一起,在疾病认识、疾病防治、重症患者管理、患者康复等方面积极结合,共同研究,取长补短,优化治疗方案,以尽快遏制新型冠状病毒肺炎的蔓延趋势,最终打赢这场"战疫"。

参考文献:

[1] Wang Dawei, Hu Bo, Hu Chang et al. Clinical Characteristics of 138 Hospitalized Patients With 2019

Novel Coronavirus-Infected Pneumonia in Wuhan，China.［J］.JAMA，2020，doi：10.1001/jama. 2020.1585.

［2］国家及各地卫健委每日信息发布. 实时更新：新冠肺炎疫情最新动态［EB/OL］［2020－02－13］. https：//news.qq.com/zt2020/page/feiyan.htm? from＝groupmessage&isappinstalled＝0

［3］World Health Organization.Novel Coronavirus（2019－nCoV）situation reports［EB/OL］［2020－02－11］.https：//www. who. int/docs/default-source/coronaviruse/situation-reports/20200211-sitrep-22-ncov.pdf? sfvrsn＝fb6d49b1_2

［4］World Health Organization. Statement on the second meeting of the International Health Regulations（2005）Emergency Committee regarding the outbreak of novel coronavirus（2019－nCoV）［EB/OL］［2020－01－30］.https：//www. who. int/news-room/detail/30-01-2020-statement-on-the-second-meeting-of-the-international-health-regulations-（ 2005 ）-emergency-committee-regarding-the-outbreak-of-novel-coronavirus-(2019-ncov)

［5］新华网. 中国疾控中心在武汉华南海鲜市场检出大量新型冠状病毒［EB/OL］［2020－01－27］. http：//www.xinhuanet.com//2020-01/27/c_1125504355.htm

［6］Chan Jasper Fuk-Woo，Yuan Shuofeng，Kok Kin-Hang et al. A familial cluster of pneumonia associated with the 2019 novel coronavirus indicating person-to-person transmission：a study of a family cluster.［J］.Lancet，2020. doi：10.1016/s0140－6736（20）30154－9

［7］Huang Chaolin，Wang Yeming，Li Xingwang et al. Clinical features of patients infected with 2019 novel coronavirus in Wuhan，China.［J］.Lancet，2020. doi：10.1016/s0140－6736（20）30183－5

［8］国家卫生健康委员会. 新型冠状病毒感染的肺炎诊疗方案（试行第五版）［EB/OL］.［2020－02－04］. http：//www. nhc. gov. cn/xcs/zhengcwj/202002/3b09b894ac9b4204a79db5b8912d4440/files/7260301a393845fc87fcf6dd52965ecb.pdf

［9］Tong XL，Li AG，Zhang ZY，et al. TCM Treatment of Infectious Atypical Pneumonia — A Report of 16 Cases［J］. Journal of Traditional Chinese Medicine，2004（04）：266－269.

［10］健康报. 健康报独家专访仝小林院士：中医治疗方案即将更新（附中医预防处方）［EB/OL］［2020－01－26］.https：//mp.weixin.qq.com/s/OSPjdLKu2Gjyxxh3-HfDdw

［11］南京中医药大学. 齐心抗"疫"！国医大师周仲瑛公开中医防治建议［EB/OL］［2020－02－05］. https：//mp.weixin.qq.com/s/exQK3CASXLKQ7zZ5dAKQ0w

［12］范逸品，王燕平，张华敏，王永炎.试析从寒疫论治新型冠状病毒（2019－nCoV）感染的肺炎［J/OL］.中医杂志.http：//kns.cnki.net/kcms/detail/11.2166.R.20200206.1519.007.html

［13］国医大师薛伯寿传承工作站. 国医大师薛伯寿对新型冠状病毒感染肺炎中医防治建议［EB/OL］［2020－02－05］. https：//mp.weixin.qq.com/s/sKaQV8dpa2BrqSR9tlQGrQ

［14］灵兰中医. 宋柏杉：我对新冠肺炎中医治疗的思考（附病例反馈）［EB/OL］［2020－02－01］. https：//mp.weixin.qq.com/s/-yRngpcwr-923EBmBsa6yA

［15］顾植山.对当前新型冠状病毒感染疫情的五运六气分析［Z/OL］.（2020－01－27）［2020－02－02］ http：//3g.163.com/local/article/F3T5CRBI04149A58.html.

［16］仝小林. 从流行性出血热看"伤寒"其病［C］. 世界中医药学会联合会方药量效研究专业委员会、中华中医药学会方药量效研究分会.世界中医药学会联合会方药量效研究专业委员会成立大会暨第二届国际方药量效关系与合理应用研讨会论文集.世界中医药学会联合会方药量效研究专业委员会、中华中医药学会方药量效研究分会：中华中医药学会，2014：398－404.